KB266966

만성질환
뿌리째 뽑기
영양혁명

약이 못하는 일을 영양소가 한다
몸의 회복은 이완에서 시작된다

만성질환
뿌리째 뽑기
영양혁명

ⓒ 송춘회, 2025

초판 1쇄 발행 2025년 6월 30일

지은이   송춘회
펴낸이   이기봉
편집   좋은땅 편집팀
펴낸곳   도서출판 좋은땅
주소   서울특별시 마포구 양화로12길 26 지월드빌딩 (서교동 395-7)
전화   02)374-8616~7
팩스   02)374-8614
이메일   gworldbook@naver.com
홈페이지   www.g-world.co.kr

ISBN   979-11-388-4420-8 (03510)

• 가격은 뒤표지에 있습니다.
• 이 책은 저작권법에 의하여 보호를 받는 저작물이므로 무단 전재와 복제를 금합니다.
• 파본은 구입하신 서점에서 교환해 드립니다.

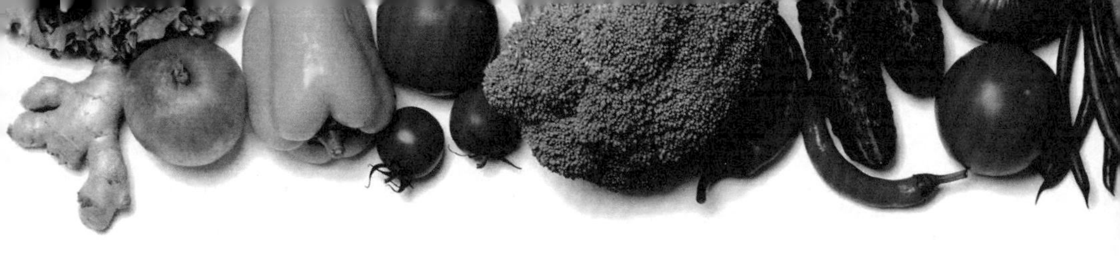

만성질환 뿌리째 뽑기 영양혁명

| 병원 밖 진짜 자연치유의 길 |

송춘회 지음

자연치유
교과서

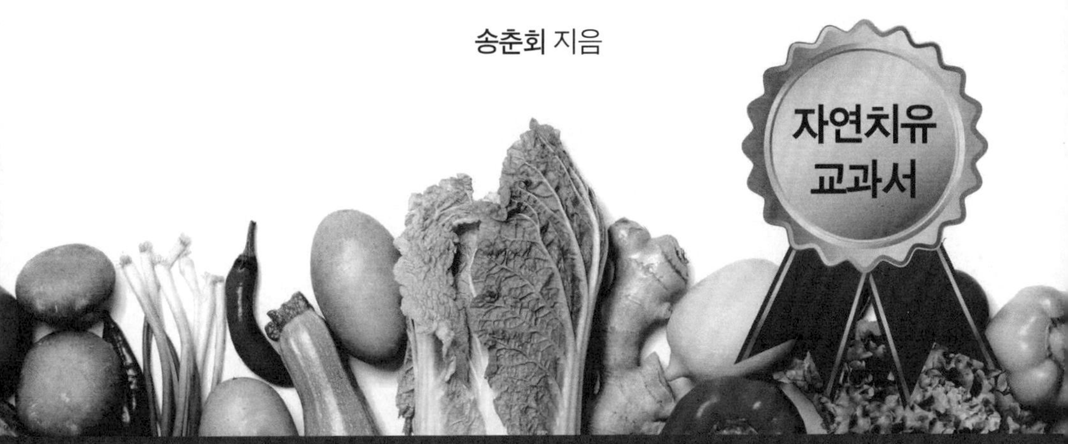

좋은땅

만성질환,

병원의 처방 화학 약물로는 치료할 수 없다.

오직 내 몸이 가진 자연치유력을 활성화시키는

영양 공급을 통해서만 가능하다.

마룻바닥의 물을 닦을 것인가, 지붕의 구멍을 막을 것인가?

당신이 매일 복용하는 혈압약, 당뇨약, 진통제는 정말 당신을 낫게 하고 있습니까?

아침마다 깔아놓은 마른 수건으로 마룻바닥의 물을 닦으면서, 왜 물이 새는지는 보지 않은 채, 오늘도 우리는 '치료 중'이라고 믿습니다.

그 물은 어디서 새고 있을까요?

지붕이 뚫렸기 때문입니다.

그러나 현대의 치료는 지붕의 구멍을 바라보는 대신, 젖은 바닥만 닦으라고 말합니다. 그래서 증상이 사라지면 병이 나았다고 착각하고, 수치는 정상인데 몸은 망가져 가는 기묘한 시대를 살아가고 있습니다.

• '확증 편향'이라는 마음의 지붕

확증 편향은 사람의 뇌가 이미 믿고 있는 정보만 받아들이고, 반대되는 정보는 무시하거나 왜곡하는 심리적 방어 기제입니다.

"고혈압은 나이 들면 당연한 거야."

"약만 잘 먹으면 괜찮다더라."

“영양제는 효과 없어.”

“다들 그렇게 살아.”

이 말들은 진실일까요? 아니면, 반복된 정보가 만든 ‘확증 편향’일 뿐일까요?

이런 말들은 단지 개인의 의견이 아니라, 수십 년간 반복된 의료 메시지가 만든 집단적 확증 편향의 결과입니다. 인간의 뇌는 자기가 믿고 싶은 것만 보게 되어 있습니다. 그래서 우리는 고통스럽더라도 익숙한 병을 택하고, 불편하더라도 익숙한 치료법에 안주합니다.

문제는, 이 편향이 회복의 문을 막는다는 것입니다. 몸이 보내는 신호를 무시하고, 진짜 원인을 보지 않으며 그저 약으로 수치를 잠재우는 데 만족하게 됩니다.

즉, ‘치유는 불가능하다’는 믿음이 진짜 치유의 가능성을 제거하는 결과를 초래합니다.

- ‘즉시 보상’이라는 고장 난 나침반

인간의 뇌는 고통을 회피하고 보상을 추구하도록 진화했습니다. 특히 스트레스 상태의 뇌는 ‘지금 당장의 안도감’을 ‘미래의 회복’보다 우선시합니다.

몸을 고치는 데는 시간과 인내가 필요합니다. 그런데 오늘날 우리는 **피곤하면 커피, 우울하면 단 것, 아프면 약, 불편하면 수술**을 찾습니다.

왜냐고요? 그게 당장 편하기 때문입니다. 뇌는 원래 그렇게 설계되어 있기 때문입니다. 문제는 이 '즉시 보상' 본능을 식품 회사, 제약 산업, 광고 시장이 완벽하게 이용하고 있다는 점입니다.

즉시 보상 본능을 이용해 중독을 부르는 일들이 광고, 마케팅이라는 이름으로 우리 생활 깊숙이 파고들고 있습니다. 우리가 먹는 음식, 우리가 사는 약, 우리가 보는 화면은 모두 '당장 기분 좋게 만들기 위해' 디자인되어 있습니다.

그리고 그 결과는 평생 관리해야 할 병 하나, 둘, 셋… 그리고 종합 병원 진료 카드 한 묶음.

이건 당신의 잘못이 아닙니다.

잘못된 선택을 한 것이 아닙니다. 애초에 올바른 정보가 주어지지 않았고, 올바른 길이 안내되지 않았으며, 올바른 식단이 주변에 없었습니다.

환자는 언제나 최선을 다해 왔습니다. 문제는 시스템입니다. 치유가 아닌 관리에 집중하는 의료, 회복이 아닌 중독을 부추기는 식품 환경. 그 구조 속에서 병이 생겼고, 그 안에서 길을 잃은 것입니다.

- 이제 우리는 선택해야 합니다

마룻바닥에 수건을 더 깔 것인가? 지붕의 구멍을 막을 것인가?

약으로 수치를 낮출 것인가? 부족한 영양소 섭취를 통해 몸의 환경을 바꾸어 회복할 것인가?

이 책은 지붕을 올려다보는 사람들을 위한 안내서입니다. 바닥을 닦는데 지친 당신에게, 다시 위를 바라보는 힘을 주기 위해 쓰였습니다.

치유는 의지로 시작되지만, 지식과 전략이 없으면 방향을 잃습니다.

이제 이 책과 함께 당신의 몸, 식단, 리듬, 감정, 그리고 삶 전체를 다시 설계해 보시길 바랍니다. 지금이야말로, 진짜 치유의 문이 열릴 시간입니다.

만성질환의 치료 방법에는 크게 2가지의 길이 있습니다.

첫 번째는 쉽게 접할 수 있지만 치료되지 않는 병원의 대증요법이 있고, 두 번째는 시간과 노력이 들지만 질환이 생긴 근본 원인을 찾아 해결하는 자연요법이 있습니다.

자연요법은 현대의학이 배제한 몸이 가진 치유력을 활성화해 질환치료를 넘어 건강을 회복시키는 방법입니다. 현존하는 치료법 중 가장 인체 친화적인 방법입니다. 만성질환은 처방화학 약물로는 치료할 수 없습니다.

"불치병, 난치병은 없습니다.
치료 방법이 잘못되었을 뿐입니다."

제3장   자연치유의 바탕, 몸을 회복시키는 6대 치유 시스템

제4장   자율신경과 회복 모드의 관계

제5장   질병은 어떻게 시작되는가?

제6장　자연치유 루틴을 만드는 법

부록　질환별 영양제로 뿌리째 뽑기

"당신의 몸은 이미 이야기하고 있었다"

잠을 자도 개운하지 않습니다. 배는 항상 더부룩하고, 가슴은 종종 답답하고, 소화는 예전 같지 않습니다.

병원에 가면, "별거 아니에요.", "스트레스 때문이에요.", "약 드시고 지켜보시죠." 수치는 괜찮다는데, 몸은 여전히 이상합니다. 정말 괜찮은 걸까요?

당신의 몸은 이미 오래전부터 말하고 있었습니다.

무리하고 있다고, 지치고 있다고, 고장 나고 있다고, 영양 불균형이라고, 에너지 부족이라고.

그런데 우리는 이 신호를 무시해 왔습니다. 왜냐고요?

괜찮다고 하니까.
다들 그렇게 산다고 하니까.

피곤해서 뭘 바꿀 여유가 없어서, 어떻게 바꿔야 할지 몰라서. 그렇게 방치된 몸은 결국 하나씩 무너지기 시작합니다. 고혈압, 고지혈증, 당뇨, 위염, 장 트러블, 공황, 두통, 손발 저림…

"질병"이라는 이름이 붙기 전부터 몸은 계속 도움을 요청하고 있었던

것입니다.

이 책은 '증상 치료'를 다루지 않습니다. '원인 치유'를 다룹니다.

병은 삶의 방식이 만든 결과입니다. 그래서 치유 역시, 약이나 시술이 아니라 삶의 방식 자체를 바꾸는 것에서 시작됩니다.

그 변화는 거창할 필요 없습니다. 작은 질문 하나면 충분합니다.

오늘 내가 먹은 음식은 나를 살리는가, 망치는가?

지금의 수면, 지금의 호흡, 지금의 감정은 나를 회복시키는가, 고갈시키는가?

내 몸이 보내는 신호를 무시하고 있진 않은가?

"치유는 지식이 아니라 선택이다."

이 책은 당신의 선택을 돕기 위해 쓰였습니다.

병원에서 듣지 못한 이야기,

약으로는 회복되지 않는 진짜 이유,

음식이 몸을 살리거나 죽이는 작동 원리,

잠든 치유 시스템을 깨우는 방법,

만성질환을 되돌릴 수 있는 실제 전략…

이 모든 것을 쉽게, 깊게, 체계적으로 안내합니다.

왜냐하면 당신은 단지 병을 관리하며 살아가도록 만들어진 존재가 아니기 때문입니다. 당신은 회복할 수 있는 존재이며, 당신의 몸은 여전히 고치고 싶어 합니다.

이제는 마룻바닥을 닦는 삶을 끝내야 할 때입니다.

지붕을 올려다보고, 손에 망치를 쥐어야 할 시간입니다. 이 책은 그 손에 건네는 첫 번째 도면입니다.

유물론과 유신론, 세균설과 환경설, 지질가설과 당질가설, 증상치료와 원인치료가 시대별로 늘 대립해 왔습니다.

주류의학으로 자리 잡은 현대의학은 유물론, 세균설, 지질가설, 증상치료에 기반하고 있습니다. 이들 학설은 아이러니하게도 비과학적이자 마룻바닥 닦기입니다. 인체 친화적이지 않습니다. 그래서 치료되지 않습니다. 만성질환에 있어서…

증상 관리에서 원인치료로 의료 패러다임의 대전환이 이뤄지길 기대하면서, 종합 병원의 암센터를 능가하는 규모의 미라클힐링 자연치유센터를 설립하는 그날까지…

제1장

만성질환은
왜 낫지 않을까요?

증상을 억제하면 병은 더 깊어집니다.

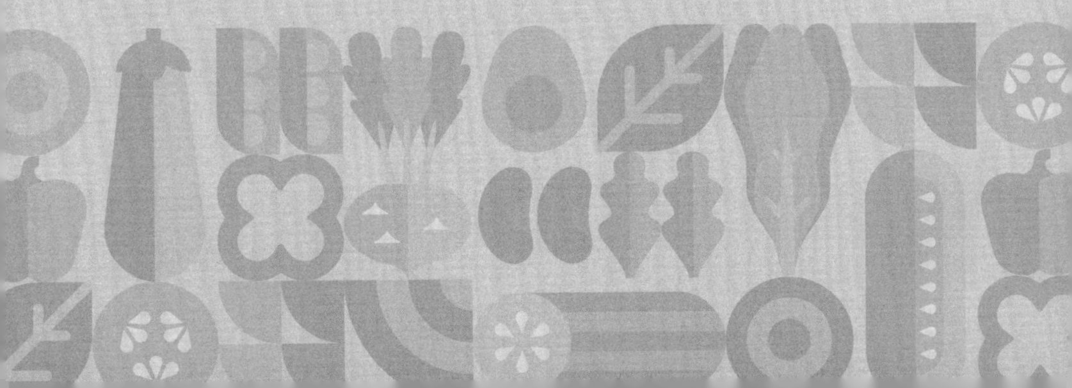

세균(바이러스 제외)에 의한 전염병과 교통사고 등의 급성병은 현대의학 치료법으로 신속하게 효과를 나타냅니다.

그러나 암, 고혈압, 당뇨병, 알레르기 질환, 동맥 경화, 부정맥 등 심혈관계 질환, 치매, 파킨슨병 등 뇌신경계 질환 등의 모든 만성질환은 치료하지 못하는 것이 진실입니다.

현재 병의 90%를 차지하는 이런 만성질환은 처방 화학 약물로는 증상은 억제 조절하지만 근본적인 원인 치유에는 접근하지 못하고 있습니다.

치료 방법이 잘못되었기 때문입니다. 그것은 바로 증상을 원인으로 규정하기 때문입니다. 증상 너머에 있는 진짜 원인에 접근할 수 없는 시스템적 한계가 있기 때문입니다. 그 한계의 구체적 내용은 다음에 보다 자세히 설명하겠습니다.

1.
병이 낫지 않는 이유

1) 병이 낫지 않는 이유는 '회복 조건'이 사라졌기 때문입니다

여러분께서는 아마도 수년째 같은 증상으로 병원을 다니고 계실 것입니다. 혈압은 약으로 억제하고, 혈당은 수치를 관리하며, 위산은 줄이는 약을 복용하면서 "잘 관리되고 있다"는 이야기를 들으셨을 것입니다. 하지만, 감히 여쭤 보고 싶습니다.

"그 병은, 정말로 낫고 있습니까?"

만성질환은 단순히 수치의 이상이 아니라, 몸이 스스로를 회복할 수 없을 만큼 기능이 무너졌다는 신호입니다. 그런데 우리는 그 신호를 억제하거나 지우는 데 집중하고 있습니다. 이것이 바로 만성질환이 낫지 않고, 오히려 더 깊어지는 진짜 이유입니다.

2) 만성질환은 몸의 '적응전략'입니다

우리 몸은 언제나 우리를 살리기 위해 반응합니다.

당뇨, 고혈압, 고지혈증, 우울증조차도 '비정상'이 아니라, 주어진 환경에 적응하기 위한 생존 전략입니다. 예를 들어 보겠습니다. 혈압이 올라가는 이유는 세포가 산소와 영양을 충분히 공급받지 못해, 더 세게 밀어 넣으려는 몸의 선택입니다.

혈당이 높아지는 이유는 세포가 포도당을 받아들이지 못할 때, 피 속에 남겨 두는 구조적인 대응입니다. 우울증은 단순한 감정의 문제가 아니라, 신경전달물질이 소진된 뇌가 스스로를 보호하기 위한 기전입니다. 몸은 절대 실수하지 않습니다. 증상은 곧, 치료가 필요한 문제가 아니라 회복의 실마리를 주는 메시지입니다.

3) 약은 증상을 억제하고, 영양은 원인을 회복시킵니다

현대의학은 마치 고장 난 자동차의 외관만 덧칠하는 방식과 비슷합니다. 약은 고혈압을 '내리고', 혈당을 '잡고', 위산을 '줄입니다'. 하지만 그 수치는 우리 몸이 보내는 적응 신호이자 생존 반응입니다.

그렇다면, 어떻게 해야 할까요?

영양은 세포를 회복시킵니다. 결핍된 영양소를 보충하면 세포는 스스로 기능을 되찾고, 몸은 '정상화'가 아니라 '복원'이라는 놀라운 과정을 시작합니다.

4) 치유의 전제 조건은 자율신경의 '이완'입니다

모든 회복은 '긴장'이 아닌 '이완'에서 시작됩니다.

몸이 스스로 회복하려면 반드시 부교감신경(이완 상태)이 활성화되어 균형상태를 회복해야 합니다. 하지만, 약물은 대부분 교감신경을 자극하며 몸을 '관리' 상태에 머물게 합니다.

반면, 비타민, 미네랄, 오메가3, 마그네슘과 같은 영양소는 자율신경의 균형을 되찾게 도와줍니다. 이완 → 흡수 → 회복 → 재생. 이 순환이 시작되어야, 몸은 낫기 시작합니다.

5) 숫자가 아닌 '세포의 언어'로 건강을 다시 바라보아야 합니다

건강을 '혈압 몇, 혈당 몇, 콜레스테롤 몇'이라는 숫자로만 이해하는 시대는 이제 끝나야 합니다. 그 수치는 단지 '결과'일 뿐이며, 진짜 원인은 세포의 언어 속에 있습니다.

ATP는 만들어지고 있습니까?

미토콘드리아는 잘 작동하고 있습니까?

해독은 원활하게 이루어지고 있습니까?

신경전달물질은 고갈되지 않았습니까?

이 책은 이러한 질문들에서 출발합니다. 이제, 몸이 회복할 수 있는 환경을 어떻게 만들어줄 것인가에 대해 말씀드리려 합니다. 그리고 그 핵심 열쇠는 바로 '영양소'입니다.

6) 당신 안의 회복 시스템을 가로막는 다섯 개의 문

"약 없이 살 수 있을까요?" 이 질문에 당신이 순간 움찔하거나 불편함을 느꼈다면, 그건 단지 당신의 의지가 부족해서가 아닙니다. 인간이라면 누구나 회복에 대한 희망보다는 눈앞의 안전을 선택하게 만드는 다섯 가지 심리적 장벽이 작동하고 있기 때문입니다. 이 장은 자연치유의 가능성을 받아들이기 전에 반드시 넘어야 할 이 다섯 개의 문을 하나씩 조명합니다.

(1) 리액턴스 효과 - "누가 나한테 뭘 하라고 하면 더 하기 싫어진다"

리액턴스는 인간의 심리적 자율성을 지키려는 본능입니다. 어떤 정보가 '당신은 반드시 이걸 해야 합니다'라는 방식으로 제시될 때, 사람은 무의식적으로 반발하게 됩니다.

우리는 당신에게 약을 끊으라고 말하지 않습니다. 그 대신, 당신의 몸이 약 없이도 회복할 수 있는 시스템을 이미 갖추고 있다는 증거를 제시합니다. 예컨대, 일본 오키나와 장수촌 노인들은 만성질환 진단을 받았더라도 약보다 음식, 수면, 걷기 등의 생활방식을 조정하며 평균 80대 후반까지 자립 생활을 이어 갑니다. 그들은 강요가 아닌 선택의 결과로 회복을 경험합니다.

(2) 소유 효과 - "지금 내가 가진 약, 쉽게 놓을 수 없다"

사람은 소유한 것에 대해 실제보다 더 높은 가치를 부여합니다. 특히 오랫동안 복용해 온 약은 익숙함이라는 정서와 함께 '놓으면 불안해지는 존재'가 됩니다.

약은 나쁘지 않습니다. 문제는 약이 당신의 삶을 잠시 멈춰 세워 주는 '지지대'가 되어야 하는데, 영원한 '의지대'가 되어 버린 것입니다. 서울의 한 병원 사례에서는 고혈압 환자 중 절반 이상이 5년 이상 약을 복용하고 있었지만, 생활 습관을 개선한 환자군은 1년 내에 복용 약 수를 50% 이상 줄였습니다. 이는 약을 놓는 것이 손실이 아닌, 회복의 시작일 수 있음을 보여 줍니다.

(3) 거리감 - "자연치유는 나랑 거리가 멀다"

많은 사람들이 자연치유를 '특별한 사람들의 이야기'로 여깁니다. 하지만 이런 거리감은 정보 부족에서 비롯된 착각일 수 있습니다.

70대 여성 A씨는 심장병과 당뇨로 인해 매일 7가지 약을 복용했습니다. 하지만 식사에서 정제된 탄수화물과 염분을 줄이고, 하루 20분 걷기, 미네랄 보충, 수면 시간 확보 등 생활개선을 3개월 유지하자 의사로부터 일부 약 중단 허가를 받았습니다. A씨는 유명 인물이 아닙니다. 우리 이웃 어르신이며, 회복은 거창한 것이 아니라 작은 변화로 시작됩니다.

(4) 불확실성 - "정말 효과 있을까? 혹시 실패하면?"

사람은 미래에 대해 불확실한 대안을 꺼립니다. 특히 건강은 생존과 직결되기 때문에 실패에 대한 두려움이 더 크게 작동합니다.

자연치유가 효과적이라는 다수의 연구 결과가 존재합니다. 예를 들어, 미국 국립보건원(NIH)은 식이요법, 스트레스 관리, 명상, 운동이 심장질환 재발률을 70% 이상 줄인다고 밝혔습니다. 또한 한국보건의료연구원의 분석에 따르면, 고지혈증 환자 중 식이요법과 운동만으로 LDL 수치를 정상화한 사례가 전체의 30%를 넘었습니다. 이는 자연치유가 단순한 민간요법이 아닌, 과학적 대안임을 입증합니다.

(5) 강한 기존 신념 - "그래도 의사가 맞겠지"

대부분의 사람들은 의사의 판단을 절대적이라 여깁니다. 하지만 의료도 끊임없이 진화하는 영역이며, 의사 또한 틀릴 수 있는 인간이라는 사실을 인지할 필요가 있습니다. 그리고 의사는 질병을 관리할 뿐, 건강을 관리하지는 않습니다.

  만성질환 뿌리째 뽑기 영양혁명

많은 의사들이 이제는 자연의학, 예방의학, 영양의학 등으로 시선을 넓히고 있지만 주류 패러다임은 꿈쩍도 하지 않고 있습니다. 하버드 의대의 데이비드 루드윅 교수는 정제 탄수화물 중심의 현대 식단이 오히려 만성 질환의 주범이며, 영양 기반의 치료가 필수적이라 주장합니다. 의사가 모든 답을 갖고 있는 것이 아니라, 새로운 방식의 문을 여는 안내자일 수 있다는 관점이 필요합니다.

7) 낫지 않는 약을 계속 복용하면서도, 왜 다른 방법을 찾지 않을까?

새로운 이론이나 패러다임이 사회나 개인에게 받아들여지는 과정은 단순한 정보 전달이 아니라, 정서적 방어와 인지적 전환이 맞물리는 심리적 여정입니다. 이는 심리학적으로 다음과 같은 무시-저항-탐색-수용의 단계로 설명할 수 있습니다. 많은 사람들은 심리적 장벽뿐만 아니라 새로운 이론을 받아들이는 데 필요한 추가 에너지마저 부족해 변화를 받아들이기 어려워합니다.

1단계: 무시(Ignore)

이 단계에서는 새로운 이론이 아예 인식되지 않거나, 중요하지 않은 것으로 치부됩니다. 인지 부조화(Cognitive Dissonance)를 피하기 위해 기존 지식과 어긋나는 정보는 무의식적으로 걸러 냅니다.

확증 편향(Confirmation Bias) 때문에 기존 믿음을 뒷받침하지 않는 정보는 주의 밖으로 밀려납니다.

예: "그건 그냥 음모론이야." "그런 말도 안 되는 얘길 왜 해?"

2단계: 저항(Resist)

새 이론이 점점 주목을 받기 시작하면, 기존의 믿음을 가진 사람들은 정서적·이성적으로 반발합니다.

심리적 리액턴스(Psychological Reactance): 자신의 믿음이나 자유가 위협받는다고 느낄 때 오히려 더 강하게 저항하게 됩니다.

소유 효과(Endowment Effect): 오래된 믿음을 '내 것'이라 여기기 때문에 바꾸는 데 큰 불편과 불안을 느낍니다. 그것이 비록 몸에 해롭더라도.

예: "그건 말도 안 돼. 나는 평생 이렇게 해 왔어." "전문가들도 다 그렇게 말했는데?"

3단계: 탐색(Explore)

거부하던 사람들이 혼란이나 호기심, 주변 변화에 의해 자발적으로 알아보기 시작합니다. 기존 정보로는 설명이 안 되는 문제를 겪거나, 새로운 정보가 반복 노출되며 '이상하다'는 인지를 하게 됩니다.

의미추구(Motivated Reasoning): 처음엔 방어적으로 시작하지만, 점차 내면의 논리와 감정이 균형을 맞추기 시작합니다.

예: "그런데 왜 내 병은 계속 낫질 않을까?" "정말 저 말이 맞을 수도 있지 않을까?"

4단계: 수용(Accept)

기존의 신념이 재구성되고, 새로운 이론이 자기 시스템 안에 통합됩니다.

이 과정은 종종 정체성의 변화까지 수반됩니다. 새로운 믿음을 수용한 뒤에는 과거의 자기와 거리두기가 일어나기도 합니다.

예: "처음엔 믿기 힘들었지만, 이제는 그게 더 말이 되는 것 같아."

"왜 그걸 예전엔 몰랐을까 싶다."

이 네 단계는 단순히 논리적 이해가 아닌, 감정과 인지, 관계, 정체성의 복합적 작용 속에서 이루어지기 때문에 변화는 결코 빠르거나 쉽지 않습니다.

많은 만성질환자들도 이 책이 다루는 새로운 건강 지식과 만성질환에 대한 원인치료 방법을 쉽게 믿거나 받아들이기에 어려움을 겪을 것으로 예상됩니다.

저도 많은 질환을 겪으면서도 병원 처방약만 열심히 먹었던 시절이 있었습니다. 지금처럼 병원에 가지 않게 될 때까지는 많은 시간과 노력이 들었습니다.

2.
왜 낫지 않는데도 같은 방법만 반복할까?

1) 왜 우리는 같은 방식만 반복할까?
- 모두가 그렇게 하니까, 안심되는가요?

"병원에 갔는데 이상 없다더라고요. 그런데 왜 나는 계속 아플까요?"

이 질문은 이제 수많은 사람들의 입에서 반복되고 있습니다. 피로는 늘고, 약은 늘고, 불안은 깊어지는데, 검진 결과는 언제나 '정상'입니다. 그래서 우리는 스스로에게 묻습니다. 정말 괜찮은 걸까요?

사실 많은 사람들이 알고 있습니다. 지금 받는 치료는 "낫게 하는 치료"가 아니라 "조절하는 치료"라는 것을. 그런데도 쉽게 기존의 방법에서 벗어나지 못하는 이유는 간단합니다. 다수가 그렇게 하고 있기 때문입니다.

당신이 느끼는 그 작은 혼란과 의문은 틀린 것이 아닙니다. 오히려, 그것이 새로운 진실로 가는 문입니다. 그러나 그 문을 열기 위해선 한 가지 질문을 스스로 던져야 합니다.

"우리가 따라온 이 길, 과연 어디로 가고 있는가?"

2) 심리의 덫 - 집단이 옳다고 여길 때 개인은 질문을 멈춥니다

사람들은 자신이 혼자라는 느낌을 무엇보다 두려워합니다. 그래서 무의식적으로 '다수가 하는 방식'을 따라갈 때 안도감을 느낍니다. 이를 '사회적 증거의 법칙'이라 부릅니다. 예를 들어, 모두가 약을 먹고 있으니 나도 먹습니다. 모두가 정기검진을 받으니 나도 받습니다. 그런데 어느 날, 그 반복이 병을 해결하지 못한다는 현실을 마주했을 때, 사람들은 자기 자신이 틀렸다고 인정하는 대신, 의문을 묻어 둡니다.

이런 심리는 인지부조화에서 비롯됩니다. "나는 병원 치료를 믿고 있어. 그런데 왜 여전히 아프지?" 이 불일치를 해소하는 가장 쉬운 방법은 '생각하지 않는 것'입니다. 하지만 치유는 바로 그 지점에서 멈춥니다.

치유의 시작은 새로운 질문입니다.

"그 치료, 나를 낫게 하고 있는가?"

3) 의료의 역사 - 왜 우리는 증상에만 반응하게 되었는가?

우리가 현재 당연하게 여기는 병원 치료 시스템은 생각보다 역사가 짧습니다. 1910년 미국, 플렉스너 리포트를 통해 대다수의 자연요법·영양요법 기반 의과대학은 폐쇄되었고, 록펠러 재단의 후원 아래 약물 중심의 생물의학적 모델이 의료 표준으로 자리 잡았습니다. 그 결과, '증상을 억제하는 약물'이 질병 관리의 중심이 되었고, '원인을 찾아 회복을 돕는 치료'는 주변부로 밀려났습니다.

이 변화는 과학의 이름으로 이루어진 듯 보였지만, 그 이면에는 산업화된 제약 산업의 전략이 있었습니다. 단기적으로 불편함을 없애 주는 치료는 사람들을 빠르게 만족시키지만, 그것이 문제를 해결하지 않는다는 점은 시간이 흐를수록 분명해집니다.

질문은 이것입니다.

우리는 과연 진짜 과학에 따라 치료받고 있는가?
아니면, 만들어진 체계에 따라 소비자로 살아가고 있는가?

4) 시대가 바뀌었습니다 - 병원만이 답이 아닌 이유

오늘날 우리는 정보를 자유롭게 탐색하고, 비교하고, 선택할 수 있는 시대에 살고 있습니다. 과거처럼 의사 한 사람의 말이 유일한 진실이 되지 않습니다. 실제로 많은 사람들이 영양치료, 생활습관 개선, 자연치유 프로그램 등을 통해 만성질환에서 벗어나고 있습니다.

이제는 이렇게 말할 수 있어야 합니다.

"내 몸은 나보다 더 똑똑하다."
그리고 "내 몸의 회복 시스템은 끊임없이 나를 돕고 있다."

그러나 중요한 전제가 있습니다. 회복 시스템이 작동하려면 영양소, 수

면, 감정, 독소 배출, 운동, 에너지가 '제대로' 공급되어야 합니다. 이것이
바로 '원인을 치료하는 방법'입니다.

5) 과학이 말하는 회복 - 인체는 고장이 아니라 시스템입니다

현대의학이 간과한 점은, 인체는 수리의 대상이 아니라 스스로 복구하
는 생명 시스템이라는 사실입니다.

항상성: 체온, 혈압, 혈당 등 몸은 균형을 유지하려 애씁니다. 이는 회복
의 원리입니다.

세포재생: 간세포는 6개월, 피부는 28일마다 새로 바뀐다. 몸은 매 순간
스스로를 고칩니다.

미토콘드리아: 에너지를 생산하는 공장. 여기에 필요한 것은 '약'이 아니
라 '영양'입니다.

염증 반응: 몸은 일부러 열을 내고 붓게 만든다. 이것은 세균, 바이러스,
독소와 싸우는 것이지, 망가진 것이 아닙니다.

따라서 "왜 계속 아픈가?"라는 질문은 이렇게 바뀌어야 합니다. "내 회복
시스템이 작동하지 않는 이유는 무엇인가?"

그리고 답은 하나로 모입니다. 약이 아니라, 원인을 바꾸는 것입니다.

6) 이제 당신이 선택할 차례입니다.

누구도 당신을 강제로 낫게 할 수 없습니다. 회복은 선택입니다. 그 선택은 불편함을 참는 것이 아니라, 불편함을 만드는 원인을 바로 보는 용기에서 시작됩니다.

약으로 증상을 끄는 것과 원인을 찾아 치유의 길을 걷는 것. 당신은 무엇을 선택할 것입니까?

다수가 가는 길은 편해 보일 수 있습니다. 그러나 진짜 회복은 스스로의 길을 선택하는 사람에게만 열려 있습니다.

제2장

약은 조절하고,
영양은 복원합니다

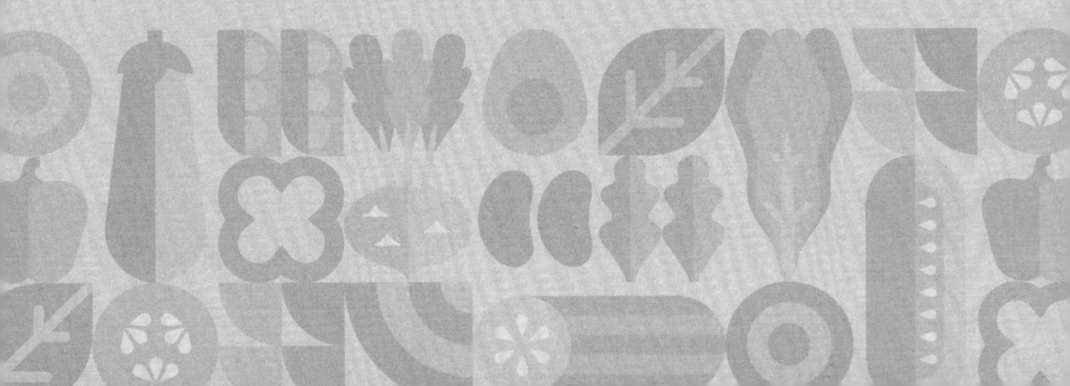

1.

약은 조절자, 영양은 복원자

- '긴장-질병 모드'에서 '이완-치유 모드'로 전환하십시오.

1) 약은 우리 몸을 '통제'합니다

현대의학에서 사용하는 약물은 대부분 '차단제' 혹은 '억제제'입니다.

혈압약은 혈관을 강제로 확장시키고, 혈당약은 췌장에서 인슐린 분비를 유도하거나 인슐린 저항성을 낮춥니다. 위산 억제제는 위산 생성을 차단합니다.

이러한 약물들은 마치 자동차에 경고등이 켜졌을 때, 전구만 빼 버리는 것과 같은 방식입니다. 즉, 문제의 원인은 그대로 두고 증상만 제거하는 것입니다.

그 결과, 우리 몸은 경고 없이 더욱 깊은 손상으로 진행될 수 있습니다. 약은 몸을 치유하지 않습니다. 단지 조절할 뿐입니다.

2) 약물은 자율신경을 '긴장-질병' 상태에 고정시킵니다

우리 몸은 교감신경(긴장 상태)과 부교감신경(이완 상태) 사이를 끊임없이 오가며 균형을 유지합니다.

교감신경 우세 시: 심박수 증가, 혈압 상승, 소화 억제, 스트레스 반응
부교감신경 우세 시: 소화 활성화, 수면 유도, 회복 촉진, 면역 증강, 조직 재생

그러나 약물의 대부분은 교감신경이 우세한 상태에서 작용합니다. 즉, 약물은 몸을 '위협 대처 상태'에 고정시켜, 회복 모드로의 전환을 방해합니다. 이러한 상태가 장기화되면 면역력 저하, 호르몬 불균형, 자율신경 실조증 등의 문제가 발생할 수 있습니다.

3) 영양소는 자율신경의 균형을 회복시킵니다

반면에 비타민 B군, 마그네슘, 오메가3, 글루타티온, 트립토판 등의 영양소는 세포 내 대사 회복, 미토콘드리아 에너지 보충, 뇌신경전달물질 생성 촉진을 통해 자율신경의 균형을 회복시킵니다.

그 결과, 몸은 자연스럽게 '이완-치유 모드'로 전환됩니다.

예를 들어, 마그네슘은 '천연 진정제'로 불리며 교감신경의 과도한 흥분을 억제하고 부교감신경을 활성화합니다. 트립토판과 비타민 B6, B12는

세로토닌 생성을 돕고, 우울감, 불면, 긴장 상태의 회복에 기여합니다.

4) 약은 소방차, 영양은 복구팀입니다

화재 현장을 떠올려 보십시오. 불을 끄는 데에는 소방차가 필요하지만, 그 이후 집을 복구하고 다시 짓는 일은 복구팀이 맡습니다. 약물은 소방차와 같습니다. 긴급 상황에서는 반드시 필요하지만, 그 상태가 길어질수록 복원은 늦어집니다. 소방차만 계속 보내고 복구팀이 들어가지 않는다면, 집은 방치되고 회복되지 못한 채 망가져 갑니다.

영양은 복구팀입니다. 몸속 세포, 장기, 신경, 호르몬, 면역 체계를 재건하는 진정한 회복의 주역입니다.

5) 회복을 가로막는 숨겨진 적, 바로 영양소 결핍입니다

대부분의 만성질환자분들은 약은 꾸준히 복용하고 계시지만, 자신의 몸에 어떤 영양소가 부족한지는 잘 모르십니다.

고혈압 환자: 마그네슘 결핍
당뇨 환자: 크롬, 알파리포산 결핍
우울증 환자: 오메가3, 비타민 B6, B12 결핍
불면 환자: 칼슘, 마그네슘, 트립토판 결핍

알츠하이머 환자: 콜린, 아연, 항산화제 결핍

이처럼, 약으로는 회복되지 않는 기능 저하 상태가 영양소의 보충을 통해서만 회복될 수 있습니다.

6) 이제 몸이 회복하는 '언어'로 치료하십시오

지금까지의 치료는 대부분 몸을 억제하고 조절하는 방식이었습니다. 이제는 몸이 스스로 회복할 수 있도록 도와주는 방식으로 전환하셔야 합니다. 약은 불을 끄고 수치를 조절하는 도구, 영양은 기능을 복원하고 치유를 유도하는 열쇠입니다.

몸은 고장 난 것이 아닙니다. 단지 복원이 필요한 상태일 뿐입니다. 그 복원의 첫걸음이 바로 영양소 보충이며, 이제는 수치 중심의 의학에서 세포 중심의 회복 의학으로 나아가야 합니다.

7) 증상치료와 원인치료의 차이를 이해하십시오

비유를 들어 보겠습니다. 장마철, 지붕에서 빗물이 샙니다. 물은 바닥에 고이고 방 안은 젖습니다. 그래서 걸레를 들고 물을 닦습니다. 하지만 비는 계속 내리고, 물은 멈추지 않습니다. 이것이 바로 증상치료입니다.

- 증상의 결과(젖은 바닥)만 제거하는 방식입니다.
- 근본 원인(지붕 구멍)은 그대로입니다.
- 결국 더 큰 손상으로 이어집니다.

반대로, 지붕으로 올라가 구멍을 찾아 수리하고, 방수처리를 합니다. 이제는 물이 새지 않습니다. 이것이 바로 원인치료입니다.

- 문제의 뿌리를 해결하므로 증상도 사라집니다.
- 재발을 막고 건강을 회복하게 됩니다.

약은 걸레질입니다. 영양과 자연치유는 지붕 수리입니다. 이제 여러분의 몸도, 지붕을 고치는 방식으로 다뤄야 할 때입니다. 우리가 건강을 다룰 때도 마찬가지입니다. 약으로 통증을 없애고 염증을 가라앉히는 것은 걸레질에 불과합니다. 왜 통증이 생겼고, 왜 염증이 반복되는지를 찾아 영양, 해독, 생활습관 등으로 지붕을 고치는 것, 그것이 자연치유적 원인치료입니다.

2.
병원 처방약의 작용별 분류

내가 처방받은 약물이 몸에 어떻게 작용하고 어떤 부작용이 있는지, 장기 복용해도 되는지 등을 판단하는 데 도움이 되길 바랍니다.

1) 병원 처방약의 기능별 분류 10가지

(1) 증상 억제 약물(Symptom suppressors)

통증 억제제: 진통제, 소염제, 해열제, 해열진통제(ex. 타이레놀), NSAIDs (ex. 이부프로펜), 기침 억제제, 가려움 완화제 등 포함

(2) 염증 조절제 및 면역억제제

스테로이드(ex. 프레드니솔론), 면역억제제(ex. 사이클로스포린, 메토트렉세이트)

자가면역질환, 이식 후 약물 등

(3) 항생제 및 항균제

세균감염 치료(ex. 아목시실린, 세파클로), 항진균제, 항바이러스제 포함

(4) 순환계 및 심혈관계 조절제

혈압강하제(ARB, ACEi, 칼슘채널차단제 등), 이뇨제(ex. 후루세마이드), 항응고제, 혈전용해제

(5) 혈당/대사 조절제

당뇨약(ex. 메트포르민, 인슐린), 고지혈증약(스타틴 계열), 갑상선 호르몬 조절제

(6) 소화기계 조절제

위산억제제(PPI, H2 블로커), 제산제, 소화제, 장운동 조절제, 설사약, 변비약 등

(7) 호르몬 및 내분비계 약물

여성호르몬/피임약, 부신호르몬(스테로이드 포함), 갑상선 호르몬, 인슐린 등

(8) 정신 및 신경계 조절제,

항우울제, 항불안제, 수면제, 항정신병약, 항간질제, ADHD, 파킨슨병, 치매약

(9) 호흡기계 조절제

기관지 확장제, 거담제, 천식/알레르기 조절제(항히스타민 포함)

(10) 항암제 및 세포독성 약물
화학요법제, 표적항암제, 면역항암제, 보조치료제 포함

2) 병원 처방약의 기능별 작용기전과 한계

내가 처방받은 약물이 몸에 어떻게 작용하고 어떤 부작용이 있는지, 장기 복용해도 되는지 등을 판단하는 데 도움이 되길 바랍니다

(1) 증상 억제제(진통제, 해열제, 기침억제제 등)

작용기전: 진통제와 해열제는 통증 완화와 체온 조절을 통해 증상을 억제합니다. NSAIDs(비스테로이드성 항염증제)는 COX 효소 억제로 염증 및 통증을 감소시킵니다. 아세트아미노펜은 중추신경계에서 통증 신호를 차단하며, 기침억제제는 기침 중추를 억제하여 기침을 줄입니다.

한계: 원인 제거 없이 증상 억제에만 집중하여 근본적인 치료가 되지 않습니다. 장기간 사용 시 위장 장애(위염, 위장출혈), 신장 손상 및 간독성이 발생할 수 있습니다.

생리적 문제점: 통증을 억제하는 동안 염증 반응을 무시하고, 이는 회복

지연과 면역 반응 약화를 초래할 수 있습니다.

(2) 염증 조절제 및 면역억제제(스테로이드, 면역억제제 등)

작용기전: 스테로이드와 면역억제제는 염증을 억제하거나 면역 반응을 차단하여 자가면역질환이나 염증성 질환에서 효과를 나타냅니다. 스테로이드는 Corticosteroid 호르몬처럼 작용하여 염증 경로를 차단합니다.

한계: 면역 억제는 감염에 대한 저항력을 약화시키고, 장기 사용 시 골다공증, 체중 증가, 당뇨 유발 등의 부작용이 나타날 수 있습니다.

생리적 문제점: 면역억제제의 사용은 자가면역질환의 원인인 면역 체계의 과도한 반응을 억제하지만, 장기적으로 면역계의 정상적인 반응을 방해하고 감염 및 암 발병 위험을 증가시킬 수 있습니다.

(3) 항생제 및 항균제

작용기전: 항생제는 세균의 성장을 억제하거나 세균을 사멸시킵니다. 대표적으로 페니실린 계열은 세포벽 합성을 억제하고, 퀴놀론 계열은 DNA 복제를 차단합니다.

한계: 유익균도 함께 파괴하여 장내 미생물 균형을 무너뜨리고, 항생제 내성을 유발할 수 있습니다. 특히 바이러스 감염에는 효과가 없습니다.

생리적 문제점: 장내세균 균형 파괴는 면역 시스템의 약화, 장누수 증후군 등을 유발하며, 항생제 사용 후 소화불량, 설사, 유해균 과잉 증식 등을 초래할 수 있습니다.

(4) 순환계 및 심혈관 약물(혈압약, 이뇨제, 항응고제 등)

작용기전: 혈압약(ACEi, ARB, 베타 차단제 등)은 혈관 확장이나 심박수 감소를 통해 혈압을 낮추고, 이뇨제는 체내 나트륨과 수분 배출을 통해 부종을 완화합니다. 항응고제는 혈전 생성을 억제합니다.

한계: 약물 사용 중 전해질 불균형, 신장 손상, 기립성 저혈압 등의 부작용이 발생할 수 있습니다. 원인(염증, 산화스트레스, 인슐린 저항성 등)을 해결하지 않고, 증상만 조절합니다.

생리적 문제점: 약물에 의존하면 심혈관계의 자가 회복 능력을 약화시키고, 지속적인 약물 의존을 유발할 수 있습니다. 또한, 면역력 저하, 체내 미네랄 균형 붕괴로 건강에 해로운 영향을 미칠 수 있습니다.

(5) 대사조절제(당뇨약, 고지혈증약 등)

작용기전: 당뇨약은 인슐린 민감도를 높이거나 인슐린 분비를 촉진하여 혈당을 낮추고, 고지혈증약(스타틴)은 LDL 콜레스테롤을 감소시킵니다.

한계: 인슐린 저항성 개선을 위한 약물은 근본적인 대사 문제를 해결하지 못하며, 체중 증가, 위장 장애, 간 기능 이상 등이 발생할 수 있습니다.

생리적 문제점: 혈당 조절 약물은 인슐린 의존성을 증가시키고, 대사적 균형을 개선하기보다 일시적인 수치 조절에 그칩니다. 스타틴 계열은 근육통, 간 효소 상승, 면역력 저하 등의 문제를 일으킬 수 있습니다.

(6) 소화기계 약물(PPI, 제산제, 소화제 등)

작용기전: 위산 억제제(PPI, H2 차단제)는 위산 분비를 차단하여 위염이나 역류성 식도염을 완화하고, 제산제는 위산을 중화하여 소화불량을 해결합니다.

한계: 장기 사용 시 영양소 흡수 문제(칼슘, 철, 비타민 B12 결핍), 위염 재발 등의 부작용이 있습니다.

생리적 문제점: 위산을 억제함으로써 소화 효소의 활성이 저하되고, 이는 영양소 흡수, 특히 미네랄 흡수를 방해하며, 장내 세균 불균형을 초래할 수 있습니다.

(7) 호르몬 및 내분비계 약물(피임약, 갑상선약, 인슐린 등)

작용기전: 인공호르몬은 체내 호르몬 농도를 조절하여 체내 균형을 맞

추고, 인슐린은 혈당 조절을 돕습니다.

한계: 호르몬 의존성 질환(유방암, 자궁내막암 등)을 유발할 수 있으며, 호르몬의 자연적인 분비를 억제하여 장기 사용 시 내분비계 기능에 영향을 미칠 수 있습니다.

생리적 문제점: 호르몬 치료는 호르몬 자체의 자가 조절 기능을 억제하며, 장기적인 사용은 내분비 불균형과 정신적 불안정을 초래할 수 있습니다.

(8) 정신 및 신경계 약물(항우울제, 항불안제, 수면제 등)

작용기전: 항우울제 및 항불안제는 신경전달물질의 균형을 맞추어 감정 및 정신 상태를 안정시킵니다. 수면제는 중추신경계를 억제하여 수면을 유도합니다.

한계: 의존성이나 금단 증상이 있을 수 있으며, 근본적인 원인(스트레스, 불안, 영양 결핍 등)을 해결하지 못합니다.

생리적 문제점: 뇌 화학물질의 조절만을 다루고, 근본적인 스트레스 요인이나 심리적 원인을 해결하지 못하므로 장기적으로 정서적 자립이 약해질 수 있습니다.

(9) 호흡기계 조절제(기관지 확장제, 항히스타민제 등)

작용기전: 기관지 확장제는 호흡 기도를 확장시켜 호흡을 원활하게 하고, 항히스타민제는 히스타민 수용체를 차단하여 알레르기 반응을 억제합니다.

한계: 알레르기 반응은 면역계의 과민 반응에서 비롯되므로 근본적인 원인 해결이 어렵고, 지속적인 약물 사용이 약물 의존성을 유발할 수 있습니다.

생리적 문제점: 약물에 의존하게 되면 호흡기계 자가 회복 능력이 약화되고, 염증 반응이 무시되면서 증상만 억제되며 재발 가능성이 높아집니다.

(10) 항암제 및 세포독성 약물

작용기전: 항암제는 암세포를 직접 사멸시키거나 세포 분열을 억제하여 암세포의 성장을 멈추게 합니다.

한계: 항암제는 정상 세포도 손상시켜 면역력 저하, 소화기계 부작용, 탈모 등의 부작용을 유발할 수 있습니다.

생리적 문제점: 항암제의 세포독성 작용은 정상 세포의 재생능력을 방해하고, 면역계의 기능을 크게 약화시켜 암이 재발하거나 다른 질환이 발

생할 위험이 커집니다.

(11) 현대 약물의 대중요법적 특징

즉각적 증상 완화에는 효과적
대부분 질병의 '결과'를 조절하려 함
근본 원인 제거에는 소극적
장기 복용 시 부작용과 의존성 증가

우리 몸은 자원 부족과 위협에 대응하도록 본능을 진화시켜 왔습니다. 이를 생존 모드라고 합니다. 생존 모드는 목숨을 지키는 위기 대처에는 매우 효율적입니다. 병원의 처방 화학 약물은 증상을 즉시 없애는 효과는 있지만, 몸에 스트레스로 작용해 이 생존 모드를 지속 시킵니다. 지속적인 생존 모드는 피로를 지나 탈진을 부릅니다. 건강 회복은 이 생존 모드에서는 불가능합니다. 건강 회복을 위한 치유 작용은 긴장 스트레스 상태의 생존 모드에서 벗어나야 시작됩니다.

(12) 자연치유 방향

증상을 억누르기보다는 몸의 회복력 강화
원인 기반 접근: 염증, 독소, 영양 결핍, 장내불균형 등
개인 맞춤형 전략: 식단, 수면, 정서, 영양소, 환경 포함
예방과 재발 방지에 중점

3.
자연치유 대응 전략

각 항목마다 현대약물의 특징과 한계, 그리고 자연치유 대응 전략을 종합해 설명하였습니다.

1) 증상 억제제(진통제, 해열제, 기침억제제 등)

현대약물은 통증, 열, 가려움, 기침 같은 증상을 빠르게 억제하는 데 매우 효과적입니다. 하지만 이러한 약물은 근본적인 원인인 염증, 산화스트레스, 조직 손상을 해결하지 못하고 일시적인 편안함만 제공합니다. 장기 사용 시 간과 신장 부담, 위장 장애 같은 부작용이 생길 수 있습니다.

이에 대한 자연치유 접근은 항염증 식단(가공식품, 당류 제한), 항산화 영양소(오메가3, 커큐민, 비타민 C) 보충, 긴장 완화(명상, 운동)를 통해 염증을 근본적으로 낮추고, 회복력을 높이는 방향으로 설계됩니다.

2) 염증 조절제 및 면역억제제(스테로이드, 면역억제제 등)

자가면역질환, 만성 염증 질환에 사용되는 스테로이드류는 급성 염증을 빠르게 억제하나, 면역을 무차별적으로 억누르기 때문에 감염 위험이 높아지고 장기 사용 시 부신 기능 저하나 대사 이상이 발생할 수 있습니다.

자연치유에서는 장내 환경 개선(장누수 회복, 유익균 강화), 면역 균형을 위한 비타민 D, 아연, 글루타티온 등의 보충, 항염 식이와 규칙적인 생활습관을 통해 자가면역의 과잉반응을 조절하는 방식을 권장합니다.

3) 항생제 및 항균제

감염 질환에 사용되는 항생제는 세균을 빠르게 제거하지만, 우리 몸에 꼭 필요한 유익균도 함께 죽이기 때문에 장내미생물 균형이 무너지고, 면역력 약화 및 장누수 증후군이 발생할 수 있습니다.

항생제 사용 이후에는 프로바이오틱스와 프리바이오틱스, 발효식품 등을 통해 장내 환경을 회복시켜야 하며, 감염 예방을 위해 면역력 강화를 위한 충분한 휴식, 수면, 영양 보충도 중요합니다.

4) 순환계 및 심혈관 약물(혈압약, 이뇨제, 항응고제 등)

혈압을 낮추고 혈전 생성을 억제하는 약물은 뇌졸중이나 심장마비 예방에 도움을 주지만, 이러한 약물은 대개 증상을 수치상 조절하는 데 그치며 혈관의 산화, 염증, 당 대사 이상 같은 근본 원인은 개선하지 못합니다.

자연치유 전략으로는 염증을 줄이는 식단(채소 중심, 오메가-3 보충), 코엔자임Q10, 마그네슘, 비타민 K2 등의 영양소 보충, 매일의 걷기와 명상 등을 통해 혈관을 재생하고 기능을 회복시키는 접근이 필요합니다.

5) 대사조절제(당뇨약, 고지혈증약 등)

혈당을 낮추는 인슐린, 메트포르민이나 콜레스테롤을 낮추는 스타틴은 수치 조절에는 유용하지만 인슐린 저항성, 대사증후군의 원인인 염증, 간 독소, 미네랄 결핍을 해결하지는 못합니다.

자연치유적 접근은 인슐린 저항성을 개선하는 고혈당 유발 식품 제거, 간 해독을 위한 밀크시슬·글루타티온·비타민 B군 활용, 식이섬유 및 저탄수화물 중심 식단 조정이 포함됩니다.

6) 소화기계 조절제(PPI, 제산제, 소화제 등)

위산을 억제하거나 장운동을 조절하는 약물은 소화불량이나 역류성 식도염 완화에는 도움이 되지만, 위산 억제로 인해 칼슘, 마그네슘, 철 등의 흡수에 문제가 생기고, 장내 세균의 불균형이 초래될 수 있습니다.

자연치유 전략으로는 식사 습관 개선(소식, 천천히 씹기), 천연 소화효소나 허브 사용, 장 점막 회복을 위한 글루타민, 알로에, 아연카르노신 등의 보충이 효과적입니다.

7) 호르몬 및 내분비계 약물(피임약, 갑상선약, 인슐린 등)

인공 호르몬이나 대체 호르몬 치료는 단기적인 호르몬 부족 증상에는 도움을 주지만, 자가조절 기능을 약화시키고 장기 사용 시 내분비계 혼란을 초래할 수 있습니다.

자연치유 전략에서는 내분비계를 자극하지 않고 회복시키기 위해 스트레스 코르티솔 조절, 아답토젠(로디올라, 아슈와간다 등), 요오드, 셀레늄, B군 비타민 등의 영양소를 활용하여 몸의 자체 회복력을 끌어올리는 전략을 씁니다.

8) 정신 및 신경계 약물(항우울제, 항불안제, 수면제 등)

이 약물들은 신경전달물질의 작용을 조절하여 감정적 안정을 유도하지만, 원인이 되는 뇌 염증, 영양 결핍, 장-뇌 축 이상은 방치됩니다. 게다가 약물 의존이나 금단 증상 문제도 있습니다.

자연치유 전략에서는 장내 미생물과 세로토닌 분비 연계 개선, 트립토판, GABA, 마그네슘, 오메가3 보충, 햇빛과 운동으로 뇌신경 회복을 돕는 전략을 권장합니다.

9) 호흡기계 조절제(기관지 확장제, 항히스타민제 등)

호흡곤란이나 알레르기 증상을 억제하는 약물은 증상은 완화시키지만 면역계의 과민 반응 원인(염증, 독소, 산화스트레스)은 해결하지 못합니다.

자연치유적으로는 공기 질 개선, 습도 조절, 음이온 노출, 비타민 C·D, 퀘르세틴, NAC 등 항산화 및 항히스타민 효과가 있는 영양소 보충이 효과적입니다.

10) 항암제 및 세포독성 약물

항암제는 암세포를 빠르게 죽이는 역할을 하지만, 정상세포도 손상시키며 면역력을 크게 저하시키는 부작용이 있습니다.

자연치유 접근에서는 항암 치료를 보조하는 해독 전략, 미토콘드리아 기능 개선(CoQ10, PQQ), 항산화 식품 섭취, 단식모방식단(FMD), 스트레스 해소 등을 통해 회복력을 키우는 방법이 병행됩니다.

4.
석유 재벌의 횃불이 의학을 태우다

- 록펠러의 손에 들린 횃불이 '치유'라는 숲을 태워 버렸다

1900년대 초, 미국. 한 석유 재벌이 의료계를 바꾸기 시작했습니다. 그 사람의 이름은 존 D. 록펠러. 석유로 부를 축적한 그는 '석유에서 만든 약품(석유화학 약물)'을 통해 의약 시장까지 장악하기로 결심했습니다. 그는 단순한 사업가가 아니었습니다. '자연을 중심으로 한 전통의학'을 무너뜨리고, '화학을 중심으로 한 신의학'이라는 거대한 불길을 지핀 사람이었습니다.

- 록펠러는 왜 의학을 장악했을까?

당시 의학계는 다양했습니다. 식물요법, 수치료, 에너지 치유 등 여러 대안이 공존하던 시대. 그런데 화학약품 산업은 이 다양성이 '위협'이었습니다. 록펠러는 철저히 계산했습니다. "우리는 약을 파는 회사다. 그러려면 약이 표준이 되어야 한다." 그래서 그는 한 가지 전략을 실행했습니다.

- 불길을 키운 도화선 - 플렉스너 보고서

1910년, 록펠러 재단은 카네기 재단과 함께 막대한 자금을 들여 의료 교육을 개편하기 위한 플렉스너 보고서를 발표합니다. 이 보고서는 다음과 같은 기준을 제시했습니다:

실험과학 중심의 교육만 '근대적'이다.
약물치료 중심의 교육만 '합리적'이다.
식물요법, 자연치유학, 한의학은 '비과학적'이므로 폐쇄 대상이다.

이 보고서는 곧 '기준에 맞는 의과대학에만 자금 지원을 하겠다'는 구조적인 압박으로 이어졌습니다. 즉, 록펠러 재단과 카네기 재단의 재정적 후원이 따라붙는 학교는 살아남고, 그 기준을 따르지 않는 학교는 지원에서 배제되어 경쟁력을 잃고 사라졌습니다.

기존에 존재하던 수많은 자연의학 기반 학교들은 플렉스너 보고서 이후 급속히 몰락했습니다. 의학 교육은 점점 '약물과 해부학 중심'으로 표준화되었고, '자연과 회복' 중심의 교육은 변방으로 밀려났습니다.

- '치유'의 숲은 왜 불탔는가?

록펠러의 손에 들린 '획일화된 기준'이라는 횃불은, 본래 치유의 다양성이 우거진 숲을 불태워 버렸습니다. 수천 년을 이어온 자연의학은 '사이비', '미신', '비과학'이라는 이름으로 낙인찍혔고, 약 처방 없는 치유는 의학의 본질에서 사라졌습니다. 우리는 그 불길 속에서 의학의 한쪽 날개를 잃어버린 셈입니다. 자본의 논리에 점령당했습니다.

- 불씨는 여전히 타고 있다

오늘날 병원을 가면, '질병코드'가 붙고 '정해진 약'이 나옵니다. 그 구조는 100년 전 록펠러가 설계한 바로 그 구조입니다. 우리는 의사에게 가는 것이 아니라 시스템에 접속되는 것입니다. 회복이 아닌 관리, 자율이 아닌 의존.

당신의 몸은 지금도 치료 대신 조절되고 있습니다. 그 불길은 아직도 계속되고 있으며, 우리는 그 불길 속에서 '치유의 감각'을 잃어 가고 있습니다. 하지만, 아직 숲은 완전히 사라지지 않았습니다. 불타지 않은 땅이 남아 있습니다. 그곳에서 우리는 다시 질문해야 합니다:

"의학은 누구를 위한 것인가?
약은 정말 치료인가?
우리는 왜 자연의 힘을 외면했는가?"

이 질문이야말로, 잿더미 속에서 다시 시작되는 회복의 첫 불씨가 될 것입니다.

영양치료는 단순히 특정 증상에 맞는 성분을 투입하는 것이 아니라, 몸 전체의 6대 생리 시스템을 회복시키는 것에서 출발합니다. 현대의학의 질병치료, 약물치료 중심의 대증요법은 만성질환 시대에는 그 한계를 드러내고 있는 것입니다. 어떤 화학 약물로도 부족한 영양소를 대신할 수 없기 때문에 증상만을 억제하는 대증요법으로는 만성질환을 치료할 수 없는 것은 자명한 사실입니다. 이제는 잘못된 치료법에서 벗어나려는 노력이 필요합니다.

제3장

자연치유의 바탕, 몸을 회복시키는 6대 치유 시스템

세포 기능 회복은 시스템 단위에서 시작됩니다.

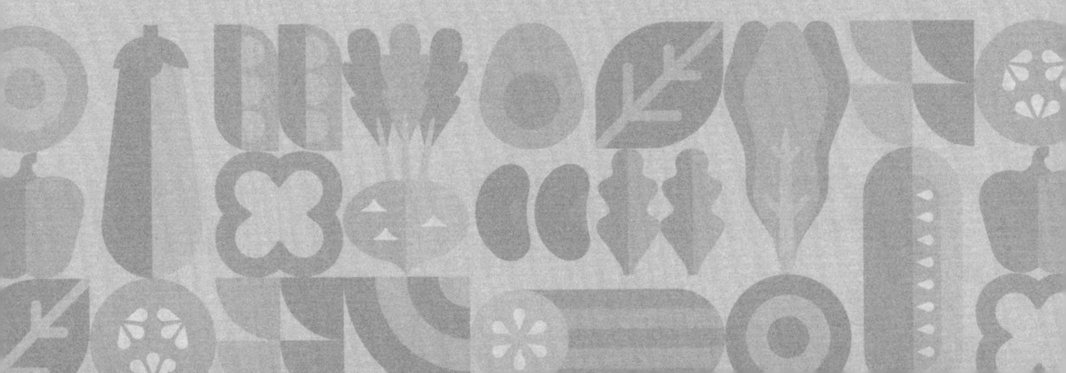

질병은 어느 한 부위의 문제로 끝나지 않습니다. 피부질환도, 호르몬 장애도, 우울증도 결국은 몸 전체 시스템의 붕괴에서 비롯됩니다. 그래서 치료 역시 전체 회복을 전제로 이루어져야 합니다.

영양치료는 단순히 특정 증상에 맞는 성분을 투입하는 것이 아니라, 몸 전체의 6대 생리 시스템을 회복시키는 것에서 출발합니다. 현대의학의 질병치료 중심이론인 대증요법은 만성질환 시대에는 그 한계를 드러내고 있는 것입니다. 어떤 화학 약물로도 부족한 영양소를 대신할 수 없기 때문에 증상만을 억제하는 대증요법으로는 만성질환을 치료할 수 없는 것은 자명한 사실입니다.

1.
건강 유지를 위한 6대 생리 시스템

1) 해독 시스템 - 몸속 쓰레기를 제대로 비워 내고 계신가요?

몸이 회복되지 않는 가장 큰 이유는 독소를 배출하는 해독 경로가 막혀 있기 때문입니다.

간·장·신장은 우리 몸의 쓰레기 처리 공장이며, 그 기능이 약해지면 노폐물과 독소가 남아 세포 기능 저하를 유발합니다.

간 해독 지원: 밀크시슬, NAC, 글루타티온, 메틸화 비타민

장 해독: 유산균, 식이섬유, 글루타민, 숯(활성탄)

신장 보호: 아스트라갈루스, D-만노스, 마그네슘

"독소가 빠져나가지 않으면, 아무리 좋은 영양소도 제대로 작동하지 않습니다."

2) 면역 시스템 - 과잉 면역인가요, 아니면 무기력한 방어력인가요?

자가면역질환, 알레르기, 반복되는 감염, 염증성 질환은 모두 면역 시스템의 오작동 혹은 소진에서 비롯됩니다.

과잉 면역 억제: 오메가-3, 커큐민, 비타민 D, 셀레늄

면역 저하 보완: 아연, 비타민 C, 베타글루칸, 프로폴리스

염증 밸런스 조절: 레스베라트롤, MSM, 녹차추출물

"면역은 강해야 하지만, 동시에 똑똑해야 합니다."

3) 에너지 시스템 - 미토콘드리아는 제대로 작동하고 있습니까?

ATP가 생성되지 않으면, 우리 몸의 어떤 조직도 제대로 기능할 수 없습니다. 만성피로, 우울감, 대사질환, 기억력 저하는 모두 세포의 에너지 공장인 미토콘드리아의 고장에서 비롯됩니다.

미토콘드리아 활성: 코엔자임Q10, 알파리포산, 비타민 B군

ATP 생성 지원: 마그네슘, 카르니틴, NAD+ 전구체

산화스트레스 감소: 글루타티온, SOD, 셀레늄

"피로는 병이 아닙니다. 세포가 에너지를 만들지 못한다는 구조적 신호

　　　　　　　　　　　　만성질환 뿌리째 뽑기 영양혁명

입니다."

4) 호르몬 시스템 - 내 몸의 사령탑, 균형이 무너지지 않으셨나요?

호르몬은 몸 전체를 지휘하는 신호 전달 체계입니다. 스트레스, 생리불순, 갑상선 질환, 성욕 저하, 수면장애는 호르몬 불균형에서 시작됩니다.

스트레스 호르몬 회복: 아슈와간다, 마카, 마그네슘
갑상선 기능 보조: 요오드, 셀레늄, 티로신
성호르몬 밸런스: 비타민 E, 보론, 인돌-3-카비놀

"호르몬은 정교합니다. 무조건 올리거나 내리는 것이 아니라 균형이 핵심입니다."

5) 신경계 시스템 - 뇌, 감정, 수면이 무너지면 몸도 무너집니다

현대인의 많은 질환은 신경계 과부하에서 시작됩니다. 불면, 우울감, 불안, 집중력 저하, 기억력 감퇴, 자율신경 실조증 모두 여기에 해당합니다.

신경전달물질 생성: 트립토판, B6, B12, 콜린, 타우린
스트레스 완화: 마그네슘, GABA, 오메가3

수면 유도 및 뇌 회복: 멜라토닌, 글리신, L-테아닌

"뇌는 에너지와 영양이 가장 많이 필요한 장기입니다."

6) 순환계 시스템 - 영양도, 산소도 전달되지 않으면 아무 소용이 없습니다

모든 회복은 혈액이 그 장소에 도달할 수 있을 때만 가능합니다. 혈액순환, 모세혈관 개방, 혈류 점도 조절은 치유 영양소를 전달할 수 있는 길을 여는 과정입니다.

혈관 탄력 회복: 오메가3, 코엔자임Q10, 비타민 E
혈액 점도 개선: 나토키나제, 비타민 K2, L-아르기닌
모세혈관 활성화: 헤스페리딘, 루틴, 피크노제놀

"회복이 더딘 이유는, 영양이 도달하지 못했기 때문입니다."

전체 시스템을 복원하는 것이 진짜 치료입니다. 만성질환은 어느 한 장기만의 문제가 아닙니다. 증상이 어디에서 시작되었든, 결국은 전체 시스템의 무너짐에서 비롯된 것입니다. 병원에서 처방받는 화학 약물은 이 시스템 회복을 오히려 방해할 수 있습니다. 그리고 이 시스템을 복원하는 데 필요한 핵심 열쇠가 바로 영양소입니다.

독소 배출이 이루어지면 몸이 가벼워지고, 에너지가 차오르면 의욕이

생기며, 면역이 안정되면 염증이 가라앉고, 호르몬이 균형을 찾으면 감정이 회복되며, 신경이 진정되면 수면이 찾아오고, 혈류가 원활해지면 영양이 필요한 곳에 도달하게 됩니다.

이 모든 것이 '회복'입니다. 약은 하나의 증상을 억제하지만, 영양은 몸 전체를 회복시킵니다.

2.
당신의 몸은 이미 회복할 준비가 되어 있습니다

우리는 병이 생기면, 그것을 '외부로부터 온 위협'으로 인식합니다. 하지만 자연치유는 이 시각을 뒤집습니다. 병은 몸이 회복을 시도하는 과정에서 발생하는 하나의 '신호'일 수 있습니다. 이 장에서는 자연치유의 생리적 기반과, 회복의 시스템이 실제로 어떻게 작동하는지, 그리고 그 가능성을 보여 주는 실제 사례를 중심으로 설명합니다.

1) 회복은 언제나 '내부에서' 시작됩니다

우리 몸은 하루도 쉬지 않고 스스로를 재생하고 복구하고 있습니다. 예를 들어, 위 점막은 약 3~4일마다 새로 교체되고, 피부 세포는 28일 주기로 재생됩니다. 면역세포는 손상된 부위를 식별하고 정리하며, 간은 절반 이상을 잘라도 다시 자라납니다. 이는 모두 우리 몸 안에 존재하는 자연치유 시스템 덕분입니다.

과학적 근거: 자율신경계는 스트레스가 줄어들면 회복 모드인 부교감신경이 활성화되어 혈압을 낮추고, 소화와 재생을 촉진합니다. 면역계는 손상된 세포를 탐지하고 제거하며, 새로운 세포 생성을 유도합니다. 호르몬 시스템은 멜라토닌과 성장호르몬을 통해 수면 중 세포 복구를 유도합니다.

이처럼 몸은 스스로 회복하도록 설계되어 있으며, 우리가 해야 할 일은 이 시스템이 잘 작동하도록 환경을 만들어 주는 것입니다.

2) 병은 시스템 고장의 '신호'일 뿐입니다

현대의학은 병을 제거의 대상으로 보지만, 자연치유는 병을 '시스템의 경고등'으로 해석합니다. 고혈압은 혈관이 막혔다는 경고일 수 있고, 피로는 미토콘드리아의 에너지 생산 시스템이 무너졌다는 신호일 수 있습니다. 해열제나 진통제는 경고음을 잠시 끌 수 있지만, 문제 자체를 해결하진 못합니다.

사례: 만성 위염 환자 B씨(65세)는 3년간 제산제를 복용했지만 속쓰림은 반복됐습니다. 그러나 식사 시간의 안정화, 위산을 억제하지 않고 돕는 소화 효소 보충, 수면 개선을 통해 2개월 만에 약 없이도 속쓰림이 사라졌습니다.

이는 병을 억누르기보다, 그 신호가 말하고 있는 시스템의 언어를 이해

했기 때문에 가능한 변화였습니다.

3) 자연치유는 과학입니다

자연치유는 단순한 민간요법이 아닙니다. 그 원리는 생리학과 영양학, 후성유전학, 양자역학 등에서 뒷받침됩니다.

대표 원리:

- 오토파지 : 세포 내 노폐물을 스스로 분해하는 청소 시스템. 단식이나 수면 시 활성화됩니다.
- 항산화 시스템 : 비타민 C, E, 셀레늄, 글루타티온 등은 활성산소로부터 세포를 보호하고 회복을 돕습니다.
- 장내 미생물계 : 면역의 70% 이상이 장내 미생물에 의해 조절되며, 장 건강은 곧 전신 건강입니다.

연구 사례: 미국의 클리블랜드 클리닉은 기능의학적 접근을 통해 당뇨, 고혈압 환자에게 영양 기반 치료를 적용한 결과 약물 의존도가 50% 이상 감소하고, 삶의 질 지표는 70% 향상되었다고 발표했습니다.

4) 회복 사례는 특별한 사람이 아닌, 바로 '당신'일 수 있습니다

70대 여성 C씨는 관절염으로 걷기조차 어려웠지만, 항염 식단과 미네랄 보충, 온열 요법을 병행하며 6개월 뒤 등산을 재개했습니다.

80대 남성 D씨는 9가지 약물을 복용하던 상태에서 생활습관을 조정하고 1년간 꾸준히 실천한 결과 약 4가지로 줄였습니다.

이들은 유명인도, 특별한 치료를 받은 것도 아닙니다. 단지 자신의 회복 시스템을 신뢰하고, 환경을 바꿔 준 사람들일 뿐입니다. 이제 우리는 물어야 합니다. "당신의 몸은 회복을 시도할 기회를 갖고 있는가?"

자연치유는 선택이 아니라, 기회를 열어 주는 방식입니다. 우리의 몸은 이미 회복할 준비가 되어 있고, 우리가 해야 할 일은 그 문을 닫고 있는 습관과 환경을 하나씩 바꾸는 것입니다.

생각을 바꿔 새로운 치료 방법을 받아들이면 몸이 웃고, 아침에 상쾌하게 눈을 뜨는 변화를 느낍니다. 만성피로에서 벗어나 컨디션이 회복됩니다. 몸이 원하는 것입니다.

3.
만성질환의 해법, 자연치유란 무엇인가?

자연치유(自然治癒, natural healing)는 신체가 스스로 균형을 회복하고 치유하는 능력을 활성화하는 과정입니다. 이는 외부의 강력한 개입 없이 신체의 항상성(homeostasis)과 생리적 기능을 최적화하는 것을 목표로 합니다. 후성유전학, 면역학, 생리학, 자연의학의 관점에서 자연치유를 구체적으로 설명하겠습니다.

1) 후성유전학(Epigenetics) 관점에서의 자연치유

후성유전학은 유전자의 염기서열 변화 없이 환경적 요인이 유전자 발현을 조절하는 과정을 연구하는 학문입니다. 자연치유는 환경과 생활방식의 변화를 통해 유전자의 발현을 최적화하여 건강을 회복하는 데 중점을 둡니다.

- 자연치유의 후성유전학적 기전

음식과 영양: 특정 음식(예: 항산화 식품, 발효식품, 오메가-3 지방산 등)은 DNA 메틸화와 히스톤 변형을 조절하여 염증을 감소시키고 면역 기능을 향상시킵니다. 영양 공급을 통해 질병스위치는 끄고, 질병 억제 스위치를 켜는 역할을 할 수 있습니다.

스트레스 관리: 명상, 요가, 자연 속 산책 등이 코티솔 수치를 조절하고 후성유전적 변화를 유도하여 면역 기능을 강화합니다.

수면과 생활 습관: 일정한 수면 패턴과 자연광 노출은 시계 유전자(circadian genes)의 조절을 통해 신체의 항상성을 유지하는 데 기여합니다.

이러한 요소들은 유전자 발현을 조절하여 신체의 자연 회복력을 증진시키고 질병 예방 및 치유에 기여합니다.

2) 면역학(Immunology) 관점에서의 자연치유

- 면역학 관점에서 자연치유와 면역력 강화 전략

면역력은 우리 몸이 병원체(바이러스, 박테리아, 곰팡이 등)와 비정상 세포(암세포, 변형된 자가 면역 세포)를 방어하는 능력을 의미합니다. 자연치유는 면역계를 조절하여 최적의 면역 반응을 유지하는 데 집중합니다. 면역 체계의 균형이 깨지면 감염 질환, 자가면역질환, 만성 염증, 암 등의 질병 위험이 증가할 수 있습니다.

(1) 면역 체계의 주요 구성 요소

면역력 강화를 이해하려면 면역 시스템의 주요 요소를 알아야 합니다.

① 선천 면역(innate immunity)

병원체가 침입했을 때 즉각적인 반응을 수행하는 1차 방어선

구성 요소: 피부, 점막, 위산, 장내 미생물, 백혈구(호중구, 자연살해세포(NK cells), 대식세포)

자연치유와의 관계:

장내 미생물 균형 → 장 점막을 강화하여 병원체 침입 차단, 영양 공급(비타민 C, 아연, 셀레늄) → 대식세포와 NK 세포 활성화,

항산화 물질(쿼르세틴, 글루타티온) → 선천 면역 세포의 산화스트레스 감소

② 적응 면역(adaptive immunity)

특정 병원체를 인식하고 기억하여 재감염을 방어하는 2차 방어선

구성 요소: B세포(항체 생성), T세포(세포성 면역), 기억 세포

자연치유와의 관계:

오메가-3 지방산(염증 조절) → T세포 활성 조절,

프로바이오틱스 → 장내 면역 세포 활성화,

단식, 운동 → 면역 기억 세포 재생 촉진

　　　　　　　　　　　　　　만성질환 뿌리째 뽑기 영양혁명

(2) 자연치유를 통한 면역력 강화 전략

① 장내 미생물 균형 유지(Gut-Immune Axis)

장내 미생물은 면역세포의 70~80%가 존재하는 장 면역계(GALT, Gut-Associated Lymphoid Tissue)와 깊은 관련이 있습니다.

프로바이오틱스(요구르트, 김치, 된장, 낫토) → 유익균 증가, 프리바이오틱스(양파, 마늘, 바나나, 치커리) → 장내 세균의 먹이 공급,

발효식품 → 염증 조절 및 면역세포 활성화,

장 투과성 조절: 글루타민, 콜라겐, 아연 보충 → 장 점막 보호

② 항산화 및 항염 식이 전략

활성산소(ROS, Reactive Oxygen Species)는 면역세포를 손상시키고 염증을 증가시킬 수 있습니다. 항산화 식품을 섭취하면 면역 균형을 유지할 수 있습니다.

비타민 C(레몬, 오렌지, 피망) → 백혈구 활성화,

비타민 E(아몬드, 해바라기씨) → 면역세포 보호,

폴리페놀(녹차, 블루베리, 커큐민) → 염증 억제,

오메가-3 지방산(고등어, 연어, 치아씨) → 면역세포 조절

③ 면역세포 기능 강화 영양소

면역력 강화에 필수적인 미량 영양소는 다음과 같습니다.

아연(Zn): 대식세포, T세포 기능 향상(굴, 호박씨, 콩류)

셀레늄(Se): 항산화 효소(SOD, GPx) 활성화(브라질너트, 해조류)

철분(Fe): 백혈구 및 적혈구 생성 촉진(소고기, 시금치)

마그네슘(Mg): 염증 조절, 면역세포 기능 최적화(아보카도, 견과류)

④ 간헐적 단식과 자가포식(Autophagy)

간헐적 단식(IF, Intermittent Fasting)은 오래된 면역세포를 제거하고 새로운 면역세포를 생성하는 역할을 합니다.

16:8 단식 → 노폐물 제거 및 면역세포 재생,

자가포식 → 세포 청소 및 손상된 세포 제거

⑤ 운동과 면역력 강화

적절한 운동은 면역 기능을 향상시키는 데 도움이 됩니다.

유산소 운동(빠르게 걷기, 자전거) → NK 세포 활성 증가,

근력 운동(웨이트 트레이닝) → 대사 조절 및 염증 감소,

고강도 인터벌 트레이닝(HIIT) → 면역세포 활성화 및 대사 촉진

⑥ 수면과 면역력

수면 부족은 면역 기능을 저하시킬 수 있습니다.

멜라토닌 생성 촉진(밤 10시 이후 어두운 환경),

수면 중 T세포 활성화(7시간 숙면 필요),

수면 부족 시 코티솔 증가 → 면역 기능 저하

⑦ 스트레스 조절과 자율신경 균형

만성 스트레스는 코티솔 분비를 증가시켜 면역력을 저하시킵니다.

심호흡 및 명상(부교감신경 활성화),

자연 속 산책(숲 치유, 피톤치드) → NK세포 활성 증가,

웃음 요법 → 면역글로불린 A(IgA) 증가

(3) 자연치유를 활용한 면역 질환 개선 전략

① 자가면역질환과 자연치유

자가면역질환(루푸스, 류머티스 관절염, 크론병 등)은 중금속 오염으로 면역 체계가 과민 반응하여 자신의 세포를 공격하는 질환입니다.

항염 식이: 설탕, 정제 탄수화물 제한

장 건강 개선: 장 투과성(LGS, Leaky Gut Syndrome) 예방

비타민 D 보충: 면역 균형 유지

오메가-3 섭취: 과다한 염증 반응 억제

② 감염 예방과 자연치유

감기, 독감, 코로나19 등 감염 질환 예방을 위해 자연치유 전략이 활용됩니다.

비타민 C, D, 아연 보충, 수면, 스트레스 조절,

프로폴리스, 마늘, 생강 섭취(항바이러스 효과).

③ 암 예방과 면역 증진

면역세포(NK 세포, 대식세포)는 암세포를 감시하고 제거하는 역할을 합니다.

단식과 케톤식 → 암세포 성장 억제,

강황, 브로콜리, 녹차 → 항암 면역 강화,

고강도 운동 → 면역세포 순환 촉진

면역학적 관점에서 자연치유는 면역계 균형을 맞추어 감염 질환, 자가면역질환, 만성 염증을 예방하고 치료하는 데 중요한 역할을 합니다. 장 건강, 항산화 식이, 미량 영양소 보충, 간헐적 단식, 운동, 수면, 스트레스 조절이 핵심 전략입니다.

자연치유를 통해 면역력을 조절하면 건강한 면역 시스템을 유지하고 질병 예방 및 회복력을 강화할 수 있습니다.

면역 체계는 외부 병원체와 내부의 이상 세포(예: 암세포)를 제거하고 항상성을 유지하는 역할을 합니다. 자연치유는 면역 체계의 균형을 맞추어 과도한 염증 반응을 줄이고, 자가면역 반응을 조절하며, 효율적인 면역 기능을 촉진하는 과정입니다.

3) 생리학(Physiology) 관점에서의 자연치유

생리학적으로 자연치유는 신체의 항상성을 유지하고, 효소 반응을 최적화하며, 에너지 대사를 효율적으로 조절하는 과정입니다.

만성질환 뿌리째 뽑기 영양혁명

- 자연치유의 생리학적 핵심 기전

항상성(homeostasis) 유지: 자율신경계(교감-부교감 신경)의 균형이 중요하며, 스트레스 조절과 호흡법이 신경계를 안정시키는 데 도움을 줍니다. 호르몬 조절(예: 코르티솔 감소, 인슐린 민감성 증가)이 신체 기능을 최적화합니다.

미토콘드리아 건강과 에너지 대사: 미토콘드리아는 ATP를 생성하는 세포의 에너지 발전소로, 자연치유 과정에서 미토콘드리아 기능을 강화하는 것이 중요합니다. 케톤식, 간헐적 단식, 햇빛 노출 등은 미토콘드리아 생성을 촉진하고 산화스트레스를 줄입니다.

효소 활성 조절: 효소는 대사 과정에서 필수적인 역할을 하며, 미량 원소(예: 마그네슘, 아연, 셀레늄)와 항산화제가 효소 활성을 돕습니다. 자연식이, 식물 기반 항산화제, 미네랄 균형 유지가 효소 활성을 정상화하는 데 기여합니다.

생리학적 접근에서 자연치유는 세포 기능 최적화와 항상성 유지가 핵심이며, 이를 통해 만성질환 예방과 회복을 촉진할 수 있습니다.

4) 자연의학(Naturopathic Medicine) 관점에서의 자연치유

자연의학은 몸의 자연 치유력을 강화하는 전인적(holistic) 접근 방식을 따릅니다.

(1) 자연의학의 자연치유 원칙

① 자연 치유력(Vix Medicatrix Naturae) 활성화: 신체의 자생적 치유력을 믿고 이를 극대화하는 생활습관을 실천합니다.

② 원인치료(Tolle Causam): 질병의 근본 원인을 해결하는 데 중점을 둡니다(예: 장 건강 개선, 독소 배출, 미네랄 균형 유지).

③ 전인적 접근(Holistic Healing): 신체, 정신, 감정적 요소를 통합적으로 고려합니다.

(2) 자연의학에서 활용하는 자연치유 방법

식이요법: 항염 식단, 자연식, 채소 및 약초 활용
해독 요법: 간 해독(밀크씨슬, NAC), 금속 해독(클로렐라, 코리앤더)
생체 리듬 조절: 햇빛 노출, 아침 운동, 규칙적 수면

(3) 심신치유법: 명상, 침술, 아로마테라피

  만성질환 뿌리째 뽑기 영양혁명

자연의학에서는 환경, 생활습관, 영양을 최적화하여 질병을 예방하고 자연치유력을 활성화하는 것이 핵심 원칙입니다. 자연치유는 후성유전학, 면역학, 생리학, 자연의학이 융합된 개념으로, 신체의 항상성을 회복하고 자연적인 회복력을 극대화하는 과정입니다.

후성유전학: 유전자 발현 조절을 통해 치유 촉진

면역학: 면역 균형 유지 및 염증 조절

생리학: 항상성, 효소 활성, 미토콘드리아 기능 강화

자연의학: 원인치료와 전인적 접근

자연치유는 단순한 치료법이 아니라, 생활방식의 변화와 신체 기능 최적화를 통한 건강 회복 과정입니다.

제4장

자율신경과 회복 모드의 관계

1.
자율신경이 치유를 엽니다

1) 자율신경은 생존과 회복의 스위치입니다

자율신경계는 우리가 의식하지 않아도 심장, 소화, 체온, 면역, 호르몬 분비 등 생명 유지 기능을 자동으로 조절합니다. 인체 활동의 95%를 지배합니다. 이 자율신경계는 크게 두 가지 모드로 나뉩니다.

교감신경(긴장-생존 모드): 도망치고 싸우는 모드
심장박동 ↑, 혈압 ↑, 혈당 ↑, 혈류는 근육 중심
소화·면역·회복 기능은 억제됨

부교감신경(이완-치유 모드): 소화하고 회복하는 모드
혈압 ↓, 심장박동 안정, 혈류는 내장기관 중심
세포 재생, 해독, 면역 활성화, 영양 흡수 가능

즉, 부교감신경이 우세한 상태가 '회복이 가능한 몸'의 조건입니다.

2) 만성질환은 자율신경이 '긴장모드'에 고착된 상태입니다

많은 만성질환 환자들이 손발이 차고 위장 장애가 있으며 잠을 자도 피로가 풀리지 않고 쉽게 흥분하거나 기운이 없으며 호흡이 얕고 빠르며 전신의 염증 수치가 높습니다.

이는 공통적으로 '자율신경계가 교감신경 우세 상태에 고착'된 결과입니다. 이 상태에선 회복이 불가능합니다. 회복은, 교감신경을 끄고 부교감신경이 켜질 때 비로소 시작됩니다.

3) 치유는 부교감 상태에서만 일어납니다

부교감신경이 우세할 때만 가능한 기능들: 소화액 분비, 영양소 흡수, 간·장 해독, 세포 재생, 면역세포 회복, 호르몬 재균형, 깊은 수면(델타파 수면)

즉, 아무리 좋은 영양소를 공급해도 몸이 '받아들이는 상태'가 아니라면 흡수도, 작용도 이루어지지 않습니다.

4) 영양소는 자율신경을 조절할 수 있습니다

다행히도, 자율신경의 긴장-이완 상태는 영양소로 조절 가능합니다.

- 자율신경을 안정화시키는 대표 영양소

마그네슘:

→ NMDA 수용체 억제 → 신경 흥분 완화 → 심박수, 혈압 조절

비타민 B6 + B1:

→ GABA, 세로토닌 생성 보조 → 감정 안정 + 부교감신경 활성화

L-테아닌:

→ 알파파 유도 → 심리적 긴장 완화 → 수면 유도 + 위장운동 촉진

글리신 + 트립토판:

→ 수면-회복 리듬 재정비

오메가3(EPA):

→ 교감신경성 염증 유전자 억제 → vagus nerve 자극 통해 항염 반응 유도

즉, 자율신경이 회복 모드를 여는 스위치라면, 그 스위치를 돌리는 열쇠는 '영양소'입니다.

5) 회복을 위한 자율신경 조절 3단계

1단계: 과활성된 교감신경 진정

→ 마그네슘, 테아닌, 오메가3 → 긴장 해소, 심장박동 안정

2단계: 부교감 활성화 → 회복 모드 진입

→ B6, 글리신, 트립토판 → 깊은 수면, 소화 개선, 면역 회복

3단계: 자율신경 균형 유지 + 낮-밤 리듬 회복

→ 아슈와간다, 아연, D3, 멜라토닌 조절 → 낮엔 깨어 있고, 밤엔 회복되는 리듬 재정비

6) 자율신경이 회복의 문을 열고 닫습니다

많은 사람들이 좋은 영양제를 먹고도 효과가 없는 이유는 몸이 아직 '받아들일 준비'가 되어 있지 않기 때문입니다. 회복은, 먹는 것보다 더 먼저 '몸을 이완 상태로 돌려놓는 것'입니다. 자율신경을 조율하지 않고는 어떤 치유도, 회복도 시작되지 않습니다. 그 치유의 문을 여는 첫 열쇠는, '부교감신경이 켜지는 조건을 만드는 영양소'입니다.

2.

교감신경(긴장-생존) vs 부교감신경(이완-치유)의 차이

- 에너지를 쏟는 몸 vs 에너지를 회복하는 몸

1) 자율신경, 몸의 리모컨

자율신경계는 우리가 의식하지 않아도 심장 박동, 소화, 호흡, 체온, 면역, 호르몬 분비 등 생명을 유지하는 기능을 자동으로 조절합니다. 이 시스템은 두 개의 축으로 구성되어 있습니다.

첫째는 교감신경입니다.

교감신경이 우세할 때 몸은 '생존 모드'에 진입합니다.

스트레스 상황에서 도망치거나 싸우는 것처럼 몸의 모든 에너지를 즉각적인 반응과 외부 대응에 집중합니다. 심장 박동과 혈압이 상승하고, 혈당이 높아지며, 혈류는 근육과 뇌로 몰리고, 소화와 면역, 재생 기능은 억제됩니다.

반대로 부교감신경은 '이완 모드'를 관장합니다.

몸이 안전하다고 인식할 때 작동하며 소화액이 분비되고, 위장 활동이 활발해지며, 세포가 재생되고, 면역 기능이 정상화됩니다. 이 모드는 말 그대로 회복, 정화, 재생의 시간입니다. 깊은 수면, 해독 작용, 호르몬 균형, 영양 흡수 등이 모두 부교감신경이 켜졌을 때만 가능합니다.

2) 교감신경 긴장이 장기화되면?

교감신경이 단기간 활성화되는 것은 생존 본능으로서 필수적입니다. 하지만 교감신경이 만성적으로 과활성화된 상태, 즉 긴장 모드에 고착되면 몸은 회복력을 완전히 잃어버립니다. 위산과 소화효소가 줄어들어 소화불량과 흡수 장애가 생기고, 면역세포가 위축되어 감염과 염증이 반복됩니다. 밤에도 교감신경이 꺼지지 않아 수면의 질이 낮아지고, 근육은 뻣뻣해지고 피로는 해소되지 않습니다. 장기적으로는 호르몬 시스템이 붕괴되어 갑상선 기능 저하, 생리불순, 부신피로 등이 나타날 수 있습니다.

3) 부교감신경은 '내 몸으로 돌아오는' 회복의 모드

부교감신경이 우세해질 때 몸은 비로소 내장을 중심으로 기능을 복구하기 시작합니다. 위와 장에서는 소화효소와 담즙이 분비되고, 흡수가 활발해지며, 간과 신장은 독소를 배출하고, 림프계는 면역세포를 재배치하며 염증을 회복합니다. 수면 중에는 뇌 속 노폐물을 배출하는 글림프 시스템이 작동하고, 손상된 조직은 복구됩니다.

이 모든 회복의 조건이 갖춰지는 상태가 바로 부교감신경이 주도하는 모드입니다.

4) 두 시스템은 경쟁이 아니라 균형입니다

교감신경과 부교감신경은 서로 적이 아니라 협력자입니다. 문제는 이 둘의 균형이 무너지고 한쪽에 고착될 때입니다.

하루에 한두 시간의 긴장은 괜찮지만, 24시간 긴장한 몸은 결국 망가집니다. 반대로 지나치게 이완만 된 상태는 활력과 집중이 떨어질 수 있습니다.

핵심은 리듬과 조절력입니다. 긴장할 땐 정확히 긴장하고, 이완할 땐 깊이 이완할 수 있는 유연한 자율신경이 회복을 가능하게 합니다.

5) 영양이 만드는 자율신경 균형

자율신경은 훈련만으로 조절되지 않습니다. 에너지 대사와 신경전달물질의 원료가 되는 영양소가 충분히 공급되어야 신경계가 민감하게 반응하고 조절됩니다.

대표적인 자율신경 안정 영양소는 다음과 같습니다.

마그네슘: 신경 흥분 억제, 근육 이완, 심박수 조절

비타민 B6: GABA와 세로토닌 생성 → 신경 안정

L-테아닌: 알파파 증가 → 이완 유도, 트립토판 + 글리신: 수면 유도, 회
복 유전자 활성화

오메가-3 지방산: 신경막 안정 + 염증성 교감 자극 차단

비타민 D: 부신과 면역계 조절

6) 몸이 이완되지 않으면, 아무리 좋은 영양소도 흡수되지 않습니다

자율신경은 회복의 문입니다. 몸이 이완되기 전까지는 치유는 일어나지 않습니다. 에너지 보충도, 세포 복구도, 독소 배출도 시작되지 않습니다.

그 회복의 문을 열기 위해 가장 먼저 다뤄야 할 것은 자율신경이고, 그 자율신경을 조절할 수 있는 가장 실용적인 방법은 바로 영양소입니다.

3.
영양소는 부교감신경을 깨워
세포 회복을 유도합니다

- 영양은 먹는 것이 아니라, 회복 가능한 상태를 여는 열쇠입니다.

1) 치유는 부교감신경이 켜져야 시작됩니다

우리는 흔히 좋은 영양제를 먹으면 몸이 바로 회복될 것이라 기대합니다. 하지만 실제로는, 몸이 '영양을 받아들이는 상태'에 있어야 그 영양소가 흡수되고 작용할 수 있습니다. 그 상태가 바로 부교감신경이 우세한 이완 상태입니다.

부교감신경이 활성화되면 다음과 같은 작용이 일어납니다:

위·장 소화액 분비 증가 → 영양소 흡수 극대화, 세포로 영양소 전달 활성화, 손상 세포 복구 유전자(Repair gene) 발현, 림프계의 노폐물 제거 촉진

간 해독 효소 작동 → 독소 분해

면역세포 활성화 → 감염·염증 제거

이러한 작용이 전제되지 않으면 아무리 고품질의 영양제를 먹어도 몸은 회복되지 않습니다.

2) 영양소가 자율신경계를 조절합니다

중요한 사실은, 영양소는 단지 '재료'가 아니라, 자율신경의 균형을 조절하는 '메신저'이기도 하다는 점입니다.

다시 말해, 적절한 영양소 섭취는 몸을 부교감신경 상태로 자연스럽게 유도합니다. 그리하여 몸이 스스로 회복하고 재생하는 모드로 전환되도록 돕습니다.

3) 부교감신경을 깨우는 대표 영양소

(1) 마그네슘

교감신경 과흥분 억제, 신경전달물질(GABA) 활성화, 근육 긴장 완화, 심박 안정 → 즉각적인 이완 신호를 줌

(2) 비타민 B6 + B1

GABA, 세로토닌, 멜라토닌 합성 보조 → 자율신경의 흥분-이완 균형 조절 → 감정 안정 + 수면 회복 + 위장 운동 촉진

(3) L-테아닌

뇌의 알파파 증가 → 평온하고 안정된 집중 상태 유도,

스트레스성 코르티솔 과잉 억제 → 짧은 시간에 부교감 신경 전환 유도

(4) 글리신 + 트립토판

깊은 수면 유도, 세포 재생 유전자(Clock gene, Sirtuin) 발현 촉진 → 회복 기능이 발동되는 조건 형성

(5) 오메가-3(EPA 중심)

뇌와 신경세포막 안정, 뇌 염증 차단 → 자율신경 염증성 과흥분 억제 → 부교감신경을 유지하는 기반

(6) 아연 + 비타민 D3 + 셀레늄

부신과 갑상선 안정화, 호르몬 균형 조절 → 자율신경계 리듬 회복

4) 영양은 '작용' 이전에 '조건'을 만든다

많은 사람들은 '무엇을 먹었는지'에만 집중합니다. 하지만 더 중요한 것은, 몸이 그 영양소를 '받아들일 준비가 되어 있는가'입니다. 영양소는 단순히 몸속에 채워 넣는 것이 아니라, 세포가 회복할 수 있도록 조건을 만드는 열쇠입니다.

몸이 이완되었는가?
위장과 간이 흡수와 해독에 작동 중인가?
신경계가 회복 모드에 들어섰는가?

이 조건이 갖춰지면 소량의 영양소도 강력한 회복을 유도할 수 있습니다. 반대로, 조건이 갖춰지지 않으면 아무리 비싼 영양제를 먹어도 흘러나가 버립니다.

5) 영양은 '먹는 것'이 아니라, '받아들일 수 있는 몸'을 만드는 것입니다

부교감신경은 그 받아들이는 문을 여는 열쇠입니다. 그리고 영양소는 그 문을 여는 열쇠를 제공합니다.

치유는 억지로 주입하는 게 아니라, 몸이 스스로 받아들이도록 유도하는 것입니다. 그 유도는 '회복 모드', 즉 부교감신경이 깨어날 때 시작됩니다. 그 시작을 가능하게 하는 것이 바로, 영양소의 힘입니다.

4.
자율신경이 회복 모드를 여는 생리학적 메커니즘

- 회복은 언제, 어떻게 시작되는가?

1) 자율신경계는 '스위치'이자 '리듬'입니다

우리 몸은 24시간 동안 긴장과 이완', '활동과 회복', '방어와 재생' 사이를 오갑니다. 이 리듬을 조율하는 가장 중요한 축이 바로 자율신경계입니다. 자율신경은 교감신경(긴장-생존 모드)과 부교감신경(이완-치유 모드)으로 나뉘며, 몸의 각 기능에 따라 두 신경이 시소처럼 작용합니다.

회복과 치유는 언제 시작될까요? 바로, 부교감신경이 활성화되었을 때, 몸의 모든 시스템은 '재생 모드'로 진입합니다. 이는 단순한 휴식이 아니라, 깊이 있는 생리적 전환입니다.

2) 부교감신경이 켜지면 시작되는 생리작용

(1) 위장계:

침 분비 증가, 위산, 소화효소, 담즙 분비 촉진, 위장관 연동운동 재개 →

음식의 소화와 흡수 시작 → 영양소 흡수율 상승 → 대사 회복

　(2) 간과 해독계:

　해독 효소(CYP450) 작동 재개, 담즙 생성 활성화 → 지방·독소배출 가능, 글루타티온 재합성 증가 → 독소 해소 → 산화스트레스 감소

　(3) 면역계:

　T세포, B세포 활성화, 염증성 사이토카인 억제, 항염증성 사이토카인 증가, 림프 순환 개선 → 감염·노폐물 제거 효율↑ → 바이러스·세균 대응력 회복 → 자가면역 과잉 진정

　(4) 심장·혈관계:

　심박수 안정, 혈압 정상화, 말초혈류 증가 → 혈액이 장기·피부·재생 조직으로 공급 → 세포 산소공급 + 영양소 운반↑

　(5) 내분비계:

　코르티솔 감소, 멜라토닌 증가, 성호르몬(에스트로겐, 테스토스테론) 균형 회복, 갑상선 자극호르몬 안정화 → 수면·성장·치유·생식 기능 활성화

　(6) 뇌신경계:

　세로토닌 분비 회복 → 기분 안정, 뇌척수액 흐름 회복 → 뇌 노폐물 배출(글림프 시스템) → 기억력·집중력 개선 → 뇌 염증·노화 예방

3) 회복 모드를 여는 신경전달물질

부교감신경이 활성화될 때, 특정 신경전달물질이 분비되어 신체 전반에 회복 시그널을 전파합니다.

아세틸콜린(Acetylcholine):
→ 부교감신경의 핵심 전달자 → 심박수 낮춤, 위장관 운동 촉진, 염증 억제

GABA(감마아미노뷰티르산):
→ 중추신경계 안정 → 불안 진정, 수면 유도, 항경련 작용

세로토닌 → 멜라토닌 전환:
→ 낮엔 안정감, 밤엔 수면 유도 → 생체리듬 복원, 호르몬 조율

4) 왜 자율신경 회복이 먼저일까요?

많은 이들이 먼저 영양제를 찾고, 독소 배출을 시도하고, 호르몬 균형을 잡으려 합니다. 그러나 자율신경이 교감신경 우세 상태에 고착돼 있다면, 흡수도, 해독도, 면역도 작동하지 않습니다. 회복은 자율신경계의 모드 전환 없이는 단 한 걸음도 앞으로 나아가지 못합니다.

5) 자율신경은 '회복이라는 문'을 여는 스위치입니다

자율신경이 바뀌면, 몸 전체의 생리적 흐름이 바뀝니다. 교감에서 부교감으로 전환될 때, 비로소 회복이 가능해집니다. 이 모든 과정은 물처럼 자연스럽고, 조용하지만 강력합니다.

그 회복의 스위치를 작동시키는 가장 확실한 방법은 자율신경을 이해하고, 그 균형을 회복하는 것입니다. 그리고, 그 균형을 회복하게 돕는 가장 실용적이고 근본적인 도구가 바로 영양소입니다.

5.

영양이 자율신경을 타고
세포와 장기 기능을 복구합니다

- 회복은 신경계를 통해 퍼지는 '전신적 조율'입니다.

1) 영양소는 세포에 직접 작용하지 않습니다

- 자율신경을 통해 먼저 '몸의 준비 상태'를 만듭니다.

많은 이들은 좋은 영양소가 몸에 들어가면 곧바로 세포를 고치고 장기를 회복시킬 것이라 믿습니다. 그러나 생리학적으로 보면, 영양소는 단지 재료일 뿐, 그 재료가 쓰일지 말지는 '신경계'가 결정합니다.

자율신경이 부교감 상태로 전환되지 않으면 소화 효소는 분비되지 않고, 흡수율은 떨어지며, 간 해독효소도 작동하지 않고, 림프계와 혈류는 재건이 아니라 경계 상태에 머무릅니다.

즉, 영양소의 작용은 자율신경계의 신호를 따라 활성화됩니다. 자율신경이 먼저 조율되면, 그다음에야 영양소는 세포의 손상 부위로 도달하고, 장기별로 특화된 회복 작용을 일으킬 수 있습니다.

2) 자율신경이 영양의 전달자 역할을 합니다

부교감신경이 우세해질 때, 다음과 같은 신경-대사 조절 메커니즘이 동시에 활성화됩니다:

위장 신경계(enteric nervous system)가 활성화되어 소화·흡수·영양 전달의 정확도가 높아집니다.

미주신경(vagus nerve)의 자극이 증가하며 장-간-심장-폐-뇌에 회복 신호를 전달합니다.

아세틸콜린이 면역세포를 안정시키고 염증 유전자를 억제함으로써 회복 환경을 청소합니다.

자율신경에 의해 조절되는 혈관의 미세순환이 향상되며 영양소가 손상된 세포나 재생 중인 조직으로 우선 공급됩니다.

3) 신경-영양 회복의 예시

심장: 미주신경을 통한 심박 조절 + 마그네슘·코엔자임Q10 공급 → 부정맥·고혈압 완화

간: 부교감 우세 시 담즙 분비와 해독 효소 활성 + 글루타티온 보충 → 간 기능 회복 + 피로 개선

소장·대장: 장 연동운동 활성 + 글루타민·아연 공급 → 장누수 회복 +

흡수력 강화

갑상선: 스트레스 감소 + 셀레늄·아연·비타민 D 지원 → 갑상선 호르몬 변환(T4→T3) 활성화

뇌신경계: GABA·세로토닌 생성 + B6·테아닌·오메가3 보조 → 뇌 염증 진정 + 수면·집중력 회복

이처럼 영양은 자율신경의 경로를 타고 전신을 유기적으로 회복시키는 '신호 연쇄 작용'을 일으킵니다.

4) 영양소는 신경계가 열어 준 경로를 따라 작용합니다

이 말을 다시 강조하면 이렇습니다. 자율신경이 회복 상태에 있지 않으면, 영양소는 작용하지 않습니다. 하지만 자율신경이 회복 모드로 전환되면, 영양소는 정확한 곳으로 흘러들고, 그곳에서 세포 재생과 장기 기능 복구를 유도합니다.

이것이 바로, "영양이 자율신경을 타고 회복을 확산시키는 원리"입니다.

5) 몸은 흡수보다 먼저 '회복 가능하다는 신호'를 필요로 합니다

영양은 몸속을 떠도는 분자가 아니라, 신경계를 따라 치유의 신호로 번져 가는 파동입니다. 자율신경이 먼저 열리고, 영양이 그 길을 타고 흐르

 만성질환 뿌리째 뽑기 영양혁명

며, 세포와 장기마다 적절한 작용을 일으킬 때 비로소 몸은 회복이라는 전환점에 도달합니다.

영양은 회복의 재료이자, 회복이 일어날 수 있는 조건을 작동시키는 '신호물질'입니다.

6.

세포는 어떻게 재생되는가?

- 회복은 분자 수준에서 시작됩니다.

1) 세포 재생이란 무엇인가요?

우리 몸의 모든 회복은 '세포 단위'에서 시작됩니다. 근육이 찢어졌을 때, 간이 지쳤을 때, 피부가 손상되었을 때—그 모든 회복은 결국 손상된 세포가 복구되고, 새로운 세포로 대체되는 과정입니다.

세포 재생은 다음과 같은 단계로 이루어집니다:

(1) 손상 세포 제거(아포토시스, 자가포식)

(2) 줄기세포 또는 조직세포의 증식

(3) 세포 내 미토콘드리아 및 기능 단백질 재건

(4) 주변 조직과의 연결 회복 및 기능 재통합

하지만 중요한 점은, 이 복잡하고 정교한 회복 과정이 '자동'으로 진행되는 것이 아니라, '가능한 조건'이 충족될 때만 시작된다는 것입니다.

2) 재생이 일어나는 조건은 무엇인가요?

세포 재생은 단순히 시간이 지난다고 일어나지 않습니다. 몸은 회복이 '가능하다'고 판단해야, 그 회복 회로를 열어 줍니다. 이 판단은 에너지, 영양소, 염증 상태, 호르몬 신호 등을 기준으로 이루어집니다.

재생이 시작되기 위해서는 다음과 같은 조건이 필요합니다:

에너지 여유가 있을 것(ATP 생산 충분)

산화스트레스가 억제되어 있을 것

면역계가 회복 지향으로 전환되어 있을 것

세포막과 미토콘드리아가 손상되지 않았을 것

필수 영양소가 충분히 공급될 것

특히 부교감신경이 우세한 상태에서만 이러한 재생 기능들이 '허용'되며, 그때부터 세포는 본격적인 복구 작업을 시작하게 됩니다.

3) 어떤 영양소가 세포 재생을 돕나요?

세포의 재건에는 다음과 같은 영양소들이 반드시 필요합니다:

(1) 단백질 아미노산: 글리신, 알라닌, 프롤린 등 → 세포막, 콜라겐, 세포

골격 구성

(2) 비타민 A, C, E: → 세포막 안정화, 콜라겐 합성, 항산화막 강화

(3) 아연 + 셀레늄: → 효소 활성화, 재생 신호 전달, DNA 복구

(4) 글루타티온 + 알파리포산(ALA): → 산화 손상 회복, 미토콘드리아 보호

(5) 코엔자임Q10 + 카르니틴: → 미토콘드리아 에너지 공급 회복

(6) 비타민 D3 + 오메-3: → 염증성 사이토카인 조절, 재생 환경 조성

(7) 비타민 B군(특히 B2, B6, B12): → 세포 분열 조절, 유전자 발현 회복

4) 재생은 '독소 배출 → 복구 → 재건'의 순서로 일어납니다

많은 분들이 "세포 재생"을 단순히 '새로운 세포가 만들어지는 것'이라고 생각하십니다. 하지만 실제 회복 과정은 이렇게 나뉩니다:

(1) 독소 배출(Detox): 세포 내 쌓인 산화물, 독소, 손상 단백질 제거

(2) 복구(Repair): 손상된 미토콘드리아, DNA, 효소 복원

(3) 재건(Rebuild): 새 단백질과 구조물 합성, 신호 회복, 기능 통합

즉, 재생은 단순한 세포 분열이 아니라, 내부 환경을 정리하고, 준비를 갖춘 후, 새로운 기능 단위로 탄생하는 전체 과정입니다. 이 과정 하나하나가 정교하게 조율되어야 하며, 그 조율의 핵심이 바로 자율신경계와 영양소입니다.

 만성질환 뿌리째 뽑기 영양혁명

5) 세포 재생을 방해하는 5가지 요인

- 회복되지 않는 몸에는 이유가 있습니다.

(1) 산화스트레스: 과도한 활성산소는 DNA 손상과 미토콘드리아 기능 저하를 유발합니다.

(2) 영양 결핍: 세포막 구성 성분, 효소, 에너지원이 부족하면 재생이 멈춥니다.

(3) 만성 염증: 회복 대신 방어 모드가 지속되어 조직이 굳고 섬유화됩니다.

(4) 교감신경 과항진: 세포 복구 유전자가 억제되고, 회복성 호르몬이 분비되지 않습니다.

(5) 수면 부족: 깊은 수면 중에만 분비되는 멜라토닌과 성장호르몬이 세포 재생을 주도합니다. 수면 부족은 이를 지연시킵니다.

이 다섯 가지가 지속될수록 세포는 점점 죽고, 몸은 점점 낡아갑니다.

6) 재생은 '에너지와 정보의 교차점'에서 시작됩니다

세포는 단순히 물질만 필요로 하지 않습니다. 회복이라는 기능을 '허락'하는 정보 시스템, 즉 자율신경과 호르몬 신호, 그리고 그 정보를 실행할 수 있는 에너지 공급과 원료가 동시에 필요합니다. 그리고 바로 그 역할을 영양소가 해냅니다.

세포는 회복을 '기다리고' 있는 것이 아니라, "회복할 수 있는 조건"이 만들어지기만을 보고 있습니다. 그 조건을 만드는 열쇠가 바로, 자율신경을 깨우는 영양소이며 세포를 다시 세우는 영양소입니다.

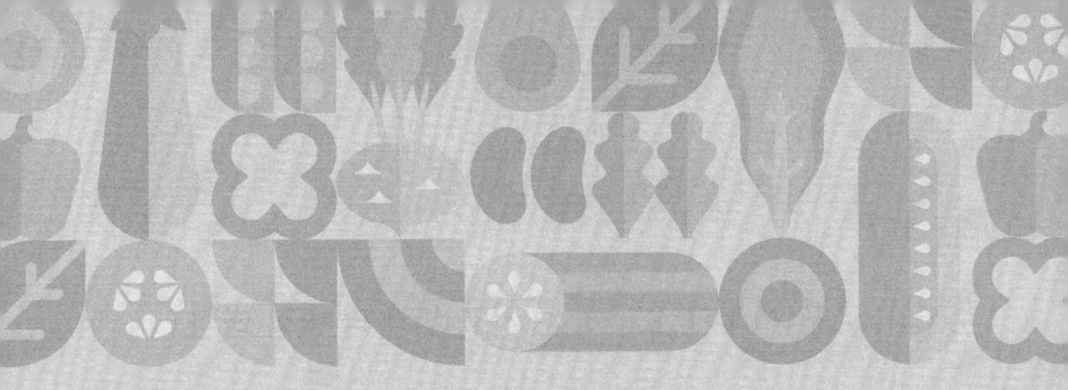

제5장

질병은 어떻게 시작되는가?

눈에 띄는 증상은 이미 '끝자락'입니다.

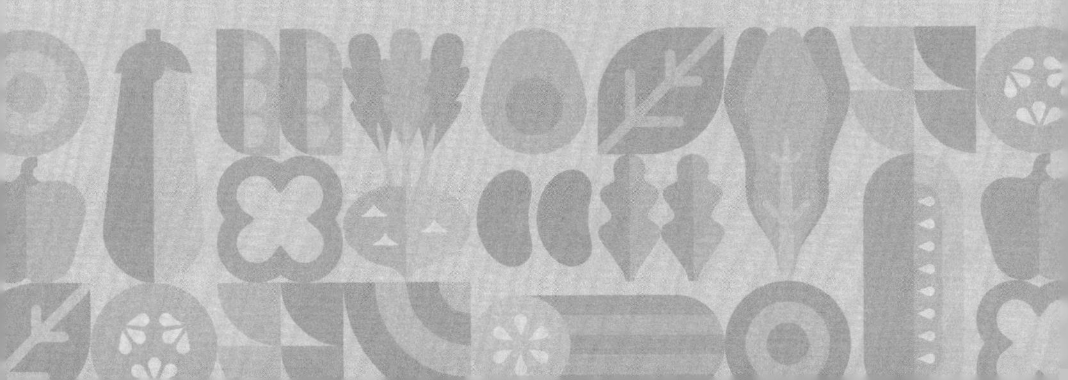

1.
새로운 시대가 요구하는 치료 방법의 변화 방향

하원갑자 시대(1984~2043년)는 단순한 시간의 흐름이 아니라, 전 인류 문명의 구조와 가치체계가 재편되는 거대한 전환기입니다. 이 시기는 산업 기반 → 정보 기반 → 생명 기반으로 중심축이 이동하는 과정이며, 유통, 과학, 통신, 의료 등 주요 시스템이 근본적으로 변화하고 있습니다. 아래에 각 분야별 변화를 설명드리고, 의료분야의 원인치료 전환이 지체되는 구조적 이유도 살펴봅니다.

1) 유통 분야: '제품 중심'에서 '관계 중심'으로

1980~90년대: 대형마트, 백화점 등 오프라인 유통이 절대 강자. 상품 공급이 소비를 주도하던 '제조-유통' 중심 구조.

2000~2010년대: 인터넷 쇼핑몰, 홈쇼핑이 등장하며 '편의성' 중심으로 변화.

2020년대 이후: 플랫폼(쿠팡, 네이버, 아마존) 기반 초개인화 시대. 데이

 만성질환 뿌리째 뽑기 영양혁명

터 기반 추천과 구독경제(정기배송, 멤버십), 인플루언서 중심 SNS 유통으로 전환. 구매 결정은 제품보다 "관계"와 "스토리"가 좌우.

의미: 유통은 더 이상 물건만 파는 산업이 아니라, 소비자와 감정적 유대를 형성하는 커뮤니케이션 산업으로 변화.

2) 과학 기술: '기계공학 중심'에서 '생명공학 중심'으로

1980~2000년대: 기계, 전자, IT 중심의 과학 기술이 핵심. 반도체, 자동차, 컴퓨터 혁명.

2010년대: 인공지능(AI), 로봇, IoT가 중심축으로 부상. 그러나 아직 '도구적' 기술.

2020년대 이후: 생명공학, 뇌과학, 유전체 연구, 장내 미생물, 줄기세포 치료, 생체칩, AI-약물 설계 등으로 패러다임 이동. 인간의 삶의 질 자체를 다루는 치유 중심 과학으로 진입.

의미: 과학은 더 이상 외부 세계의 원리만 파악하지 않으며, "살리는 기술"로서 인간의 내면과 생명 그 자체를 주된 탐구 대상으로 삼음.

3) 통신 분야: '정보 전달'에서 '의식 연결'로

1980~90년대: 유선 전화, TV, 라디오 중심. 단방향 전달 구조.

2000~2010년대: 인터넷, 모바일, 스마트폰의 등장으로 실시간 양방향 통신 활성화.

2020년대 이후: 메타버스, VR/AR, 뇌파 인터페이스(BCI), GPT 계열 AI 등장 → 인간의 '의식', '감정', '직관'이 데이터화. SNS를 통한 정서적 감염과 대중심리 동조 현상이 일상화.

의미: 통신은 단순한 정보 교환을 넘어 공감, 감정, 의식의 흐름까지 연결하는 구조로 진화 중.

4) 의료 분야: '대증치료 중심'에서 '원인치료 중심'으로의 전환이 느린 이유

(1) 산업 구조의 이해:

현대의학은 질병 자체를 "시장"으로 설정합니다. 병이 있어야 병원을 가고, 약을 팔 수 있습니다. 제약회사는 신약개발에 수십조 원을 투자하기 때문에, 증상을 멈추는 약이 수익성이 높습니다. 반면, 원인을 제거하면 약도, 진료도, 수술도 필요 없어질 수 있으므로 산업 전체가 타격을 입습니다. → 원인치료는 경제적 유인을 파괴합니다. 즉 의료계는 사람들이 건강해지면 수입이 줄어드는 구조입니다.

(2) 교육 시스템의 제한:

전통적인 의대 커리큘럼은 해부학, 병리학, 약리학 위주이며, 영양, 생활습관, 미생물총, 심리요인에 대한 교육은 매우 제한적입니다. 환자의 삶 전체를 다루는 통합적 접근법은 소외되어 있습니다.

(3) 규제와 권위 구조:

의료는 면허제 직역 구조로 운영되며, 새로운 치료법이나 패러다임은 법적, 제도적으로 통과가 매우 어렵습니다. 기능의학, 자연치유, 영양요법 등은 "비주류" 또는 "보완대체"로 분류되어 연구비나 공신력을 받기 힘듭니다.

(4) 환자 인식과 기대의 한계:

환자들도 "빨리 낫게 해 주는 약이나 수술"을 원하지, 생활을 바꾸고 식단을 조절하고 마음을 돌보는 것은 귀찮고 불편하게 느낍니다. 즉, 환자의 즉시 보상 심리 또한 원인치료의 확산을 지연시킵니다.

5) 하원갑자 시대, 생명 중심 패러다임의 부상 - '증상치료'에서 '원인치료'로

1984~2043년의 하원갑자 시대는 모든 분야가 물질 중심 → 생명 중심으로, 소유 중심 → 연결 중심으로, 도구 중심 → 치유 중심으로 재편되는 거대한 흐름의 시기입니다.

과학, 통신, 유통은 이미 이 변화를 빠르게 흡수했지만, 의료는 산업 구조, 제도, 인식이라는 '삼중 장벽'으로 인해 느리게 변화하고 있습니다. 그러나, 의료 역시 생명과학·개인맞춤 유전체·AI 진단·기능의학 등의 파고를 피할 수 없습니다. 변화는 이미 시작되었고, "병을 없애는 시대"에서 "건강을 복원하는 시대"로 향하고 있습니다.

만성질환이 대부분인 현재의 시대 상황에서 현대의학의 급성전염성 질병 시대의 치료 방법은 이미 한계에 봉착했습니다. 바로 병명에 증후군을 붙이거나, 난치병, 불치병이 늘어나는 현상이 그 증거입니다.

변화를 통해 이 한계를 극복하려면 증상치료에서 원인치료로, 대증요법에서 자연치유로, 약물요법에서 영양요법으로의 변화는 물론, 환원주의의 기계론적 세계관에서 전인주의적 시스템적 세계관으로 근본적인 중심이론 변화도 있어야 합니다.

현대 과학은 결코 자연을 이길 수 없습니다. 몸이 가진 항상성을 무너뜨리는 치료가 아니라 항상성을 회복하는 치유가 진정으로 필요한 변화의 시기가 바로 지금입니다.

2.
질병은 어떻게 시작되는가?

1) 질병은 '증상'보다 훨씬 먼저 시작됩니다

- 증상은 빙산의 꼭대기일 뿐입니다.

대부분의 만성질환은 어느 날 갑자기 시작되지 않습니다. 질병은 이미 오래전부터, 보이지 않는 변화 속에서 서서히 진행되어 왔습니다. 처음에는 피로, 수면 부족, 배변 문제, 집중력 저하처럼 '정상이지만 불편한' 상태로 시작됩니다. 이때는 아직 병명이 붙지 않지만, 이미 몸 안에서는 세포 손상, 염증, 대사 불균형이 진행되고 있습니다.

즉, 질병은 '느낌'에서 시작되어, '검사 수치'를 거쳐, '명확한 증상'으로 나타나는 과정을 밟습니다. 회복 역시 이 흐름을 거꾸로 되짚어 가는 과정이어야 합니다.

2) 질병은 항상 '균형의 붕괴'로부터 시작됩니다

- 항상성(homeostasis)이 무너질 때 몸은 방향을 잃습니다.

우리 몸은 끊임없이 균형을 유지하려는 시스템, 즉 항상성(homeostasis) 을 기반으로 작동합니다.

체온: 36.5도 ±0.5

혈당: 70-100 mg/dL

혈압: 120/80 mmHg

혈액 pH: 7.35-7.45

수면-각성 리듬

면역 자극 vs 억제의 균형

이런 균형들은 스트레스, 잘못된 식사, 수면 부족, 독소 노출, 감정 억압 등 지속적인 압박을 받게 되면 점점 회복력이 약해집니다. 그러다 어느 순간, 몸은 균형을 억지로 유지하기 위해 '병적인 상태'를 선택하게 됩니다.

예를 들면,

교감신경 과항진 → 고혈압

면역 과항진 → 자가면역질환

대사 비효율 → 지방간, 당뇨

장 점막 손상 → 알레르기, 장누수, 피부질환

                     만성질환 뿌리째 뽑기 영양혁명

이처럼 질병은 단순히 '이상한 증상'이 아니라, 몸이 무너지는 균형을 견디기 위한 '응급 대응'의 결과입니다.

3) 세포 에너지 부족이 만성질환을 만듭니다
-미토콘드리아가 꺼지면 회복은 불가능합니다.

모든 질병의 공통적인 핵심은, 세포 하나하나의 에너지 부족입니다. 세포 에너지가 부족해지는 주된 원인은 다음과 같습니다.

산화스트레스: 활성산소가 미토콘드리아를 공격

영양소 결핍: ATP 생성 재료 부족

만성 염증: 회복 에너지 지속 소모

독소·중금속 축적: 미토콘드리아 효소 억제

수면 부족: 재생 시간 단축

스트레스 호르몬 과다: 에너지 저장 대신 방출 모드 지속

결국, 세포가 에너지를 만들지 못하는 상태가 몸 전체로 퍼지면서 각 장기의 기능이 하나씩 무너집니다. 그 결과로 고혈압, 당뇨, 불면증, 탈모, 우울, 만성 통증 등이 나타납니다. 회복을 위해서는, 증상을 없애는 것이 아니라 세포 에너지를 복원하는 방향으로 전략을 바꾸어야 합니다.

4) '누수'는 모든 질병의 숨은 뿌리입니다

- 장누수, 뇌 누수, 혈관 누수는 전신 염증의 시작점입니다.

현대의학이 간과해온 중요한 개념이 있습니다. 바로 "누수(leakage)"입니다. 이는 우리 몸의 경계선(장, 혈관, 뇌혈관 등)이 느슨해지면서 외부 유해물질이 내부로 침투하는 현상을 말합니다.

대표적인 누수는 다음과 같습니다.

장누수(Leaky Gut): 독소, 미소단백질, 박테리아 내독소 유입 → 전신 염증 유발
혈관 누수: 내피세포 손상 → 산화스트레스, 고혈압
뇌 누수(Leaky Brain): BBB(혈뇌장벽) 약화 → 인지기능 저하, 불안, 우울
피부 장벽 손상: 아토피, 건선, 지루성 피부염

모든 누수의 중심에는 산화스트레스, 염증성 식단, 마그네슘·아연 결핍, 자율신경 불균형이 있습니다. 따라서 진정한 회복은 누수를 막고, 경계선(Barrier)의 밀도를 복원하는 것으로부터 시작되어야 합니다.

5) 질병은 '자율신경이 굳을 때' 시작됩니다

- 교감신경이 멈추지 않으면 회복은 일어나지 않습니다.

질병이 고착되는 중요한 전환점 중 하나는 자율신경계가 교감신경(긴장 모드) 상태에 고정되는 것입니다.

잠을 자도 개운하지 않고, 위장이 잘 작동하지 않으며, 감정이 날카로워지고, 감염과 염증이 반복되며, 호르몬 균형이 무너집니다.

이 모든 것은 부교감신경(이완-회복 모드)이 제대로 작동하지 못할 때 나타나는 현상입니다. 몸이 '생존 모드'에 고착되면 스스로 회복할 수 없게 되고, 결국 질병이 심화됩니다. 따라서 회복을 위해서는 가장 먼저 자율신경의 균형을 회복시켜야 하며, 그 시작은 긴장을 풀 수 있는 영양·호흡·수면·자기회복 리듬의 복원입니다.

3.
에너지 부족이 발생하는 14가지 근본 원인

- 몸은 에너지가 없어서 병들고, 회복하지 못합니다.

- 에너지 부족은 처방 화학 약물로는 해결할 수 없습니다

(1) 교감신경 과항진: 몸이 '긴장 모드'에 고착된다

지속적인 스트레스와 불안은 교감신경을 과활성화시켜 소화, 해독, 회복 기능을 억제하고, 에너지를 저장하지 못한 채 끊임없이 소모하게 만듭니다.

(2) 미토콘드리아 기능 저하: 세포 에너지 공장이 꺼진다

활성산소 누적, 독소, 영양소 결핍 등으로 미토콘드리아가 손상되면, ATP 생성이 급감하며 에너지가 고갈됩니다.

(3) 영양소 결핍과 불균형: 에너지의 재료가 부족하다

에너지 대사에 필수적인 마그네슘, 철분, 아연, 비타민 B군과 C, D가 부족하면 ATP 생산이 저하되고 몸은 피로에 빠집니다.

(4) 세포막 손상: 에너지가 새어 나간다

산화스트레스는 세포막을 손상시켜 세포 안팎의 에너지 교환과 이온 균형을 무너뜨립니다. 결국 세포는 에너지를 제대로 저장하지 못하고 흘러보내게 됩니다.

(5) 만성 스트레스: 에너지 방출만 하고 회복하지 못한다

코르티솔 과잉 분비는 에너지 저장 기능을 억제하고 혈당 변동과 면역 억제 상태를 유발하여 만성적인 에너지 소모를 초래합니다.

(6) 후성유전학적 오류: 회복 유전자 스위치가 꺼진다

만성 염증, 독소 노출, 스트레스는 회복 유전자 발현을 억제하고, 에너지 소모와 염증성 유전자 발현을 촉진합니다. 몸은 점점 "회복 불가 모드"로 재설정됩니다.

(7) 염증성 반응의 지속: 에너지 누수의 악순환

만성 염증은 에너지 소모를 끊임없이 유발하고, 재생과 치유에 필요한 에너지를 빼앗아 갑니다.

(8) 독소 배출 기능 저하: 독소가 에너지 생산을 방해한다

간, 신장, 림프계의 해독 능력이 저하되면 독소가 축적되어 미토콘드리아 효소를 억제하고 에너지 생산을 방해합니다.

(9) 장누수와 미생물 불균형: 흡수는 안 되고, 염증은 번진다

장 점막 손상은 영양소 흡수를 저하시킬 뿐 아니라, 내독소가 전신 염증을 일으켜 에너지 소모를 가속화합니다.

(10) 자연치유 시스템 붕괴: 몸이 스스로 복구하는 힘을 잃다

자가치유, 독소 배출, 재생 리듬이 무너진 몸은 새로운 에너지를 생산하지 못하고, 고갈 상태에 빠집니다.

(11) 당질 과잉 섭취: 혈당 롤러코스터로 에너지가 소모된다

정제당, 고탄수화물 식품 과다 섭취는 혈당 급등 → 인슐린 급증 → 급격한 혈당 저하(저혈당) 과정을 반복시켜 몸을 끊임없이 에너지가 부족한 상태로 몰아갑니다. 결국, '에너지 급등과 붕괴'가 반복되어 만성 피로를 유발합니다.

(12) 글루텐 섭취: 장벽과 신경계를 손상시킨다

글루텐(특히 현대 밀)은 장 점막을 약화시키고 장누수(leaky gut)를 유발하며, 자율신경계에도 염증성 신호를 보내어 소화불량, 피로, 집중력 저하를 악화시킵니다. 특히 글루텐 민감성이 있는 경우 에너지 대사가 뚜렷하게 저하됩니다.

(13) 카제인 섭취: 면역과 소화 시스템을 방해한다

우유 단백질인 카제인은 일부 사람들에게 장내 염증과 소화 장애를 유발하여 영양소 흡수 저하 → 에너지 부족 → 면역 약화로 이어집니다. 특히 소화효소가 부족하거나 장누수가 있는 경우 카제인은 에너지 손실을

심화시킬 수 있습니다.

(14) 카페인 과다 섭취: 가짜 에너지로 몸을 속이다

카페인은 일시적으로 에너지를 끌어올리는 듯 보이지만, 실제로는 부신을 자극하여 '에너지 대출'을 일으킵니다. 반복된 카페인 과잉은 부신 피로, 신경계 긴장, 미토콘드리아 소모를 불러 진짜 에너지를 만드는 시스템을 붕괴시킵니다.

"당신은 단순히 에너지가 부족한 것이 아닙니다. 에너지를 만들고 저장하고 회복할 수 있는 몸의 시스템 자체가 무너진 상태입니다."

회복은 긴장을 이완시키고, 미토콘드리아를 복구하고, 염증과 독소를 제거하고, 장벽을 복원하고, 자연치유 프로그램을 다시 가동하는 것에서 시작됩니다.

몸은 기계가 아니라 스스로 회복하는 생명체입니다. 그 조건을 다시 세워 줄 때, 에너지는 다시 흐르기 시작합니다.

4.

회복을 위한 4단계 실전 플랜
- 몸은 순서대로 회복됩니다.

1단계: 증상과 원인 파악하기

- 무엇이 불편한가보다, 왜 그런가가 중요합니다.

증상의 위치: 소화계? 신경계? 면역계?

증상의 패턴: 특정 시간대, 계절, 식후, 스트레스 이후?

생활환경 요소: 수면, 식습관, 독소 노출

기초 검사 지표: 혈압, 체온, 스트레스 반응, 장 상태

증상이 아니라 "시스템"을 파악하는 것이 중요합니다.

예시)

피로 → 단순 과로가 아니라 미토콘드리아 기능 저하일 수 있음

불면 → 교감신경 항진, 멜라토닌 부족, B6 결핍 가능성

2단계: 핵심 영양소 보충 시작

- 무너진 회복 시스템의 기반부터 채워야 합니다.

회복 기반 영양소:

마그네슘: 자율신경 안정, 근육 이완

비타민 B군: 에너지 대사, 신경전달물질 생성

오메가-3: 염증 억제, 신경 안정

코엔자임Q10, 카르니틴: 미토콘드리아 기능 강화

글루타민, 아연, 비타민 A: 장 점막 복원

비타민 D, 셀레늄: 면역 균형, 호르몬 회복

과하지 않게, 우선순위를 정하여 단계적으로 투입해야 합니다.

3단계: 반응 관찰과 전략 조정

- 몸은 반드시 '반응'으로 알려 줍니다.

좋은 반응: 깊은 수면, 소화 기능 향상, 에너지 증가, 감정 안정

불편 반응: 가스, 피부 트러블, 두통, 피로감, 설사 등

※ 불편한 반응도 때로는 해독과 대사 전환의 일부일 수 있습니다.

조정 방법: 복용량 줄이기, 나누어 섭취, 한 번에 하나씩 추가하고 관찰,
소화기 약할 경우 소화효소 또는 장 점막 지원 먼저

4단계: 유지와 생활 리셋

- 회복은 반복될 수 있어야 진짜입니다.

유지 전략:

리듬 유지: 규칙적인 수면, 식사, 활동

스트레스 관리: 깊은 호흡, 명상, 신체이완

장기 기능 보조:

장 건강: 프로바이오틱스, 글루타민

간 해독: 글루타티온, 밀크씨슬

뇌 기능: DHA, 테아닌, B6

심혈관 보호: 코Q10, 마그네슘

회복 이후에는 스스로 관리할 수 있는 건강 루틴을 만들어야 합니다. 몸은 단순히 고장 난 부품을 교체하는 기계가 아닙니다. 몸은 조건이 맞춰질 때 스스로 회복하는 생명체입니다.

1단계: 원인 인식

2단계: 회복 기반 보충

3단계: 반응을 듣고 조율

4단계: 자립적 관리 루틴 구축

이렇게 흐름을 따라간다면, 회복은 일시적인 변화가 아니라 지속 가능한 치유로 자리 잡게 될 것입니다. 병원의 처방 화학 약물은 몸의 회복 재생의 치유 작용이 없거나 오히려 방해하기 때문에 치료되지 못해 평생 약을 끊을 수 없게 되는 것입니다. 오직 세포를 포함만 몸의 회복 재생은 영

　　　　　　　　만성질환 뿌리째 뽑기 영양혁명

양소 없이는 불가능합니다.

5.
현대의학의 암 치료 3대 대증요법 기전과 문제점

현대의학에서 암 치료는 주로 수술, 방사선 치료, 화학요법(항암제) 세 가지 방법을 중심으로 이루어집니다. 그러나 이러한 치료법은 근본 원인을 해결하기보다는 주로 눈에 보이는 암세포를 제거하거나 억제하는 데 초점을 맞춘 대증요법에 가깝습니다. 이에 각각의 기전과 문제점, 그리고 자연치유 관점에서의 접근 방법을 차분히 살펴보겠습니다.

1) 현대의학의 암 치료 3대 대증요법과 그 기전

(1) 수술요법

암 조직을 외과적으로 제거하여 종양 크기를 줄이고 암세포의 증식을 차단하는 방법입니다. 조기 발견된 암에서는 좋은 결과를 기대할 수 있지만, 이미 혈류나 림프계를 통해 전이된 경우에는 한계가 있습니다.

문제점: 수술만으로는 근본적인 원인을 해결할 수 없어 재발 가능성이

높으며, 수술로 인해 면역력이 일시적으로 약화되거나 수술 과정 중 암세포가 퍼질 가능성도 존재합니다.

(2) 방사선치료(Radiation Therapy)

고에너지 방사선을 이용하여 암세포의 DNA를 손상시키고 세포 분열을 억제하는 치료법입니다. 주로 국소적인 암 조직에 적용됩니다.

문제점: 암세포뿐만 아니라 주변 정상세포까지 손상시킬 수 있으며, 장기적으로 방사선 저항성 세포가 생겨 치료가 어려워질 수도 있습니다. 부작용으로는 피로감, 점막 손상, 소화기 장애 등이 동반될 수 있습니다.

(3) 화학요법(항암제, Chemotherapy)

빠르게 분열하는 암세포를 표적으로 삼아 화학 약물을 투여하여 성장과 분열을 억제하는 치료법입니다.

문제점: 암세포뿐만 아니라 정상적으로 빠르게 분열하는 세포들(면역세포, 장 점막 세포 등)도 손상되기 때문에 심각한 부작용이 발생할 수 있습니다. 항암제 내성을 가진 변이 세포가 생겨 재발하거나 더욱 공격적인 형태로 진행될 위험도 있습니다.

2) 암의 중입자 치료기전과 문제점

(1) 중입자 치료란?

탄소 이온을 가속하여 암세포에 직접 조사하는 치료법으로, 기존 X선이나 양성자 치료보다 생물학적 효과가 3~5배 더 높은 것으로 알려져 있습니다. 브래그 피크(Bragg Peak) 현상을 이용해 정상 조직은 최대한 보호하고 암 조직만 강하게 타격하는 것이 특징입니다.

(2) 문제점

중입자 치료는 치료 효과가 뛰어나지만, 장비 구축과 치료 비용이 매우 높아 일부 국가와 병원에서만 시행되고 있습니다. 모든 암에 적용할 수 있는 것도 아니며, 장기적인 생존율이나 후유증에 대한 연구가 아직 충분하지 않은 상황입니다.

3) 암 수술 후 5년 생존율의 의미와 한계

5년 생존율은 암 진단 후 5년 동안 생존한 환자의 비율을 의미합니다. 표면적으로는 치료 성과를 나타내는 지표처럼 보이지만, 삶의 질이나 재발 가능성을 반영하지 않는 한계가 있습니다.

조기 진단 기술이 발달하면서 생존율이 높아진 것처럼 보이기도 하지만, 실제 치료 성과와는 다를 수 있으며, 5년 이후 재발이나 장기 후유증 문제는 생존율 통계에 반영되지 않습니다. 따라서 단순히 5년 생존율을 보고 암 치료의 성공을 단정 짓기는 어렵습니다.

4) 암의 자연치유 방법

현대의학이 암세포 자체를 제거하는 데 집중하는 반면, 자연치유는 암이 발생한 근본적인 원인과 신체 환경을 개선하여 몸의 항상성과 면역력을 회복하는 것을 목표로 합니다.

(1) 면역력 강화 및 독소배출

암은 면역력이 저하되었을 때 발생하기 쉽기 때문에, 독소 배출과 면역 강화가 매우 중요합니다. 이를 위해 유기농 채소와 과일, 발효식품을 충분히 섭취하고, 간 해독을 돕는 밀크시슬, 레몬수, 비트 주스를 활용하며, 장 건강을 위해 프리바이오틱스와 프로바이오틱스를 함께 섭취하는 방법이 권장됩니다.

(2) 항암 식이요법

당질 섭취를 줄이고, 항산화 성분이 풍부한 식품을 섭취하여 암세포의 에너지원 공급을 차단하고 염증을 억제해야 합니다. 베리류, 녹색 채소, 강황, 마늘, 브로콜리 같은 식품이 도움이 됩니다. 또한, 저탄수화물 고지방 식단(케톤 식이요법)도 고려할 수 있습니다.

(3) 미네랄 균형 및 효소 활성화

세포 대사와 면역 기능을 최적화하려면 마그네슘, 아연, 셀레늄 같은 미네랄을 충분히 보충하는 것이 중요합니다. 이는 세포 에너지 생산과 항산화 방어를 돕는 핵심입니다.

(4) 심리적 안정 및 스트레스 관리

스트레스는 암세포 성장을 촉진할 수 있기 때문에, 명상, 심호흡, 자연 산책 등을 통해 심리적 안정을 유지하는 것이 필수적입니다.

(5) 온열요법 및 운동

암세포는 고온에 약하므로, 반신욕이나 온천 요법을 병행하면 좋습니다. 가벼운 운동은 림프 순환과 면역력 향상에 직접적인 도움을 줍니다.

현대의학의 3대 암 치료법은 암세포를 제거하는 데 강점을 가지지만, 근본적인 발병 원인이나 신체의 회복 조건을 개선하는 데는 한계가 있습니다. 반면 자연치유는 면역, 해독, 대사, 정신·심리적 요소를 통합적으로 조율하여 몸이 스스로 치유할 수 있도록 돕습니다.

암 치료는 경우에 따라 현대의학적 접근과 자연치유적 접근을 상호보완적으로 병행하여, 단순히 생존하는 것을 넘어 건강하고 의미 있는 삶을 지속할 수 있도록 하는 방향으로 나아가야 합니다.

제6장

자연치유 루틴을 만드는 법

습관이 회복을 완성합니다. 습관이 될 때까지 지속하는 일이
건강을 회복하고 지키는 데 기본입니다.

1.
회복은 지식보다 리듬이 먼저입니다
- 아는 것보다 반복하는 것이 회복입니다.

건강에 대한 정보를 많이 알고 있어도 몸이 회복되지 않는 경우가 많습니다. 그 이유는 단순합니다. 몸은 지식이 아니라, 리듬으로 반응하기 때문입니다. 그동안의 습관이 만든 질병에서 영원히 벗어나려면 건강한 생활 패턴을 지속적으로 유지해 새롭게 습관을 만드는 일이 중요합니다. 나았다고 과거 생활 습관으로 되돌아가면 다시 질환의 길로 들어서게 된다는 사실을 잊지 말아야 합니다.

회복은 한 번의 선택이 아니라, 반복되는 리듬 속에서 세포가 적응하고, 신경계가 진정되며, 에너지가 회복되는 누적 작용입니다. '좋은 영양제'도 제때, 꾸준히, 올바르게 쓰일 때 의미가 있습니다.

2.
자연치유 루틴의 5대 원칙
- 몸을 다시 회복 흐름으로 돌리는 조건 만들기

자연치유 루틴은 단순한 규칙이 아닙니다. 몸이 스스로 회복할 수 있는 환경을 만들어 주는 '생활의 틀'입니다.

첫째, 일정한 생활 리듬이 있어야 합니다.

같은 시간에 자고, 같은 시간에 먹고, 같은 시간에 활동하는 습관은 신경계와 호르몬계의 균형을 잡아 줍니다.

둘째, 몸이 이완할 수 있는 시간이 필요합니다.

긴장을 풀 수 없으면 부교감신경이 켜지지 않고, 소화·면역·해독이 작동하지 않습니다.

셋째, 회복을 방해하는 요소들을 줄여야 합니다.

가공식품, 당류, 과도한 카페인, 스마트폰 과사용, 야식, 수면 부족, 불규칙한 식사는 모두 회복을 방해합니다.

넷째, 회복을 자극하는 요소들이 있어야 합니다.

적당한 햇빛 노출, 심호흡, 가벼운 운동, 숙면, 그리고 영양소 보충이 바로 그것입니다.

다섯째, 무리하지 않고 지속 가능한 방식이어야 합니다.

단기간에 모든 걸 바꾸려 하기보다, 하나씩 익숙해지며 루틴을 쌓아야 '몸의 습관'이 됩니다.

만성질환 뿌리째 뽑기 영양혁명

3.
하루 루틴을 자연치유 흐름으로 바꾸는 방법

- 아침

눈을 뜬 후 10분간 햇빛을 쬡니다. 창가라도 좋습니다.
→ 세로토닌 분비 유도 → 밤에 멜라토닌으로 전환됨

미지근한 물에 미량의 소금이나 레몬즙을 넣어 마십니다.
→ 전해질 보충 + 신진대사 스위치 ON

공복에 마그네슘 또는 비타민 B군을 섭취합니다.
→ 자율신경을 안정시키고 에너지 대사를 돕습니다.

- 오전

단백질, 채소 위주의 아침 식사를 합니다.
예: 삶은 달걀, 연어, 두부, 현미죽, 샐러드, 스무디 등

→ 혈당 안정 → 집중력, 감정 기복 조절

1시간에 한 번은 자세를 바꾸거나 3분간 복식호흡을 합니다.
→ 교감신경에서 부교감신경으로 리셋

• 점심

식사 전 짧게 감사하거나 심호흡을 합니다.
→ 소화 모드 전환(부교감 활성화)

식후 산책 10분은 매우 중요합니다.
→ 인슐린 저항성 예방 + 장 연동 자극

• 오후

집중력이 떨어질 때 오메가3나 테아닌을 섭취합니다.
→ 염증 억제 + 뇌 신경 안정

가볍게 몸을 움직이거나, 15분 낮잠이 도움이 됩니다.
→ 오후 코르티솔 균형 회복

- 저녁

너무 늦은 식사는 피하고, 단백질보다 채소와 섬유질을 늘립니다.
소화 부담이 있는 날엔 소화효소나 글루타민을 함께 복용합니다.
→ 위장 회복, 장 점막 보호

- 취침 전

스마트폰은 최소 30분 전부터 꺼 둡니다.
→ 멜라토닌 분비 방해 방지

따뜻한 족욕이나 복식호흡, 간단한 스트레칭
→ 부교감신경 켜기

잠자기 전 글리신, 트립토판, 마그네슘 복용
→ 깊은 수면 유도 + 회복 유전자 활성화

4.
영양소를 루틴에 통합하는 실제 방법

자연치유 루틴의 핵심은 영양소를 그냥 '먹는 것'이 아니라, 몸의 리듬에 맞춰 '작용하게 하는 것'입니다.

예를 들어:

장 회복을 원한다면 공복에 글루타민, 아연, 비타민 A

독소 배출을 원한다면 아침에 글루타티온, NAC

수면 회복을 원한다면 저녁에 마그네슘, 트립토판, 글리신

에너지 회복을 원한다면 아침에 비타민 B군, 코Q10, 카르니틴

면역 회복을 원한다면 낮 시간대에 비타민 D, 오메가-3, 셀레늄

포인트는 한꺼번에 많은 영양소를 넣지 않고, 하나씩 넣고 몸의 반응을 관찰하는 것입니다. 루틴은 몸과의 대화이며, 그 대화에 민감해질수록 회복 속도도 빨라집니다.

5.
자연치유 관점에서 본 영양소별 생리학적 비중

(1) 자연치유를 위해 가장 먼저 필요한 것은 공기, 즉 산소입니다

산소는 생명 에너지인 ATP를 생산하는 데 없어서는 안 되는 재료로, 세포 내 미토콘드리아에서 최종적으로 전자를 받아 에너지를 만들어 냅니다. 산소 공급이 끊기면 몇 분 안에 세포는 기능을 멈추고 사멸합니다. 따라서 어떤 치유 과정에서도 산소 공급은 가장 우선순위에 놓입니다.

(2) 그다음으로 중요한 것은 물입니다

물은 체내 효소 반응이 일어나는 기본 환경을 제공하며, 영양소와 노폐물의 이동 통로가 되고 체온을 조절하며, 독소 배출 과정을 가능하게 합니다. 수분이 부족하면 혈액이 농축되고, 대사 속도가 느려지며, 독소가 쌓여 치유가 더딜 수밖에 없습니다. 충분한 물 섭취는 모든 자연치유의 기본입니다.

(3) 세 번째로 중요한 것은 단백질입니다

단백질은 신체를 구성하는 기본 물질로, 효소, 항체, 호르몬, 세포막, 근

육, 피부 등을 이루는 데 사용됩니다. 자연치유는 손상된 조직의 복구와 새
로운 세포의 생성 과정을 통해 이뤄지는데, 이 모든 과정의 재료가 단백질
입니다. 단백질이 부족하면 어떤 치유 반응도 온전히 일어날 수 없습니다.

(4) 지질, 즉 지방도 매우 중요합니다

지질은 세포막의 주성분으로서 세포의 구조적 안정성을 유지하고, 세포
간 신호 전달을 매개합니다. 또한 스테로이드 호르몬과 같은 중요한 생리
활성 물질의 원료가 됩니다. 지질은 세포의 방어와 재생을 위한 핵심 요소
이며, 특히 염증 조절과 치유 과정에 필수적입니다.

(5) 당질, 즉 탄수화물은 신속한 에너지 공급을 담당합니다

급성 스트레스나 감염 상황에서는 빠른 에너지원으로 필요하지만, 만성
질환이나 자연치유 과정에서는 과도한 당질 섭취가 인슐린 저항성, 지방
간, 만성 염증을 유발할 수 있습니다. 따라서 당질은 치유 과정에서는 절
제되어야 합니다.

(6) 미네랄은 모든 효소 반응을 활성화시키는 데 필요한 촉매 역할을 합니다

마그네슘, 아연, 칼슘, 셀레늄, 철 등은 각자의 역할이 있으며, 미네랄이
부족하면 아무리 단백질과 비타민이 충분해도 효소가 작동하지 못합니다.
효소계가 돌아가지 않으면 치유도 멈춥니다. 그래서 자연치유를 위해서는
미네랄의 균형이 절대적으로 중요합니다.

(7) 비타민은 효소의 보조인자로 작용하여 생화학 반응이 제대로 이루어지도록 돕습니다

비타민 B군은 에너지 대사와 신경 전달에, 비타민 C는 항산화와 콜라겐 생성에, 비타민 D는 면역 조절에 깊이 관여합니다. 비타민은 직접 에너지를 생산이나 세포를 만들지는 않지만, 없으면 효소계 전체가 마비되기 때문에 치유가 일어날 수 없습니다.

(8) 항산화제는 치유 과정에서 생기는 부산물인 활성산소를 제거하는 데 필수적입니다

자연치유가 활발히 진행될수록 에너지 대사와 독소 배출이 많아지고, 그 결과로 활성산소가 많이 생성됩니다. 항산화제는 이 활성산소를 무력화시켜 세포 손상을 막고 치유 과정을 순조롭게 이어 가는 역할을 합니다. 항산화제가 부족하면 치유 속도가 느려지고, 오히려 조직 손상이 가중될 수 있습니다.

(9) 마지막으로 섬유질은 장내 환경을 개선하고 독소를 흡착하여 배출하는 데 중요한 역할을 합니다

장 건강은 전신 면역력과 직결되어 있으며, 장벽이 무너지면 독소가 혈액으로 넘어가 전신 염증을 유발합니다. 섬유질은 직접적인 에너지 공급원이 되지는 않지만, 장내 미생물에 의해 발효되어 짧은 사슬 지방산을 만들어 내고, 이를 통해 면역력과 대사를 간접적으로 활성화합니다. 따라서 섬유질은 자연치유의 보이지 않는 토대 역할을 합니다.

자연치유는 공기와 물이라는 생명의 기본 토대 위에, 단백질과 지질로 재료를 공급하고, 필요에 따라 당질로 에너지를 보완하며, 미네랄과 비타민으로 효소 시스템을 가동시키고, 항산화제로 세포를 보호하고, 섬유질로 독소를 청소하는 일련의 흐름으로 진행됩니다.

각 요소는 순환 고리처럼 서로 연결되어 있으며, 어느 하나라도 결핍되면 자연치유 과정 전체가 느려지거나 멈출 수 있습니다.

6.
자연치유 5단계 메커니즘

1단계: 에너지 기반 회복(공기 - 물 중심)

자연치유의 첫 단계는 '에너지를 다시 흐르게 하는 것'입니다. 공기, 즉 산소는 세포 내 미토콘드리아에서 에너지를 생산하는 데 필수적입니다. ATP 생산 과정은 효소(산화적 인산화계 효소군) 없이는 절대로 일어날 수 없습니다. 또한 물은 모든 효소 반응이 일어나는 기본 환경입니다. 따라서 첫 번째 단계는 충분한 산소 공급과 적절한 수분 섭취를 통해 세포 내 에너지 생산 효소계를 다시 활성화시키는 것이 목표입니다. 이 기반이 마련되지 않으면 그 어떤 치유 작용도 일어날 수 없습니다.

2단계: 구조 복원과 재생(단백질 - 지질 중심)

두 번째 단계는 '손상된 구조를 복원하고 세포를 재생하는 것'입니다. 단백질은 효소 자체의 재료이며, 근육, 피부, 장기 조직을 이루는 핵심 성분입니다. 지질은 세포막의 주요 구성 요소로, 세포 간 신호 전달과 세포 방어를 담당합니다. 이 단계에서는 단백질 대사 효소와 지질 대사 효소의 활성을 최적화하여 세포 재구성과 조직 복구를 빠르게 진행하는 것이 중요합니다. 자연치유는 단백질과 지질을 통해 세포 구조를 재건하는 과정을 반드시 거칩니다.

3단계: 생화학 반응 활성화(미네랄 중심)

세 번째 단계는 '생화학 반응을 되살리는 것'입니다. 미네랄은 효소 작용의 필수 촉매(cofactor)입니다. 마그네슘, 아연, 칼슘, 셀레늄 같은 미네랄이 충분히 공급되어야만 효소들이 제 기능을 발휘할 수 있습니다. 이 단계에서는 대사, 해독, 면역 등 모든 생명활동의 속도를 결정하는 효소계가 정상 가동되도록 미네랄 밸런스를 회복하는 데 중점을 둡니다. 미네랄이 결핍된 상태에서는 효소 활성화가 불가능하며, 치유도 더딜 수밖에 없습니다.

4단계: 독소 제거와 청소(섬유질 중심)

네 번째 단계는 '몸 안의 쓰레기를 청소하는 것'입니다. 섬유질은 장내 미생물에 의해 발효되어 짧은 사슬 지방산을 만들고, 이는 장벽을 강화하고 전신 면역을 높이는 데 도움을 줍니다. 또한 섬유질은 장내 독소와 담즙산을 흡착하여 배출을 촉진합니다. 이 과정에서도 효소(소화효소, 장내 발효효소)가 핵심적으로 작용합니다. 섬유질 중심의 청소 단계는 신체 내 염증을 줄이고, 해독 경로를 뚫어 줌으로써 자연치유의 속도를 한층 더 높이는 역할을 합니다.

5단계: 활성산소 조절과 복원 모드 유지(항산화 효소 중심)

다섯 번째 단계는 '활성산소를 조절하고 복원 모드를 유지하는 것'입니다. 치유 과정에서는 에너지 대사와 해독이 활발해지면서 필연적으로 활성산소가 많이 발생하게 됩니다. 이때 항산화 효소군(SOD, 글루타티온 퍼옥시다제, 카탈라제 등)이 제대로 작동해야 세포 손상을 최소화하고, 복구가 지속될 수 있습니다. 비타민 C, 비타민 E, 폴리페놀, 셀레늄 등은 항산화 효소를 보조하여 활성산소를 안전하게 제거하는 데 기여합니다. 이 단계까지 완료되면, 몸은 다시 스스로 복원할 수 있는 강력한 회복 모드로 진입하게 됩니다.

자연치유는

첫째, 공기와 물을 통한 에너지 기반 회복,

둘째, 단백질과 지질을 통한 세포 재생,

셋째, 미네랄을 통한 효소 활성화,

넷째, 섬유질을 통한 독소 제거,

다섯째, 항산화 효소를 통한 복원 모드 유지

이 다섯 단계를 순차적으로 밟으며 이루어집니다.

각 단계는 효소를 중심으로 서로 긴밀히 연결되어 있으며, 한 단계라도 약하면 전체 치유 흐름이 끊어질 수 있습니다. 따라서 자연치유를 성공적으로 이끌기 위해서는 이 다섯 가지 메커니즘을 모두 충족시키는 방향으로 접근하는 것이 매우 중요합니다.

7.
루틴은 삶의 일부가 될 때 진짜가 됩니다

루틴은 일회성 프로그램이 아닙니다. 몸이 '회복할 줄 아는 몸'으로 다시 교육되는 과정입니다. 처음에는 낯설고 불편하더라도, 매일 반복하다 보면 몸은 같은 시간에 배가 고프고 같은 시간에 졸리고 같은 시간에 대변을 보고 같은 시간에 이완하려 합니다.

이 리듬이 돌아왔다는 건, 몸이 스스로 회복하려는 본능이 되살아났다는 뜻입니다.

루틴은 가장 강력한 자연치유의 도구입니다. 영양소는 몸을 도와주지만, 루틴은 몸이 스스로 치유하게 만듭니다. 매일의 루틴이 바뀌면, 매일의 몸 상태도 바뀝니다. 작은 반복이 쌓여 오랜 질병도 떠나게 됩니다. 그리고 그 변화의 시작은, 지금 하루 한 가지 루틴을 선택하고 지키는 것입니다.

8.

영양제 선택 가이드와 오해 바로잡기

- 무엇을 먹느냐보다, 어떻게 고르고 쓰느냐가 더 중요합니다.

1) 왜 영양제를 먹어도 효과가 없을까?

- '성분'이 아니라 '조건'이 문제입니다.

많은 사람들이 좋은 영양제를 찾지만, 막상 "먹어도 별로 효과가 없다"는 말을 자주 합니다. 이유는 단순합니다.

영양제의 효과는 '성분'이 아니라 '흡수할 수 있는 몸'이 먼저입니다. 소화력이 떨어져 있거나 몸이 스트레스 상태에 있으면 흡수력이 크게 떨어집니다.

자율신경이 교감신경 우세 상태이면 → 흡수 자체가 어렵습니다.

위산 부족, 장누수, 담즙 장애가 있으면 → 지방·미네랄 흡수율이 낮아집니다.

수면 부족과 혈당 불균형이 심하면 → 흡수보다 소비가 앞섭니다.

결국 회복은 몸의 회복 모드를 먼저 열고 그 위에 영양을 쌓아야 효과가 나타납니다.

2) 흔한 영양제에 대한 5가지 오해

(1) 멀티비타민 하나면 충분하다?

→ 실제로는 용량도 부족하고, 흡수율도 떨어지며, 기능성 회복에는 특정 영양소의 고함량이 필요합니다. 멀티는 유지용이지 회복용이 아닙니다.

(2) 천연이 합성보다 무조건 좋다?

→ 원료보다 중요한 건 활성형(active form) 여부입니다.

예: 활성형 B6(P-5-P), 메틸폴레이트, 메틸코발아민 등 천연이라도 비활성형이면 체내 전환력이 떨어집니다.

(3) 영양제는 간에 부담을 준다?

→ 오히려 간의 해독 기능을 회복시키는 것이 대부분입니다. 해독 효소, 항산화 방어막, 담즙 생성을 도와 오히려 간 해독 부담을 줄여주는 경우가 많습니다.

(4) 증상별로 바로 영양제를 쓰면 된다?

→ 피로에 B12, 우울에 오메가3, 불면에 트립토판…

이런 식의 대증적 접근은 본질적 회복에는 도움이 되지 않습니다. 증상 뒤의 원인 시스템(자율신경, 장, 미토콘드리아)을 먼저 봐야 합니다.

(5) 비싼 게 더 좋은 영양제다?

→ 가격보다 더 중요한 건 제형, 흡수율, 적정 함량입니다.

예: 리포솜형 vs 정제형, 흡수지점(장, 위, 설하), 함량의 실효성 등

3) 좋은 영양제를 고르는 7가지 기준

- 제품보다 먼저 봐야 할 선택 기준

(1) 활성형 원료인지 확인하라

- 비타민 B6은 P-5-P, B9은 메틸폴레이트, B12는 메틸코발아민 추천

(2) 흡수 제형이 적절한가?

- 리포솜형, 액상, 설하 흡수형이 더 유리

(3) 불필요한 첨가물이 적은가?

- 합성 착색료, 경화유, 불필요한 감미료는 배제

(4) 한 알당 함량이 임상적으로 의미가 있는가?

- B6이 1.5mg? → 거의 무의미

(5) 기능성 목적에 맞는 조합인가?

- 예: 글루타티온 + NAC / 코엔자임Q10 + 카르니틴

(6) 유통 경로와 제조사를 확인하라

- 직수입형, 전문 브랜드, 제조 이력 확인

(7) 몸 상태에 따라 단계적으로 접근하라

- 장부터 회복, 간 해독, 미토콘드리아 회복, 호르몬 조절 → 순서가 핵심

4) 영양제 복용 시 가장 많이 하는 실수들

한꺼번에 너무 많은 것을 시작합니다.
→ 반응을 구별할 수 없음. 최소 단위부터 하나씩.

소화가 안 되는 몸에 바로 고용량을 투입합니다.
→ 위산 부족, 췌장 효소 부족, 장누수 환자에게는 부담이 될 수 있음.

효과가 없다고 3~5일 만에 중단합니다.
→ 회복은 최소 3주~12주. 세포의 주기와 대사 변화는 시간의 싸움.

식사와의 궁합을 고려하지 않습니다.
→ 지용성은 식후, 수용성은 공복, 미네랄은 따로 나눠야 흡수율이 상승.

'나한테 맞는 제품'을 찾기 전에 '기본 회복 조건'을 무시합니다.
→ 회복 모드(부교감신경 상태) 없이 어떤 영양소도 작용하지 않음.

5) 회복을 위한 영양제 구성 전략(단계별)

1단계: 회복 기반 만들기
- 마그네슘, B군, 글루타민, 아연, 오메가3
→ 자율신경 안정, 장 회복, 염증 억제

2단계: 대사 회복 + 해독 촉진

- NAC, 글루타티온, 코Q10, 카르니틴, 비타민 C

→ 미토콘드리아, 간 해독, 에너지 생산

3단계: 면역·호르몬 조절

- 비타민 D, 셀레늄, 아연, 테아닌, 트립토판

→ 면역 균형, 수면, 기분 회복

4단계: 장기별 맞춤 영양소로 전환

- 눈, 관절, 뇌, 심장, 폐 등

→ 유효한 고함량+복합 처방으로 집중 관리

영양제는 회복의 도구일 뿐입니다. 몸이 회복할 수 있는 리듬과 조건이 먼저 갖춰져야 비로소 그 도구는 제 역할을 합니다.

좋은 제품을 찾는 것보다 좋은 방향으로 사용하는 것이 더 중요합니다. 복용의 목적은 증상 억제가 아니라, 몸을 다시 회복할 수 있는 상태로 되돌리는 것입니다.

증상치료에서 원인치유로 의료 패러다임 대전환의 초석을 놓는 마음을 한 번 더 다지면서 이 책을 마무리합니다. 고맙습니다.

부록

질환별 영양제로
뿌리째 뽑기

우리 몸은 죽을 때까지 고장 난 세포나 조직을 복원 재생시킬 수 있는 회복 기능을 가지고 있습니다. 이 복원 재생 기능은 오직 천연의 영양소로만 가능합니다.

대표적인 천연 영양소의 집합체가 바로 채소, 해조류와 과일입니다. 천연 영양소가 아닌 병원의 처방 화학 약물로는 고장 난 세포나 조직을 재생시킬 수 없습니다.

그래서 병원에서는 닳아 없어진 연골은 재생시킬 수 없기 때문에 수술을 통해 인공관절을 삽입합니다. 중풍으로 손상된 뇌세포도 마찬가지입니다. 그래서 중풍 후유증으로 걷기가 불편한 상태로 생활하게 됩니다. 중풍으로 손상된 뇌세포도 복원 재생이 가능해 운동신경이 회복될 수 있습니다. 이를 신경가소성이라 합니다. 치매도 마찬가지입니다. 손상된 뇌세포로 단기 기억을 못 하게 되는 치매도 자연치유를 통해 뇌세포를 복원 재생시키면 정상적으로 기억을 회복할 수 있습니다.

이러한 만성퇴행성질환이 병원에서는 회복되지 않는 이유가 바로 영양소가 아니라 화학 약물을 처방하기 때문입니다. 어떠한 천연이 아닌 화학 약물이든 몸에 스트레스로 작용하여 치유작용인 복원재생을 지연시키거나 방해합니다. 또한 화학 약물에는 질환의 원인이 되는 독소를 배출시키는 능력이 없습니다.

우리 몸의 고장 난 조직은 반드시 먼저 독소 배출이 일어난 후에 조직이 복원 재생되고 이어서 기능이 정상화됩니다. 이 과정을 지키지 않는 어떤 회복작용도 한계에 봉착하거나 회복을 지연시킵니다. 줄기세포 치료가 눈에 띄는 효과를 보지 못하는 분야는 바로 이 문제 때문일 수 있습니다. 그리고 이런 복원 재생작용은 화학 약물로는 불가능하다는 사실을 다시 한 번 강조합니다.

질병을 관리하는 일과 건강을 관리하는 일은 엄연히 다릅니다. 만성질환에서 현대의학은 질병을 관리할 뿐입니다. 치료하지 못합니다. 그 이유는 이미 밝혔듯이 영양소가 아니라 화학 약물 위주의 치료 방법의 한계 때문입니다. 신경이나 호르몬, 조직의 복원재생은 오직 영양소로만 가능합니다. 화학 약물은 이 부족한 영양소를 대신할 수 없기 때문에 기능이나 조직이 복원 재생되지 못합니다.

만성퇴행성질환은 대사기능 이상이나 조직의 손상 때문인데, 화학 약물을 투여하면 일시적으로 증상은 완화시킬 수 있지만 기능이나 조직의 복원이 되지 않기 때문에 항상성이 무너지는 문제가 발생합니다. 우리 몸은 항상성을 유지하기 위해 끊임없이 변화 적응하고 있습니다. 그런데 필요한 에너지나 재료가 부족해 빨간 불이 켜진 상태가 지속될 때, 바로 항상성이 무너지면서 증상이 나타나는 것입니다. 항상성을 무너뜨리는 어떤 치료도 몸에는 부담으로 작용합니다.

몸이 가진 질병 예방 및 치유시스템이 바로 자연치유력입니다. 이 자연치유력을 활성화하는 방법은 바로 영양소입니다. 아래의 영양소로 만성질환을 치유시키려면 먼저 독소 배출이 일어나야 합니다. 독소 배출이 일어나고 손상된 조직이 회복되려면 우선 '이완-치유상태'가 만들어져야 합니다. '이완-치유상태'에서 독소 배출과 조직의 복원재생이 활성화됩니다. 이 치유를 위한 독소 배출 과정에서 일시적으로 증상이 심해지거나 간 수치가 상승할 수 있습니다. 이를 호전반응, 또는 명현반응이라 합니다. 이런 반응은 화학 약물을 투여했을 때 나타나는 부작용과는 구분해야 합니다. 영양소를 섭취해 일어나는 불편한 증상은 몸속에 쌓여 있던 독소가 풀려나 배출되는 독소 감소 과정에서 나타나는 증상이고, 처방 약물 투여로 나타나는 증상은 약물의 독성으로 인해 몸속 독소의 증가로 나타나는 현상일 수 있습니다. 독소 배출 과정에서 2차 간 해독 효소인 글루타티온이 부족하면 독소가 일시적으로 증가할 수는 있습니다.

그런데도 병원에서는 이를 모두 부작용으로 간주해 영양소 섭취를 중단시키는 경우가 생깁니다. 이는 잘못된 대처라 할 수 있습니다. 현대의학에는 호전반응이라는 개념이 없기 때문에 두 가지를 구분하지 못합니다. 치유작용이 활성화되려면 먼저 반드시 독소 배출이 이루어져야 합니다. 이 호전반응 과정을 억제시켜서는 어떤 회복도 불가능합니다. 현대의학은 이 치유과정을 배제하고 있습니다.

호전반응에 대한 내용은 제가 쓴 『자기주도 건강관리법』에 상세히 기술되어 있습니다. 영양소의 구체적인 섭취량이나 종류는 개인별로 증상별로 차이가 있으므로 자연치유 전문가와 상의하시기 바랍니다.

만성퇴행성질환에 대한 새로운 길이 병원 밖에 있다는 사실을 꼭 기억하고, 내 몸이 가진 자연치유력에 대한 믿음과 확신을 가지시기 바랍니다. 그러면 건강을 회복할 수 있습니다.

내 몸이 가진 100명의 의사인 자연치유력을 활성화시켜 질환치유를 넘어 건강한 삶을 누리시기 바랍니다.

생각을 바꾸면,
자연치유력을 활성화시켜 건강에 다가갈 수 있습니다.

1. 고혈압을 영양제로 뿌리째 뽑기

- 압력을 낮출 것인가, 흐름을 회복할 것인가

1) 고혈압 치료에 사용되는 약물들

고혈압을 치료할 때 병원에서 흔히 처방되는 약물은 크게 다섯 가지 계열로 나뉩니다. 첫째, 이뇨제는 체내 수분과 나트륨을 배출시켜 혈액량을 줄임으로써 혈압을 낮춥니다. 둘째, 베타차단제는 심장의 박동 수와 박출량을 낮추어 혈압을 떨어뜨립니다. 셋째, 칼슘채널차단제는 혈관의 평활근을 이완시켜 혈관을 넓히는 방식입니다. 넷째, ACE 억제제는 혈관을 수축시키는 안지오텐신Ⅱ 생성 경로를 차단합니다. 다섯째, ARB 계열 약물은 안지오텐신Ⅱ의 수용체 자체를 차단하여 혈관 확장을 유도합니다.

이처럼 약물은 대부분 혈관을 강제로 넓히거나 혈액량을 줄이거나, 심장을 느리게 뛰게 하는 방식으로 '수치상'의 혈압을 낮춥니다.

하지만 중요한 질문이 있습니다. '왜 내 몸은 혈압을 높였을까?' 이 근본적인 원인은 여전히 남아 있는 채로, 겉으로 드러난 수치만 조절하고 있는 것입니다.

2) 약물의 한계와 부작용

고혈압약은 초기에는 큰 부작용 없이 혈압을 조절하는 데 효과를 보일
수 있습니다. 그러나 장기 복용 시 다양한 문제점이 드러납니다. 이뇨제를
오래 복용하면 체내 수분과 함께 칼륨, 마그네슘, 아연과 같은 중요한 미네
랄이 빠져나가고 전해질 균형이 무너집니다. 베타차단제는 무기력, 우울
감, 성기능 저하를 유발할 수 있으며, 칼슘채널차단제는 부종이나 안면홍
조를 유발합니다. 또한 일부 고혈압 약은 신장 기능에 부담을 줄 수 있어
고령자나 당뇨환자에게는 장기적으로 위험 요소가 될 수 있습니다.

무엇보다 중요한 것은 이러한 약물들이 '회복'을 유도하지 못한다는 점
입니다. 증상을 '관리'할 뿐, 고혈압이 생긴 근본적인 생리적 문제를 해결
하지 못합니다.

3) 고혈압의 본질: 혈류의 압박이 아니라 세포의 구조적 경고

고혈압은 단순히 혈액이 너무 많아서 발생하는 병이 아닙니다. 실제로
고혈압은 다음과 같은 복합적인 생리적 변화에서 비롯됩니다.

첫째, 혈관 내피세포의 기능 저하로 인해 산화질소(NO)가 충분히 생성
되지 않으면 혈관은 자연스럽게 수축합니다. 둘째, 미토콘드리아의 기능
저하로 인해 에너지가 부족해지면 심장은 더 세게, 더 자주 뛰게 되어 혈압
이 상승합니다. 셋째, 나트륨 과잉과 칼륨 부족은 세포의 삼투압 불균형을
일으켜 혈압을 높입니다. 넷째, 만성 스트레스는 교감신경을 과항진시켜

아드레날린과 코르티솔 분비를 증가시키고, 이 역시 혈압을 끌어올립니다. 마지막으로, 전신 염증은 혈관의 탄성과 유연성을 감소시키고 동맥경화를 촉진합니다.

이러한 생리적 배경을 이해하면, '고혈압은 압력을 억제해야 할 대상이 아니라, '몸의 회복이 필요하다는 구조적 신호'임을 알 수 있습니다.

4) 고혈압 치료에 효과적인 영양소들

고혈압을 진짜로 치유하기 위해 필요한 것은 '수치 낮추기'가 아니라 '기능 복원'입니다. 이를 위해 필요한 영양소들은 다음과 같은 작용을 합니다.

가장 핵심적인 것은 마그네슘입니다. 마그네슘은 혈관 평활근을 이완시켜 자연스럽게 혈압을 낮추고, 스트레스 반응을 억제하며, 교감신경을 진정시켜 자율신경의 균형을 회복합니다.

또한 칼륨은 나트륨과 균형을 이루어 세포 내외 삼투압을 조절하고, 과도한 나트륨을 체외로 배출시켜 혈압을 안정시킵니다.

코엔자임Q10은 심장 근육 세포의 미토콘드리아에서 ATP 생성을 도와 에너지 대사를 개선하고, 심장 기능이 효율적으로 작동하게 만들어 혈압 조절에 기여합니다.

오메가3 지방산은 혈관 염증을 줄이고, 혈관 내피세포의 기능을 개선해 혈관 유연성을 회복시키는 데 도움이 됩니다.

아르기닌은 산화질소(NO) 생성을 촉진하여 혈관을 확장시켜 혈류 흐름을 원활하게 해 줍니다.

비타민 D는 신장의 레닌-안지오텐신계 조절에 관여하여, 호르몬적 혈압 조절을 안정화시키는 작용을 합니다.

5) 회복을 위한 3단계 전략

첫째, 혈관을 이완시키고 산화질소 생성을 회복해야 합니다. 이를 위해 아르기닌, 시트룰린, 마그네슘을 활용해 혈관이 자연스럽게 열릴 수 있도록 돕습니다.

둘째, 심장의 에너지 대사를 회복해야 합니다. 코엔자임Q10, 비타민 B군, 타우린, 오메가-3 등을 통해 미토콘드리아 기능을 강화하고, 심장이 덜 무리하면서도 효율적으로 작동할 수 있도록 지원합니다.

셋째, 나트륨-칼륨 균형과 자율신경의 회복이 이루어져야 합니다. 칼륨이 풍부한 식단과 함께 비타민 D와 마그네슘을 보충하면 자율신경이 안정되고 몸은 이완 모드로 전환되어 혈압이 자연스럽게 낮아질 수 있습니다.

6) 수치 조절이 아닌 흐름 회복이 필요합니다

몸은 생명을 유지하기 위해 혈압을 높였던 것입니다. 혈압이 높다는 것은 단지 문제가 있는 것이 아니라, 산소와 영양을 충분히 공급할 수 없는 상황에서 몸이 선택한 생존 전략이기도 합니다.

이제 우리는 단순히 수치를 낮추는 것이 아니라, 그 수치를 높일 수밖에 없었던 생리적 조건들을 회복시켜야 합니다. 약은 숫자를 조절합니다. 하지만 영양은 세포를 회복시킵니다. 이제부터는 '혈압을 낮추는 것'이 아닌 '몸의 흐름을 회복하는 것'에 집중해야 합니다.

- 고혈압 치료를 위한 핵심 영양제 요약

마그네슘: 혈관 평활근 이완, 스트레스성 교감신경 진정

코엔자임Q10: 심장 미토콘드리아 에너지 강화, 심박 효율 증가

오메가-3 지방산: 염증 완화, 혈관 내피 기능 개선

아르기닌: 산화질소(NO) 생성 촉진 → 혈관 확장

타우린: 심근 안정화, 심장 리듬과 수축력 조절

비타민 D: 안지오텐신계 억제, 자율신경 안정화

칼륨: 나트륨 배출과 혈압 조절에 필수, 칼륨-나트륨 균형 복원

비타민 B군: 에너지 대사 보조, 혈관·염증 억제, 신경계 안정화

이러한 영양소들은 단독으로도 효과가 있지만, 서로 유기적으로 작용해 고혈압의 근본 원인을 다층적으로 회복시킵니다.

따라서, 압박된 혈관을 부드럽게 풀고, 심장의 부담을 줄이며, 세포의 에너지 흐름을 원활하게 만드는 것, 그것이 바로 영양제로 고혈압을 치료하는 핵심 전략입니다.

2. 당뇨병을 영양제로 뿌리째 뽑기

- 혈당을 낮추는 것이 아니라, 세포가 당을 받아들이게 하십시오.

1) 당뇨병 치료에 주로 사용하는 약물들

당뇨병, 특히 제2형 당뇨는 인슐린이 아예 없는 것이 아니라, 몸이 인슐린에 반응하지 않거나(저항성), 포도당을 세포가 받아들이지 못하는 상태입니다. 하지만 대부분의 치료는 혈당을 인위적으로 낮추는 데 집중합니다.

대표적인 약물로는 다음과 같은 것들이 있습니다.

메트포르민: 간에서 당 생성을 억제하고, 말초 인슐린 감수성 개선

설포닐유레아제 계열: 췌장의 인슐린 분비를 강제로 증가

SGLT2 억제제: 소변으로 당을 배출해 혈당을 낮춤

DPP-4 억제제: 인크레틴 호르몬의 작용을 늘려 인슐린 분비 촉진

GLP-1 유사체: 식욕억제, 인슐린 분비 조절

2) 주 기능과 한계

이들 약물은 대부분 '혈중 포도당 농도'를 낮추는 역할에 충실합니다. 하지만 정작 중요한 것은, '포도당이 혈중에 남아 있는 이유가 무엇인가'입니다. 당은 에너지 공급원입니다. 당이 세포 안으로 들어가 ATP로 전환되어야 하는데, 세포가 당을 받아들이지 못하면 아무리 인슐린을 늘려도 혈당은 떨어지지 않습니다.

게다가 약물은 이러한 대사를 회복시키지 못한 채, 강제로 인슐린을 분비시키거나, 억지로 소변으로 배출하는 방식으로 작동합니다. 결국 췌장을 더 혹사시키거나, 대사 시스템을 더 무기력하게 만들게 됩니다.

3) 당뇨병 약물의 부작용

메트포르민은 장기복용 시 위장장애, 비타민 B12 결핍, 젖산산증 위험이 있습니다. 설포닐유레아는 저혈당 위험과 체중 증가, 췌장 베타세포 고갈을 유발할 수 있습니다. SGLT2 억제제는 요로감염, 탈수, 전해질 불균형 위험을 높이며, GLP-1 유사체는 메스꺼움, 구토 등 위장 부작용이 잦습니다.

무엇보다 약물은 혈당을 낮추지만, 세포가 당을 받아들이게 만드는 회복 작용은 하지 못합니다.

4) 당뇨병의 본질: 혈당이 높은 것이 아니라, 세포가 닫힌 것이다

혈당이 높다는 것은 세포가 당을 받아들이지 못하고 거부하고 있다는 의미입니다.

이는 인슐린 저항성이 생겼거나, 미토콘드리아 기능이 저하됐거나, 염증·산화스트레스·미네랄 결핍 등의 요인이 복합적으로 작용한 결과입니다.

즉, 당뇨병은 '혈당의 문제'가 아니라 '세포의 에너지 회로가 고장 난 문제'입니다. 이를 회복하려면 세포가 다시 당을 받아들이고, ATP로 변환할 수 있도록 돕는 영양소가 반드시 필요합니다.

5) 당뇨병 치료를 위한 핵심 영양소들

당뇨를 진짜로 회복시키기 위해 필요한 영양소는 인슐린 민감도 개선, 당대사 정상화, 세포 내 에너지 복원을 돕는 것들입니다.

가장 핵심은 크롬입니다. 크롬은 인슐린 수용체의 민감도를 높여 세포가 당을 잘 받아들이게 해 줍니다. 크롬이 부족하면 같은 인슐린 농도에도 혈당이 떨어지지 않습니다. 알파리포산은 강력한 항산화제로, 세포 내 당대사 경로를 회복시키고 인슐린 저항성을 개선하는 데 탁월합니다. 또한 글루타티온과 함께 미토콘드리아 기능 회복에도 기여합니다.

마그네슘은 인슐린 작용의 여러 단계에 필수적인 미네랄로, 대부분의 당뇨환자가 결핍되어 있으며, 보충 시 혈당 조절력이 눈에 띄게 개선됩니다.

비타민 B1(벤포티아민), B6, B12, 비오틴 등은 탄수화물 대사를 조절하는 데 핵심 역할을 하며, 특히 말초 신경병증 예방에도 중요합니다.

오메가3 지방산은 세포막 유동성을 높이고 염증을 완화하여 인슐린 감수성을 높이며, 코엔자임Q10은 세포의 에너지 생산(ATP)을 직접적으로 강화시켜 줍니다.

6) 회복을 위한 3단계 전략

1단계: 인슐린 감수성 개선
크롬, 알파리포산, 마그네슘을 중심으로 세포의 반응력을 회복시킵니다.

2단계: 미토콘드리아 회복과 ATP 생산 정상화
코엔자임Q10, 비타민 B군, 글루타티온, 타우린 등을 통해 에너지 회로를 복원합니다.

3단계: 염증 완화와 항산화 균형 회복
오메가3, 셀레늄, 알파리포산, 비타민 E를 통해 만성 염증과 산화스트레스를 조절합니다.

7) 결론: 당이 문제가 아니라, 받아들이지 못하는 세포가 문제다

당뇨병을 치료한다는 것은 혈당을 낮추는 것이 아니라, 세포가 다시 에

   만성질환 뿌리째 뽑기 영양혁명

너지를 받아들이도록 만드는 것입니다. 지금까지의 약물 치료는 당을 강제로 줄이는 데 집중했습니다. 하지만 그 결과, 췌장은 지치고 세포는 여전히 무기력합니다.

이제부터는 당이 흡수되고, 대사가 되고, 에너지로 변환될 수 있는 환경을 만들어야 합니다. 그 해답이 바로 영양소에 있습니다.

- 당뇨병 치료에 핵심적인 영양제 요약

크롬: 인슐린 수용체 민감도 회복

알파리포산: 세포 내 당대사 활성화, 항산화

마그네슘: 인슐린 작용 보조, 대사 효율 증진

코엔자임Q10: 미토콘드리아 기능 강화, 에너지 생성

비타민 B1, B6, B12, 비오틴: 당대사 조절, 신경 보호

오메가-3: 염증 완화, 인슐린 감수성 회복

글루타티온: 항산화, 세포 노화 방지

비타민 D: 대사 조절 호르몬 조율

이러한 영양소는 혈당 수치 자체보다는 "세포가 당을 에너지로 전환할 수 있는 회복 조건"을 만들어 주는 핵심 열쇠입니다. 그래서 당뇨병 치료는 수치를 누르는 것이 아니라 "세포의 문을 다시 열어 주는 것"으로 접근해야 합니다.

3. 고지혈증을 영양제로 뿌리째 뽑기

- 수치를 낮출 것인가, 세포가 지방을 태우게 할 것인가.

1) 고지혈증 치료에 주로 사용되는 약물들

고지혈증은 혈액 속에 총콜레스테롤, 중성지방, LDL 콜레스테롤 수치가 높아지는 상태입니다. 일반적으로는 심혈관 질환 예방이라는 이름 아래 다음과 같은 약물들이 장기적으로 처방됩니다.

스타틴 계열: 간에서 콜레스테롤 합성을 억제

피브레이트 계열: 중성지방 감소, HDL 증가

에제티미브: 장내 콜레스테롤 흡수 억제

오메가-3 고용량 제제: 중성지방 강하 목적

2) 주 기능과 문제점

이들 약물의 공통점은 단순합니다. 혈액 속에 떠다니는 지방 수치를 낮

춘다는 것입니다. 하지만 우리 몸은 콜레스테롤이 필요해서 스스로 만들어 냅니다.

콜레스테롤은 세포막의 주성분이며, 호르몬(에스트로겐, 테스토스테론, 코르티솔 등)의 원료이며, 뇌신경 보호 및 담즙 생산에 필수입니다. 즉, 콜레스테롤 자체는 나쁜 것이 아닙니다. 문제는 그것이 쓰이지 않고 혈관 안에 쌓이는 환경입니다. 이를 단순히 약물로 '수치만 낮추는 것'은 문제의 결과만 지우고 원인은 방치하는 방식입니다.

3) 고지혈증 약물의 부작용

스타틴은 간에서 콜레스테롤 합성을 억제하지만, 코엔자임Q10 합성도 동시에 억제합니다. 그 결과, 피로, 근육통, 기억력 저하, 우울감 등이 나타날 수 있습니다.

피브레이트는 간 효소 이상, 담석, 위장장애를 유발할 수 있고, 에제티미브는 영양 흡수를 방해할 수 있습니다. 이처럼 약물은 혈액 내 수치를 낮출 수는 있지만, 지방이 제대로 대사되지 않는 구조를 회복하지 못합니다.

4) 고지혈증의 본질: 지방이 많은 것이 아니라, 대사가 막힌 것이다

고지혈증은 지방이 많아서 생기는 병이 아닙니다. 실제로 저지방 식단을 해도 고지혈증은 개선되지 않는 경우가 많습니다. 핵심은 지방을 사용하는 능력, 즉 지방을 태워 에너지로 바꾸는 '지질 대사 시스템'이 고장 난 것입니다. 문제가 되는 것은 지방 자체가 아니라, 정체되어 혈관에 떠돌고, 산화되어 염증을 일으키는 비활성 상태의 지방입니다. 이 상태를 방치하면 동맥경화, 뇌졸중, 심장질환으로 이어질 수 있습니다.

따라서 진정한 치료는, 지방이 잘 쓰이고, 잘 배출되며, 산화되지 않는 환경을 만드는 것입니다.

5) 고지혈증 치료에 효과적인 핵심 영양소들

코엔자임Q10은 세포의 미토콘드리아에서 지방을 태워 ATP를 생산하는 데 필수입니다. 스타틴 복용자에게 꼭 필요한 보충제이며, 근육통과 피로 개선에도 탁월합니다.

오메가3 지방산은 염증을 억제하고, LDL 산화를 막아 동맥경화를 예방하며, 중성지방 수치를 자연스럽게 낮추는 작용을 합니다.

폴리코사놀은 천연 콜레스테롤 조절제로, LDL은 낮추고 HDL은 높여주는 균형 조절 효과가 있습니다.

레시틴(포스파티딜콜린)은 지방을 유화시켜 간에서의 배출을 도와주며, 담즙 생성을 촉진해 지방 소화·배설을 촉진합니다.

식이섬유는 장내에서 담즙과 콜레스테롤을 흡착해 배출을 도우며, 혈당 조절과도 밀접하게 연관되어 지질 대사 안정에 기여합니다.

비타민 E, 셀레늄, 알파리포산은 혈중 지방의 산화를 막고, 동맥의 염증과 손상을 줄이는 데 효과적입니다.

만성질환 뿌리째 뽑기 영양혁명

6) 회복을 위한 3단계 전략

1단계: 지방 대사 회로 회복

코엔자임Q10, 비타민 B군, 레시틴으로 간 기능과 미토콘드리아의 지방 처리능력을 복원합니다.

2단계: 지방산 산화 억제와 항염

오메가3, 비타민 E, 셀레늄, 알파리포산을 통해 LDL 산화를 막고 혈관 염증을 안정화합니다.

3단계: 콜레스테롤 배설 및 흡수조절

레시틴, 식이섬유, 폴리코사놀, 프로바이오틱스를 통해 담즙 순환을 개선하고 장내 배출을 유도합니다.

7) 결론: 수치를 낮추는 것이 아니라, 쓰이게 만들어야 한다

고지혈증은 지방이 많아서 생긴 병이 아니라, 그 지방을 '쓸 수 없는 상태'가 되어 생긴 병입니다. 이 상태에서 약물로 수치만 낮추면 간과 세포는 더욱 무기력해지고, 대사는 더욱 억눌리게 됩니다.

이제는 지방을 억제할 것이 아니라, 지방이 에너지로 바뀌고, 쌓이지 않고, 산화되지 않는 건강한 순환 구조를 만들어야 합니다. 그 중심에 있는 것이 바로 영양소 기반의 회복 전략입니다.

- 고지혈증 치료에 핵심적인 영양제 요약

코엔자임Q10: 미토콘드리아에서 지방 연소 촉진

오메가-3 지방산: 중성지방 강하, 염증 억제, LDL 산화 예방

폴리코사놀: LDL 감소 + HDL 증가, 콜레스테롤 균형 조절

레시틴: 지방 유화 및 배출, 담즙 생성 촉진

식이섬유: 담즙 및 콜레스테롤 배출 촉진

비타민 E, 셀레늄, 알파리포산: 항산화, 동맥경화 예방

이 영양소들은 수치를 억지로 낮추는 대신, 지방이 '잘 쓰이고', '잘 빠져나가고', '문제가 되지 않도록 관리되는 환경'을 만들어 줍니다.

그래서 고지혈증의 진짜 해결책은 약이 아닌 '대사의 회복'이며, 그 열쇠는 영양소에 있습니다.

4. 심부전증을 영양제로 뿌리째 뽑기

- 펌프를 억제하지 말고, 에너지로 되살리십시오.

1) 심부전 치료에 흔히 사용하는 약물들

심부전은 심장이 약해져 전신에 혈액을 충분히 보내지 못하는 상태입니다. 이로 인해 피로감, 호흡곤란, 부종, 수면장애, 심지어는 일상생활도 어려워지는 증상이 동반됩니다.

이를 치료하기 위해 병원에서 가장 흔히 처방되는 약물은 다음과 같은 것들입니다.

이뇨제: 혈액량과 부종을 줄여 심장의 부담을 덜어 줍니다. ACE 억제제 또는 ARB: 혈관을 이완시켜 심장이 피를 내보내기 쉽게 합니다.

베타차단제: 심박수를 낮추어 심장의 산소 소비를 줄입니다.

강심제(예: 디곡신): 심장 수축력을 일시적으로 높입니다.

ARNI(안지오텐신-네프릴리신 억제제): 새로운 계열로, 심장 부담을 복합적으로 줄이는 데 사용됩니다.

이들 약물은 공통적으로 "증상 조절"에 중점을 두고, 심장의 기능을 억제하거나 완화하여 에너지 소비를 줄이는 방식으로 작용합니다.

2) 약물의 한계와 부작용

이뇨제는 탈수와 함께 칼륨, 마그네슘 등의 전해질을 빠르게 손실시킵니다. 그 결과 심장이 오히려 불안정해질 수 있으며, 부정맥 위험도 증가합니다.

베타차단제는 심장을 안정시키지만 동시에 무기력, 서맥, 우울증을 유발할 수 있습니다.

강심제는 단기적으로는 수축력을 높이지만, 장기 사용 시 심장의 리듬을 교란하고 중독 위험도 동반합니다.

무엇보다 문제는, 이들 약물이 "심장의 본질적인 회복"에는 아무런 작용을 하지 않는다는 점입니다. 즉, 심장은 여전히 에너지가 부족하고, 세포는 재생되지 않으며, 기능은 점차 쇠퇴해 갑니다.

3) 심부전의 본질: 심장이 고장 난 것이 아니라, 에너지가 고갈된 것이다

심장은 하루 평균 10만 번 수축과 이완을 반복합니다. 그만큼 심장은 미토콘드리아 밀도가 가장 높은 장기이며, ATP라는 에너지가 끊임없이 공급되어야 합니다.

심부전은 흔히 심장이 약해졌다고 표현되지만, 실제로는 심장세포의 에너지 생산 시스템이 고갈된 상태입니다. 에너지가 떨어지면 수축력은 줄고, 박동은 불규칙해지고, 혈류는 멈칫거리기 시작합니다.

이때 필요한 것은 더 많은 약물이 아니라, 에너지 회로를 복원하고 미토콘드리아 기능을 되살리는 생화학적 재건입니다. 그리고 이 재건은 오직 영양소만이 할 수 있습니다.

4) 심부전 회복에 핵심적인 영양소들

가장 핵심이 되는 영양소는 코엔자임Q10입니다. 코엔자임Q10은 미토콘드리아 내에서 ATP를 생성하는 전자전달계에 직접 참여합니다. 연구에 따르면 심부전 환자의 심장 조직에서는 CoQ10 농도가 매우 낮으며, 보충 시 수축력과 운동능력, 피로도에 뚜렷한 개선이 보고됩니다.

스타틴 계열 약물을 복용하고 있다면, CoQ10 합성이 억제되기 때문에 반드시 함께 보충해야 합니다.

타우린은 심장 근육의 안정성과 수축-이완 밸런스를 조절하며, 칼슘 이동을 안정시켜 부정맥 예방과 심장 리듬 조절에 중요한 역할을 합니다.

마그네슘은 심장세포의 전기적 안정성을 유지하고, 과도한 교감신경 자극을 억제하여 심장에 가해지는 스트레스를 줄여 줍니다. 또한 부정맥 예방과 고혈압 개선에도 효과적입니다.

카르니틴은 지방산을 미토콘드리아로 운반하여 ATP로 전환시키는 데 꼭 필요한 영양소입니다. 심장은 지방산을 주요 연료로 사용하기 때문에, 카르니틴 보충은 심장의 에너지 효율을 직접적으로 개선해 줍니다.

비타민 B1(벤포티아민)은 당 대사의 핵심 조효소로, ATP 생산 과정에서 탄수화물을 에너지로 전환하는 데 필수입니다. 당뇨성 심부전이나 대사성 심부전에는 특히 중요합니다.

D-리보스는 ATP의 구성요소인 퓨린 합성을 촉진하여 고갈된 심장세포의 에너지 재료를 보충하는 데 도움이 됩니다.

5) 회복을 위한 3단계 전략

첫째, 심장세포의 에너지 회로를 되살려야 합니다.

코엔자임Q10, 비타민 B1, D-리보스를 통해 ATP 생산 기반을 복원합니다.

둘째, 심장 리듬과 수축 기능을 안정화시켜야 합니다.

타우린, 마그네슘, 오메가3를 활용해 교감신경 항진을 진정시키고 심장의 전기적 균형을 회복합니다.

셋째, 심장의 연료 대사를 최적화해야 합니다.

카르니틴과 B군 비타민, 미량 미네랄을 통해 지방산 연소 경로를 활성화시킵니다.

이 세 단계가 함께 작동할 때, 심장은 단순한 증상 관리가 아닌 기능적 회복을 시작할 수 있습니다.

6) 결론: 심장은 기계가 아니라, 에너지로 살아 움직이는 생명체다

약물은 심장을 '쉬게' 하거나 '억제'하는 데 집중합니다. 하지만 심장은 쉬는 것이 아니라, 다시 뛸 수 있도록 회복해야 합니다. 이 회복은 약물이 아닌, 세포 내 에너지 회로를 되살리는 영양소의 보충으로만 가능합니다.

ATP가 생성되고, 미토콘드리아가 되살아나며, 신경과 전해질 균형이 회복될 때 심장은 다시 생명을 뿜어내는 자연 펌프의 리듬을 되찾을 수 있습니다.

- 심부전 회복에 핵심적인 영양제 요약

코엔자임Q10: ATP 생산 촉진, 심장 수축력 회복

타우린: 심장 리듬 안정화, 칼슘 대사 조절

마그네슘: 전기적 안정성 유지, 부정맥 예방

카르니틴: 지방 대사 촉진, 심장 연료 공급

비타민 B1(벤포티아민): 당 대사 회복, 에너지 회로 활성화

D-리보스: ATP 구성성분 보충

오메가-3: 염증 완화, 심혈관 보호

이 영양소들은 함께 작용하여 증상을 누르는 것이 아니라, 심장을 회복시키고 되살리는 역할을 합니다.

5. 협심증을 영양제로 뿌리째 뽑기

- 혈관을 억지로 열 것이 아니라, 스스로 열리게 하십시오.

1) 협심증 치료에 사용되는 약물들

협심증은 심장 근육(심근)에 일시적으로 산소가 부족해지며 흉통이 발생하는 상태입니다. 주된 원인은 관상동맥의 수축, 혈관 내피 손상, 또는 동맥경화에 의한 혈류 장애입니다.

병원에서는 다음과 같은 약물이 일반적으로 처방됩니다.

질산제(니트로글리세린 등): 혈관 확장 → 혈류 증가

칼슘채널차단제: 혈관 평활근 이완

베타차단제: 심박수 감소, 심장 부담 줄이기

항혈소판제(아스피린 등): 혈전 예방

스타틴: 동맥경화 예방용 콜레스테롤 조절

이들 약물은 대부분 "혈관을 넓히고, 심장 부담을 줄여 일시적인 혈류 개선"에 초점을 맞춥니다. 그러나 심장세포의 대사 회복이나, 혈관이 스스로 열릴 수 있는 구조적 개선에는 영향을 주지 못합니다.

2) 약물의 한계와 부작용

질산제나 칼슘채널차단제는 혈관을 강제로 확장시킵니다. 그러나 장기 사용 시 내성이 생기고, 반동성 혈관 수축이 나타나기도 합니다.

베타차단제는 심박수를 억제하지만, 피로감과 무기력, 호흡곤란을 동반할 수 있습니다.

항혈소판제나 스타틴은 혈전 예방과 LDL 조절에 도움이 되지만, 소화장애, 근육통, 간 기능 저하 등 다양한 부작용이 보고됩니다. 무엇보다 중요한 한계는, 이 약들이 혈관을 "회복"시키지 못한다는 점입니다.

3) 협심증의 본질: 혈관이 좁은 것이 아니라, 회복 능력이 무너진 것이다

협심증은 단지 혈관이 좁아서 발생하는 것이 아닙니다. 근본 원인은 다음과 같습니다.

산화질소(NO) 생성 부족 → 혈관이 스스로 확장하지 못함

혈관 내피세포의 손상 → 혈류의 흐름이 매끄럽지 못함

동맥경화에 의한 유연성 상실

미토콘드리아 기능 저하 → 심장세포의 ATP 생성 감소

만성 염증과 산화스트레스 → 혈관 손상 가속화

즉, 협심증은 "심장 자체가 피를 덜 받는 상태"일 뿐 아니라, 혈관의 탄성, 흐름, 에너지, 재생 능력이 함께 무너진 상태입니다.

따라서 약물로만 증상을 누르기보다는, 혈관이 다시 유연해지고, 심장이 스스로 산소를 잘 쓰게 만드는 회복 전략이 필요합니다.

4) 협심증 개선을 위한 핵심 영양소들

아르기닌은 대표적인 혈관 확장 유도 아미노산입니다. 체내에서 산화질소(NO)를 생성하여 혈관 내피를 이완시키고, 혈류를 자연스럽게 증가시킵니다.

코엔자임Q10은 미토콘드리아에서 ATP 생성을 돕는 핵심 영양소로, 심근세포의 에너지를 보충하여 수축력과 산소 이용 효율을 향상시킵니다.

마그네슘은 혈관 평활근 이완과 교감신경 진정 작용을 통해, 스트레스성 협심증을 완화하고, 심장 리듬 안정에 기여합니다.

오메가3 지방산은 혈액 점도 개선, 항염 작용, LDL 산화 억제 효과로 혈관을 유연하게 만들고, 혈류 개선에 큰 도움을 줍니다.

타우린은 심장 근육을 안정시키고, 세포막 전해질 밸런스를 유지하며, 혈압과 심장 리듬을 동시에 조절해 심장 부담을 줄입니다.

폴리코사놀은 천연 LDL 조절 성분으로, 혈중 지방 밸런스를 맞추고 동맥경화 진행을 늦추는 데 기여합니다.

비타민 E, 셀레늄, 알파리포산은 혈관 내피를 보호하고 산화된 LDL로부터 혈관을 지키는 항산화 3총사입니다.

5) 회복을 위한 3단계 전략

1단계: 혈관 확장과 내피 회복

아르기닌, 시트룰린, 마그네슘을 중심으로 산화질소(NO) 생성과 혈관 유연성을 회복합니다.

2단계: 심장세포 에너지 보충

코엔자임Q10, 타우린, 비타민 B1(벤포티아민)을 활용해 미토콘드리아 기능을 회복하고 산소 사용 효율을 높입니다.

3단계: 혈류 흐름과 염증 제어

오메가3, 비타민 E, 폴리코사놀, 알파리포산 등으로 혈액 점도를 낮추고, 혈관 내 염증과 산화손상을 차단합니다.

6) 억지로 넓히지 말고, 스스로 열리게 하라

협심증은 단순히 "막혔다"가 아니라, 혈관이 제 기능을 하지 못하는 상태입니다. 이 문제를 약물로만 해결하려 하면, 더 많은 약, 더 많은 억제, 더 많은 부작용이라는 악순환이 반복됩니다.

이제는 증상이 아니라 기능을 회복하는 전략이 필요합니다. 혈관은 살아 있는 조직입니다. 혈관이 스스로 유연해지고, 열릴 수 있는 환경을 만들어야 합니다. 그리고 그 환경은 약이 아니라, 영양소와 대사를 회복시키는 힘에서 시작됩니다.

- 협심증 회복에 핵심적인 영양제 요약

아르기닌: 산화질소 생성 → 혈관 이완

코엔자임Q10: 심근세포 ATP 생성 → 에너지 회복

마그네슘: 혈관 이완, 자율신경 안정, 리듬 조절

오메가-3 지방산: 혈액 순환 개선, 염증 완화

타우린: 심장 안정, 칼슘 밸런스, 수축력 조절

폴리코사놀: LDL 조절, 동맥경화 억제

비타민 E, 셀레늄, 알파리포산: 혈관 산화스트레스 차단

이 영양소들은 단순히 혈관을 넓히는 것이 아니라, 혈관을 살아 있는 조직으로 되살리는 데 기여합니다. 그렇기에 협심증의 회복은 영양으로 가능하고, 영양으로만 진짜로 회복될 수 있습니다.

6. 뇌졸중 후유증을 영양제로 뿌리째 뽑기

- 손상된 뇌는 다시 회복될 수 있습니다, 조건만 맞춰진다면.

1) 뇌졸중이란 무엇인가요?

뇌졸중은 뇌혈관의 폐쇄 또는 출혈로 인해 뇌 조직에 혈류와 산소 공급이 차단되면서 발생하는 급성 뇌 손상입니다.

허혈성 뇌졸중: 혈관이 막힌 경우(혈전, 색전 등)
출혈성 뇌졸중: 혈관이 터진 경우(고혈압성 출혈 등)

회복 이후에도 다음과 같은 후유증이 흔히 남을 수 있습니다:
편측마비, 언어장애, 인지저하, 보행 불균형, 감각 이상, 우울증, 피로, 감정 기복

2) 일반 치료의 작용기전과 한계

① 항응고제, 항혈소판제

→ 혈전 재발 방지를 위한 치료입니다.

※ 하지만 뇌세포 회복에는 직접적인 작용을 하지 않습니다.

② 혈압·혈당·지질 조절제

→ 위험 인자 관리를 위한 약물입니다.

※ 후유증 회복을 위한 목적보다는 관리에 초점이 맞추어져 있습니다.

③ 물리치료·재활치료

→ 기능 회복을 지원합니다.

※ 그러나 신경세포 재생을 위한 내적 조건은 보완되지 않습니다.

결국, 진짜 회복은 세포 회복을 위한 조건을 다시 만들어 주는 것에서 시작됩니다.

3) 뇌졸중 후유증의 자연치유적 원인

뇌세포 산화스트레스 및 미토콘드리아 기능 저하

신경 염증 지속 → 회복 지연 및 2차 손상 유발

혈류 부족 → 산소 및 영양 공급 감소

글루타티온 고갈 → 해독력 저하 및 뇌독소 축적

비타민 및 미네랄 결핍 → 신경 전달 및 재생 지연

장-뇌 축 붕괴 → 감정 장애 및 회복력 저하

4) 회복을 위한 핵심 영양소

코엔자임Q10

→ 뇌세포 미토콘드리아의 ATP 생성 강화 → 뇌 에너지 회복, 피로 개선

NAC/글루타티온

→ 뇌세포의 산화스트레스 제거 및 해독력 강화 → 2차 손상 예방

오메가-3(EPA/DHA)

→ 뇌세포막 유연성 유지, 염증 억제 → 신경 가소성 촉진

비타민 B군(B1, B6, B12, 엽산)

→ 신경전달물질 합성, 신경세포 재생 → 말초신경 감각 이상 회복에 필수

마그네슘

→ NMDA 수용체 억제를 통해 신경 흥분 완화 → 근육 경직 완화, 신경
  안정

비타민 D

→ 신경성장인자 조절, 면역 균형 유지 → 회복기 우울증 개선에 도움

L-카르니틴

→ 지방산의 에너지화 → 뇌 및 근육 피로 개선

은행잎 추출물(Ginkgo Biloba)

→ 뇌혈류 개선, 산소 공급 증가 → 인지 기능 회복 지원

아세틸-L-카르니틴(ALCAR)

→ 신경세포 회복, 기억력 및 주의력 향상

테아닌, 아슈와간다

→ 스트레스 조절, 자율신경 안정화 → 회복기 정서 안정에 도움

5) 회복을 위한 3단계 전략

1단계: 뇌세포 보호 및 산화 억제

NAC, 글루타티온, 오메가3, 비타민 E를 활용하여 산화 손상을 억제하고 2차 뇌 손상을 예방합니다.

2단계: 신경 재생 및 에너지 대사 회복

코엔자임Q10, 비타민 B군, L-카르니틴, 비타민 D를 활용하여 신경전달 회복 및 ATP 생성 증가, 뇌 피로 회복을 유도합니다.

3단계: 혈류 개선 및 감정 조절

은행잎 추출물, 테아닌, 마그네슘, 아슈와간다를 통해 혈류를 개선하고 자율신경을 안정시켜 집중력과 회복력을 높입니다.

6) 뇌는 손상되었지만, 포기하지 않았습니다

뇌는 재생이 어렵지만, 회복 조건만 갖추어지면 다시 연결되려는 놀라운 능력을 가지고 있습니다.

그 조건이란 다음과 같습니다:

세포 에너지 공급

산화스트레스 제거

혈류 및 신경전달 회복

적절한 영양소 공급

약물은 유지에 가깝고, 회복은 영양에서 시작됩니다.

- 뇌졸중 후유증 회복을 위한 핵심 영양소 요약

코엔자임Q10: ATP 생성, 뇌 피로 회복

NAC/글루타티온: 해독, 산화 억제

오메가-3: 뇌세포막 보호, 염증 억제

비타민 B1/B6/B12/엽산: 신경 재생, 말초신경 회복

마그네슘: 신경 안정, 근육 이완

비타민 D: 뇌 면역 및 신경 조절

은행잎 추출물: 뇌혈류 증가, 인지 회복

L-카르니틴/ALCAR: 뇌세포 에너지 강화

테아닌, 아슈와간다: 자율신경 조절, 스트레스 완화

뇌는 환경이 바뀌면 기능을 되찾습니다. 그 환경의 핵심은 바로 '영양'입니다.

7. 치매를 영양제로 뿌리째 뽑기

- 잃어버린 기억을 되찾기 위해 세포부터 되살려야 합니다.

1) 치매 치료에 흔히 사용되는 약물들

치매, 특히 알츠하이머병은 기억력, 판단력, 인지기능이 점차 저하되는 퇴행성 신경질환입니다. 주로 사용하는 약물은 다음과 같습니다.

콜린에스터레이스 억제제: 아세틸콜린 분해 억제 → 일시적 기억력 유지

NMDA 수용체 길항제: 글루탐산 독성 억제

항정신병제/항우울제: 불안, 공격성, 우울 증상 보조 조절

이들 약물은 대부분 진행을 늦추거나, 증상을 완화하기 위한 것이며, 뇌세포를 복원하거나 질병 자체를 치유하지는 못합니다.

2) 약물의 한계와 부작용

치매 약물의 효과는 제한적입니다. 대부분 복용 6개월~1년 내에 약효

감소, 장기 복용 시 위장 장애, 서맥, 어지러움, 수면장애, 환각 등 부작용이 나타납니다. 무엇보다 문제는, 신경세포 손상이라는 근본 원인을 해결하지 못하고 단지 아세틸콜린 수치를 높이거나 신경전달 균형만 조절하는 표면적 치료에 머문다는 점입니다.

3) 치매의 본질: 단순한 노화가 아니라, 세포의 기능 고장이다

알츠하이머형 치매는 단순한 노화의 결과가 아닙니다. 실제로 치매 환자 대부분은 다음과 같은 특징을 보입니다.

뇌세포 내 미토콘드리아 기능 저하 → 에너지 생산 감소

베타아밀로이드·타우 단백질 축적 → 신경 독성 및 연결 장애

산화스트레스와 만성 염증 → 시냅스 파괴

아세틸콜린 합성 저하 → 기억력·학습 능력 감소

혈관성 문제 → 산소와 영양 전달 장애

즉, 치매는 단순한 기억력 감퇴가 아니라 세포에 에너지가 고갈되고, 독소가 쌓이고, 염증이 조절되지 않는 복합 대사 장애입니다. 이러한 상태를 약물로만 조절하려 해서는 회복이 불가능합니다. 세포와 대사, 회로를 복원해야만 실질적 치유가 시작됩니다.

4) 치매 회복을 위한 핵심 영양소들

포스파티딜세린(PS)은 뇌세포막의 주성분으로, 신경세포의 유연성과 시냅스 연결을 유지해 기억력과 인지기능을 보존합니다.

오메가-3 지방산(DHA)은 뇌세포막을 구성하며, 신경 전달 속도와 유연성을 높이고, 염증과 산화스트레스를 억제합니다.

콜린은 아세틸콜린 합성에 필요한 핵심 영양소로, 집중력, 언어, 학습 능력 회복에 기여합니다.

비타민 B군(B1, B6, B12, 엽산)은 호모시스테인 대사를 통해 뇌혈관 손상을 막고, 신경전달물질의 대사와 뇌신경 안정화에 기여합니다.

코엔자임Q10은 미토콘드리아 ATP 생산을 촉진해 세포의 에너지 부족 상태를 직접 회복합니다.

마그네슘은 신경세포의 흥분을 조절하고, NMDA 수용체 과활성 억제를 통해 신경세포 보호에 효과적입니다.

알파리포산, 셀레늄, 비타민 C·E 등은 뇌세포의 산화 손상을 막고 염증을 완화하는 데 중요한 역할을 합니다.

5) 회복을 위한 3단계 전략

1단계: 뇌세포막과 시냅스 회복
포스파티딜세린, DHA, 콜린을 중심으로 신경세포의 구조적 재건을 시작합니다.

2단계: 신경전달물질 회로 복원

비타민 B군, 마그네슘, 아세틸-L-카르니틴을 통해 아세틸콜린, 세로토닌, 도파민 대사를 활성화합니다.

3단계: 미토콘드리아 활성과 항산화 방어

코엔자임Q10, 알파리포산, 비타민 E, 셀레늄을 통해 세포 에너지 생산과 신경세포 보호를 동시에 강화합니다.

6) 기억은 '기억세포'가 아니라 '회복조건'에 달려 있습니다

기억을 되살리는 열쇠는 단순히 뇌를 자극하거나 약을 먹는 것이 아닙니다. 세포막이 건강해야 하고, 에너지가 있어야 하며, 시냅스가 살아 있어야 기억은 다시 떠오를 수 있습니다. 그 조건은 약으로 만들 수 없습니다. 영양소, 대사 회복, 세포 복원이라는 생리적 언어만이 이 기능을 되살릴 수 있습니다.

- 치매 회복에 핵심적인 영양제 요약

포스파티딜세린(PS): 시냅스 재생, 기억력·집중력 회복

오메가-3(DHA 중심): 뇌세포막 복원, 염증 억제

콜린: 아세틸콜린 생성, 언어·학습능력 개선

비타민 B1, B6, B12, 엽산: 신경 보호, 호모시스테인 제거

코엔자임Q10: ATP 생산, 미토콘드리아 활성화

마그네슘: 신경세포 안정화, 수용체 과활성 억제

알파리포산, 셀레늄, 비타민 C·E: 항산화, 염증 완화

이 영양소들은 망가진 기억의 회로를 재건하고, 신경세포를 되살리는 실질적 회복의 도구입니다.

8. 파킨슨병을 영양제로 뿌리째 뽑기

- 도파민을 억지로 채울 것이 아니라, 세포를 되살리십시오.

1) 파킨슨병 치료에 흔히 사용되는 약물들

파킨슨병은 중뇌의 흑질 부위에 위치한 도파민 신경세포가 점차 파괴되는 신경퇴행성 질환입니다. 대표 증상은 떨림, 경직, 느린 움직임, 자세 불안정이며, 진행되면 우울, 인지 저하, 수면장애, 소화장애까지 동반됩니다.

주요 약물은 다음과 같습니다.

레보도파(L-DOPA): 도파민 전구체 보충

도파민 작용제: 수용체 직접 자극

MAO-B 억제제: 도파민 분해 억제

COMT 억제제: L-DOPA 대사 억제 → 혈중 농도 유지

항콜린제: 떨림 억제

항우울제, 수면제 등 증상별 약물

이 약물들은 대부분 도파민을 인위적으로 채우거나, 분해를 억제하는 방식으로 증상을 조절합니다. 그러나 신경세포의 퇴행 자체를 멈추거나 복원하지는 못합니다.

2) 약물의 한계와 부작용

레보도파는 복용 초기에는 효과가 뛰어나지만, 시간이 지나면 내성이 생기고, 투여 간 진폭(ON-OFF 현상)이 커집니다. 이로 인해 근육 떨림, 경직, 환각, 섬망, 충동조절 장애 같은 부작용이 발생할 수 있습니다. 장기 복용 시 오히려 도파민 생성과 반응성이 떨어지고, 약물 의존적 악순환이 일어납니다.

중요한 사실은, 이 모든 약물은 "도파민을 늘리는 기술"일 뿐, 신경세포를 회복시키거나 손상을 막는 데에는 무기력하다는 점입니다.

3) 파킨슨병의 본질: 도파민 결핍이 아니라, 도파민 세포의 파괴다

파킨슨병은 단순한 도파민 부족증이 아닙니다. 실제 문제는 도파민을 만드는 신경세포(흑질의 뉴런)가 죽어 가고 있다는 것입니다.

그 원인은 다음과 같습니다.

미토콘드리아 기능 저하 → ATP 생성 감소

산화스트레스 증가 → 도파민 뉴런 손상

글루타티온 고갈 → 독성 제거 능력 저하

만성 염증 → 신경세포 염증성 파괴

중금속(특히 망간, 알루미늄) 축적

비타민 B6, 마그네슘, 티로신 등의 부족 → 도파민 대사 방해

따라서 단순히 도파민을 보충하는 것으로는 신경세포의 소멸을 막을 수 없습니다. 세포를 살리고, 대사를 복원해야만 진짜 회복이 시작됩니다.

4) 파킨슨병 회복을 위한 핵심 영양소들

N-아세틸 시스테인(NAC)은 글루타티온 생성을 촉진하여 신경세포를 독성으로부터 보호하고, 염증과 산화스트레스를 줄입니다.

코엔자임Q10은 미토콘드리아 내 ATP 생성에 관여하여 신경세포의 에너지 회복과 생존에 필수적입니다.

비타민 B6, B12, 엽산은 호모시스테인 독성 제거와 도파민 대사에 꼭 필요한 조효소입니다.

L-티로신은 도파민의 직접 전구체로, 식사와 스트레스 등으로 고갈된 상태를 보충할 수 있습니다. 단, 레보도파 복용 환자는 섭취 시기 조절이 필요합니다.

마그네슘은 NMDA 수용체 억제 작용을 통해 신경세포의 과흥분 상태를

진정시키고, 신경안정과 근육 조절을 돕습니다.

비타민 D는 면역 조절과 신경세포 수용체의 민감도 유지에 관여하며, 파킨슨병 환자에서 결핍률이 매우 높습니다.

오메가3 지방산은 염증 억제, 세포막 안정화, 뇌신경세포의 기능적 통합에 기여합니다.

셀레늄, 알파리포산, 비타민 E는 산화 손상을 차단하고, 도파민 뉴런 보호에 중요한 항산화 작용을 합니다.

5) 회복을 위한 3단계 전략

1단계: 산화스트레스 제거와 글루타티온 회복

NAC, 셀레늄, 알파리포산, 비타민 E를 통해 신경독성 환경을 정리하고, 뉴런 생존 조건을 마련합니다.

2단계: 미토콘드리아 에너지 회복

코엔자임Q10, 마그네슘, 비타민 B1, B6를 활용해 도파민 세포의 ATP 생산과 생명력을 유지시킵니다.

3단계: 도파민 대사와 신경전달 회로 복원

L-티로신, 비타민 B6, B12, 엽산을 통해 도파민 생산 경로를 지원하고, 신경전달 균형을 회복합니다.

6) 도파민을 주입하지 말고, 도파민 세포를 회복시켜야 합니다

파킨슨병의 치료는 단순한 증상 억제가 아니라, 도파민 신경세포가 살아남을 수 있는 환경을 되찾는 것이어야 합니다.

그 환경이란 곧 산화스트레스가 줄어들고, 에너지가 충분히 공급되며, 염증이 조절되고, 뇌 내 대사 흐름이 회복되는 상태입니다.

이러한 회복은 약이 아니라, 세포 기능을 살리는 영양소를 통해 가능합니다.

- 파킨슨병 회복에 핵심적인 영양제 요약

NAC(N-아세틸 시스테인): 글루타티온 생성, 해독 및 보호

코엔자임Q10: ATP 생성, 신경세포 에너지 보충

비타민 B6, B12, 엽산: 도파민 대사, 신경 보호

L-티로신: 도파민 전구체 공급

마그네슘: 신경 안정, 근육 조절, 수용체 보호

비타민 D: 면역 조절, 신경 수용체 안정화

오메가-3 지방산: 세포막 안정화, 염증 완화

셀레늄, 알파리포산, 비타민 E: 항산화, 뉴런 보호

이 모든 영양소는 파괴된 도파민 회로를 되살리고, 파킨슨병의 진행을 늦추며, 기능적 삶을 회복하는 데 실질적인 기여를 합니다.

9. 우울증을 영양제로 뿌리째 뽑기

- 감정이 문제가 아니라, 대사가 무너진 것입니다.

1) 우울증 치료에 흔히 사용되는 약물들

우울증은 단순한 기분 저하가 아니라, 의욕 상실, 수면장애, 식욕변화, 자기비난, 피로, 자살 충동까지 수반하는 복합 정신·신경 질환입니다.

현대의학에서 우울증 치료는 주로 다음과 같은 약물에 의존합니다.

SSRI(선택적 세로토닌 재흡수 억제제): 세로토닌 농도 증가

SNRI: 세로토닌 + 노르에피네프린 재흡수 억제

삼환계 항우울제, MAO 억제제: 고전적 항우울제

항불안제, 수면제, 항정신병제: 보조적 조절용

이들 약물은 신경전달물질 농도를 조절해 일시적으로 증상을 개선할 수 있지만, 전달물질을 만드는 능력 자체를 회복시키지는 못합니다.

2) 약물의 한계와 부작용

항우울제는 효과가 나타나기까지 수주가 걸리고, 장기 복용 시 의존성, 감정 둔화, 성욕 저하, 체중 증가, 수면장애, 인지 저하 등의 부작용이 흔합니다. 중단 시 금단 증상(불면, 불안, 떨림, 감정 기복 등)도 보고되며, 기분을 조절하는 신경 회로 자체는 약물에 의존하게 되는 경향이 있습니다.

근본적인 문제는, 약물이 "세로토닌이나 도파민을 만들어 내는 능력"을 회복시키는 못한다는 점입니다. 기분은 뇌 속 생화학의 결과이며, 이 생화학을 회복시키는 열쇠는 바로 영양소입니다.

3) 우울증의 본질: 감정의 문제가 아니라, 신경대사의 고장이다

많은 사람들은 우울증을 "심리적 문제"로만 생각합니다. 하지만 실제로 우울증은 다음과 같은 생리적·대사적 붕괴가 중심 원인입니다.

세로토닌, 도파민, 노르에피네프린 등 신경전달물질의 결핍

장내 미생물 불균형 → 트립토판 대사 저하

만성 염증과 뇌 염증 → 시냅스 손상

비타민 B군, 마그네슘, 아연 결핍 → 전달물질 합성 불가

코르티솔 과잉 → 뇌신경 세포 수축 및 위축

미토콘드리아 기능 저하 → 뇌에너지 부족

이 모든 문제는 약으로 "덮을 수"는 있지만, 회복은 오직 영양소를 통한 대사 복원으로만 가능합니다.

4) 우울증 회복에 핵심적인 영양소들

트립토판은 세로토닌의 직접 전구체로, 비타민 B6, 마그네슘과 함께 섭취해야 세로토닌 합성 경로를 정상적으로 작동시킵니다.

비타민 B6, B12, 엽산은 신경전달물질 대사의 핵심 조효소로, 호모시스테인 독성 제거와 뇌 신경계 안정에 필수입니다.

마그네슘은 GABA 활성화, NMDA 수용체 조절, 스트레스 반응 완화에 필수적이며, '천연 진정제'라 불릴 만큼 효과가 큽니다.

아연은 감정 조절과 도파민 수용체 민감도 유지에 필수적이며, 결핍 시 우울감, 불안, 무기력 증상이 악화됩니다.

오메가-3 지방산(특히 EPA 중심)은 뇌 염증을 억제하고, 세로토닌 수용체 기능을 강화하며, 항우울 효과가 SSRI와 동등하다는 연구도 다수 존재합니다.

비타민 D는 신경성 면역 조절과 뇌 수용체 감수성 조절에 관여하며, 결핍 시 우울 위험이 증가합니다.

코엔자임Q10은 뇌세포의 미토콘드리아 에너지 회복에 중요하며, 만성 피로, 무기력, 인지기능 저하 증상 개선에 효과적입니다.

5) 회복을 위한 3단계 전략

1단계: 신경전달물질 생성 회복

트립토판, 비타민 B6, 마그네슘, 아연 등을 통해 세로토닌·도파민의 생합성 경로를 복원합니다.

2단계: 뇌 염증 완화와 수용체 기능 개선

오메가3, 비타민 D, 항산화제(비타민 C·E, 셀레늄)를 통해 시냅스의 염증을 억제하고 수용체 감수성을 회복시킵니다.

3단계: 에너지 재생과 스트레스 회로 안정화

코엔자임Q10, 비타민 B군, 마그네슘으로 ATP 생산, 코르티솔 완화, 자율신경 안정화를 유도합니다.

6) 기분은 감정의 문제가 아니라, 대사의 반영입니다

우울한 기분은 잘못된 성격 때문도, 나약함 때문도 아닙니다. 세포가 신호를 잘 전달하지 못하고, 뇌가 에너지를 못 만들어 내며, 염증이 시냅스를 망가뜨릴 때 생기는 '생화학적 위기 상태'일 뿐입니다.

그리고 이 상태는 올바른 영양소 보충과 대사 회복으로 충분히 반전될 수 있습니다.

　　　　　　　　　　　만성질환 뿌리째 뽑기 영양혁명

- 우울증 회복에 핵심적인 영양제 요약

트립토판: 세로토닌 생성의 기본 전구체

비타민 B6, B12, 엽산: 신경전달물질 대사, 호모시스테인 제거

마그네슘: 신경 안정, 스트레스 조절, 수용체 보호

아연: 도파민 수용체 민감도 유지, 감정 안정

오메가-3(EPA 중심): 항염, 수용체 활성화, 항우울 효과

비타민 D: 뇌 수용체 조절, 면역-신경 통합

코엔자임Q10: 미토콘드리아 에너지 회복, 피로 개선

이 영양소들은 감정이 회복될 수 있는 물리적·화학적 조건을 되살리는 핵심 도구입니다. 이제 우울증도 약이 아닌, 대사 복원이라는 회복의 언어로 접근해야 합니다.

10. 불면증을 영양제로 뿌리째 뽑기

- 억지로 잠들게 할 것이 아니라, 스스로 잠이 오게 해야 합니다.

1) 불면증 치료에 흔히 사용되는 약물들

불면증은 단순한 수면 부족이 아닌, 깊은 수면에 진입하지 못하거나 자주 깨고, 자율신경이 각성 상태에 고정된 신경계 질환입니다.

병원에서 주로 사용되는 약물은 다음과 같습니다.

수면유도제(항히스타민계): 졸림 유도

벤조디아제핀계(졸피뎀, 트리아졸람 등): GABA 수용체 자극 → 신경 안정

항우울제·항불안제: 불면의 배경이 되는 우울·불안 조절

멜라토닌 제제: 수면-각성 리듬 조절

이들 약물은 뇌를 억제하거나 졸음을 유도하는 작용을 하며, 실제로 수면의 질(깊이)을 회복시키지는 못합니다.

2) 약물의 한계와 부작용

수면제는 단기적으로는 도움이 될 수 있지만, 장기 사용 시 내성, 의존성, 기억력 저하, 아침 졸림, 감정 둔화 등의 부작용이 큽니다. 특히 벤조디아제핀계 약물은 금단 증상(불안, 경련, 환각 등)이 심하며, 자연수면이 아닌 '마취 상태'에 가까운 얕은 수면을 유도합니다.

이처럼 약물은 수면을 억지로 유도할 뿐, 뇌와 신경계가 자연스럽게 이완되어 수면에 이르는 회복 조건을 만들지는 못합니다.

3) 불면증의 본질: 수면 문제가 아니라, 이완 능력의 저하다

불면증은 뇌의 문제가 아니라, 이완을 유도하는 자율신경계와 신경전달물질의 대사 시스템이 고장 난 것입니다. 다음과 같은 생리적 변화가 주원인입니다.

GABA 감소 → 신경 억제 능력 저하

멜라토닌 부족 → 생체리듬 붕괴

세로토닌·트립토판 결핍 → 이완 호르몬 감소

교감신경 항진 → 수면 중에도 각성 지속

코르티솔 역리듬(야간 상승) → 깊은 수면 방해

마그네슘, 칼슘, B6 결핍 → 신경전달물질 합성 저하이 모든 대사와 신경 회로는 영양소가 있어야 작동합니다. 수면은 억지로 만드는 것이 아니라, 회복 조건을 채울 때 자연스럽게 찾아오는 생리적 반응입니다.

4) 불면증 회복에 핵심적인 영양소들

트립토판은 세로토닌과 멜라토닌의 전구체로, 이완-수면 리듬 형성의 출발점입니다. 비타민 B6, 마그네슘이 함께 있어야 대사가 원활히 진행됩니다.

비타민 B6, B12, 엽산은 신경전달물질 합성 및 멜라토닌 전환 경로에 필수로 작용하며, 자율신경 안정화에도 기여합니다.

마그네슘은 GABA 수용체를 안정시키고, 과각성 상태에서 신경계를 진정시키는 대표적인 천연 진정 영양소입니다.

칼슘은 멜라토닌 분비를 유도하며, 신경세포 흥분 조절과 근육 이완에도 필요합니다.

GABA(감마-아미노낙산) 보충은 직접적인 신경 억제 효과를 유도하며, 과흥분된 신경계를 진정시키는 데 도움을 줍니다.

L-테아닌(녹차 유래 아미노산)은 알파파 증가를 유도해 깊고 차분한 이완 상태를 유도하며, 스트레스성 불면에 효과적입니다.

멜라토닌은 수면-각성 리듬을 조절하는 호르몬으로, 단기 복용 시 시차 적응, 밤낮 리듬 회복에 도움을 줄 수 있습니다.

5) 회복을 위한 3단계 전략

1단계: 이완 회로 회복

마그네슘, L-테아닌, GABA 등을 활용해 신경계 과흥분을 진정시키고 이완 모드로 유도합니다.

2단계: 멜라토닌 회로 복원

트립토판, B6, 칼슘, 비타민 D, 아연을 통해 세로토닌→멜라토닌 대사 경로를 복원합니다.

3단계: 생체리듬 회복과 코르티솔 안정화

멜라토닌, 아슈와간다, 비타민 C, 오메가-3 등을 활용해 야간 코르티솔 수치를 낮추고, 깊은 수면을 유도합니다.

6) 수면은 억제가 아니라, 조건의 결과입니다

불면은 신경의 고장이 아니라, 이완을 위한 조건이 사라졌다는 신호입니다.

그 조건이란, GABA가 충분히 작동하고 멜라토닌이 자연스럽게 분비되고 자율신경이 부교감 우세로 전환될 수 있는 내부 환경을 말합니다.

그리고 그 환경은 영양소, 생체리듬, 이완 호르몬의 회복을 통해 만들어집니다.

- 불면증 회복에 핵심적인 영양제 요약

트립토판: 세로토닌·멜라토닌 생성 원료

비타민 B6, B12, 엽산: 신경전달물질 대사 조효소

마그네슘: 신경 이완, GABA 수용체 안정화

칼슘: 멜라토닌 분비 유도, 신경 안정

GABA: 직접적 신경 억제 작용, 이완 유도

L-테아닌: 알파파 증가, 정신적 긴장 완화

멜라토닌: 생체 리듬 조절, 수면 개시 유도

이 영양소들이 제대로 보충되면, 약에 의존하지 않고도, 자연스럽고 깊은 수면을 회복할 수 있는 조건이 갖춰집니다.

11. 만성피로를 영양제로 뿌리째 뽑기

- 의지가 부족한 것이 아니라, 세포가 지쳐 있는 것입니다.

1) 만성피로 증후군의 특징과 현실

"밤새 푹 자도 개운하지 않아요."

"가만히 있어도 지치고, 조금만 움직여도 탈진해요."

"마음은 있는데, 몸이 따라 주질 않아요."

이와 같은 말씀을 반복하시는 환자분들이 계십니다. 검사에서는 특별한 이상이 발견되지 않지만, 만성적인 피로감은 삶의 질을 심각하게 무너뜨립니다.

만성피로는 단순한 과로나 의지력의 문제가 아닙니다. 신경계, 면역계, 에너지 대사계가 복합적으로 무너진 생리적 질환입니다.

현대의학에서는 주로 항우울제, 수면제, 진통제, 비타민 주사 등을 증상 완화를 위한 목적으로 처방하지만, 실질적인 에너지 시스템 회복 전략은 제시하지 못하는 경우가 많습니다.

2) 만성피로의 본질: 세포가 에너지를 만들지 못하는 상태이다

피로는 단지 기분의 문제가 아니라, 세포 속 미토콘드리아에서 ATP가 충분히 생성되지 않거나 에너지를 제대로 활용하지 못하는 상태에서 비롯됩니다. 그 원인은 다음과 같이 다양합니다:

미토콘드리아 기능 저하

비타민 B군, 마그네슘, 코엔자임Q10 결핍

산화스트레스 및 만성 염증

부신 피로 → 코르티솔 조절 실패

자율신경 불균형 → 회복 모드 전환 실패

장내 문제 → 영양 흡수력 저하

즉, 만성피로는 '몸이 에너지를 만들 수 없는 구조적 신호'입니다.

3) 만성피로 회복을 위한 핵심 영양소들

비타민 B군(특히 B1, B2, B3, B5, B6, B12)

→ ATP 생산을 위한 탄수화물·지방·단백질 대사의 필수 조효소입니다.

　　→ 결핍될 경우, 에너지 생성 자체가 차단됩니다.

코엔자임Q10

　　　　　만성질환 뿌리째 뽑기 영양혁명

→ 미토콘드리아 내 전자전달계에서 ATP 생산을 직접 촉진합니다.

마그네슘

→ ATP를 '활성화된 형태(Mg-ATP)'로 유지하여 에너지 사용과 신경 안
   정에 모두 관여합니다.

L-카르니틴

→ 지방산을 미토콘드리아 안으로 운반해 지방을 에너지로 활용할 수
   있게 돕는 열쇠입니다.

D-리보스

→ ATP를 구성하는 핵심 성분으로, 미토콘드리아 회복과 에너지 재건의
   기초 자재 역할을 합니다.

아세틸-L-카르니틴(ALC)

→ 뇌 속 에너지 대사를 강화하여 피로감뿐 아니라 집중력·기억력 저하
   개선에도 효과적입니다.

아슈와간다, 로디올라, 판악스진생(홍삼) 등의 천연 부신 기능 보강제
(Adaptogen)

→ 스트레스에 의한 코르티솔 과잉이나 부신 피로로 인한 에너지 고갈
   을 회복하는 데 도움을 줍니다.

비타민 C, 셀레늄, 알파리포산

→ 산화스트레스를 줄이고, 미토콘드리아와 부신을 보호하는 항산화 방
어 시스템을 복원합니다.

4) 회복을 위한 3단계 전략

1단계: 미토콘드리아 에너지 회로 복원

코엔자임Q10, 비타민 B군, 마그네슘, D-리보스, L-카르니틴을 활용하여
ATP 생산 시스템을 되살립니다.

2단계: 부신 기능 안정 및 자율신경 회복

아슈와간다, 비타민 C, 마그네슘을 통해 스트레스 반응을 조절하고 '이
완 모드' 회복을 유도합니다.

3단계: 산화스트레스 억제 및 뇌 기능 개선

알파리포산, 셀레늄, 아세틸-L-카르니틴, 오메가-3를 활용해 염증과 뇌
피로를 동시에 회복시킵니다.

5) 당신은 게으른 것이 아닙니다, 몸이 고장 난 것입니다

많은 만성피로 환자분들은 자신을 자책하십니다. "나는 왜 이렇게 나약

                    만성질환 뿌리째 뽑기 영양혁명

할까?", "정신을 차려야 하는데…"

하지만 그것은 의지력의 문제가 아닙니다. 현재는 세포가 에너지를 만들지 못하는 상태이며, 에너지 대사를 회복시키기만 하면 의욕도, 움직임도, 생각의 명료함도 반드시 되돌아오게 됩니다.

- 만성피로 회복에 핵심적인 영양소 요약

비타민 B군(B1~B12): 에너지 대사의 필수 조효소

코엔자임Q10: ATP 생성, 피로 회복

마그네슘: 활성 ATP 유지, 신경 안정

L-카르니틴/아세틸-L-카르니틴(ALC): 지방 연료 대사, 뇌 피로 개선

D-리보스: ATP 구성 성분 보충

아슈와간다: 부신 안정, 스트레스 피로 회복

비타민 C, 셀레늄, 알파리포산: 항산화, 미토콘드리아 보호

이러한 영양소들이 부족하면 피로는 더욱 깊어집니다. 하지만 이들을 복원해 주면, 몸은 반드시 다시 움직이기 시작합니다.

12. 갑상선기능저하증을 영양제로 뿌리째 뽑기

- 호르몬을 보충할 게 아니라, 기능을 복원해야 합니다.

1) 갑상선기능저하증이란?

갑상선기능저하증은 갑상선 호르몬(T4, T3)의 생산, 활성화, 또는 세포 반응성이 저하되어 신진대사 전체가 느려지는 상태를 말합니다.

대표 증상은 다음과 같습니다:

쉽게 피곤하고 졸림

체온이 낮고 손발이 차가움

변비, 체중 증가

우울감, 무기력

탈모, 피부 건조

생리불순, 불임

인지력 저하, 멍한 느낌

일반적인 치료는 합성 T4(레보티록신, 씬지로이드 등)를 복용하여 혈중 갑상선 호르몬 농도를 유지하는 것입니다.

2) 약물의 한계: 수치를 맞출 뿐, 기능을 회복시키지 못한다

T4 보충은 혈액검사 수치를 정상화할 수 있습니다. 하지만 많은 환자들은 다음과 같이 호소합니다.

"수치는 괜찮다는데 피곤함은 그대로예요."
"체중은 계속 늘고, 기분도 가라앉았어요."
"약을 먹는데도 탈모가 멈추지 않아요."

왜일까요? 그 이유는 단순히 T4만 보충해서는 아래와 같은 문제를 해결하지 못하기 때문입니다:

T4 → T3로의 전환 부족(간·세포 내 변환 장애)
Reverse T3 증가(비활성화된 가짜 T3)
세포 수용체 민감도 저하
기저 원인인 영양 결핍, 부신피로, 장누수, 자가면역 무시

결국, 갑상선기능저하증은 단순 호르몬 부족이 아니라, 복합적인 대사 네트워크의 붕괴입니다.

3) 갑상선 기능 회복에 핵심적인 영양소들

요오드는 갑상선 호르몬의 핵심 구성 성분입니다. 부족하면 T4, T3 생산 자체가 줄어듭니다. 다만 자가면역성 갑상선염(하시모토병) 환자는 고용량 요오드에 주의가 필요합니다.

셀레늄은 T4를 T3로 전환시키는 효소(디요니다아제)의 활성에 필수이며, 자가면역성 갑상선염의 항체 수치를 낮추는 데도 도움을 줍니다.

아연은 TSH 분비 조절, T3 수용체 민감도 유지에 관여하며, 피부 건조, 탈모, 미각 저하 등의 회복에 관여합니다.

철분(페리틴)은 갑상선 호르몬 생성에 필요한 티로시나아제 효소 작용에 필수입니다.

페리틴 수치가 낮으면 갑상선기능저하 증상이 쉽게 나타납니다.

비타민 D는 갑상선 호르몬의 세포 내 반응성과 면역조절에 관여하며, 결핍 시 자가면역 반응이 악화될 수 있습니다.

비타민 A는 갑상선 호르몬의 유전자 발현을 도우며, 피부·눈·점막 건강 회복에도 중요합니다.

비타민 B군(B2, B6, B12)은 에너지 대사, 신경 안정, 호르몬 변환 효소 작동에 관여하는 기초 대사 활성 인자입니다.

L-티로신은 갑상선 호르몬(T3, T4)의 직접 원료로, 요오드와 함께 작용합니다.

아슈와간다는 부신 안정 및 T4 → T3 전환을 돕는 대표적인 천연 보조제입니다.

4) 회복을 위한 3단계 전략

1단계: 갑상선 호르몬 생성 지원
요오드, 철분, 티로신, 비타민 A, B2를 보충해 T4/T3 생산의 기초 자재를 제공합니다.

2단계: 전환과 수용체 민감도 회복
셀레늄, 아연, 비타민 D, B6를 활용하여 T4 → T3 전환과 세포 수용체 반응성을 정상화합니다.

3단계: 면역 안정과 부신 회복
아슈와간다, 비타민 C, 오메가-3, L-카르니틴 등을 통해 자가면역 반응을 완화하고, 코르티솔 균형을 회복시킵니다.

5) 갑상선 기능은 숫자가 아니라, 에너지입니다

혈중 TSH, T4 수치가 정상이라고 해도 몸이 여전히 피곤하고, 차갑고, 무기력하다면 당신의 '세포'는 여전히 기능저하 상태일 수 있습니다.

갑상선 기능은 호르몬을 보충한다고 끝나지 않습니다. 그 호르몬이 만들어지고, 활성화되고, 반응되도록 하는 생리적 회로 전체를 회복해야 진정한 회복이 시작됩니다. 그리고 이 회복의 언어는 영양소입니다.

- 갑상선기능저하증 회복에 핵심적인 영양제 요약

요오드: T4, T3의 핵심 구성 성분

셀레늄: T4→T3 전환, 자가면역 조절

아연: 수용체 민감도, 탈모 개선

철분(페리틴): 갑상선 호르몬 생성 효소 작동

비타민 D: 면역 안정, 수용체 반응성 유지

비타민 A: 유전자 발현, 점막 건강

비타민 B군: 대사 촉진, 피로 회복

L-티로신: 갑상선 호르몬 원료

아슈와간다: 부신 피로 완화, 전환 촉진

13. 자율신경실조증을 영양제로 뿌리째 뽑기

- 멈추지 못하는 긴장을 풀어야 몸이 회복됩니다.

1) 자율신경실조증이란 무엇인가요?

자율신경은 우리가 의식적으로 조절할 수 없는 심장박동, 호흡, 소화, 체온, 혈압, 호르몬, 면역 등 생명 유지 기능을 자동으로 조절하는 시스템입니다.

이 자율신경계는 두 축으로 이루어져 있습니다.

교감신경: 긴장·흥분·스트레스 반응

부교감신경: 이완·회복·재생 반응

이 균형이 무너지면 자율신경실조증이 발생합니다.

대표적인 증상은 다음과 같습니다:

심장이 자주 두근거림

쉽게 피로하고 회복이 느림

소화불량, 식욕부진 또는 폭식

불면, 불안, 공황감

손발 저림, 과민성 대장, 체온 불균형

가슴 답답함, 어지럼증, 숨이 막히는 느낌

검사 수치는 정상이지만 몸 전체가 불안정한 상태라면, 신경계의 대사와 전기적 안정성이 무너진 상태일 수 있습니다.

2) 현대의학의 접근과 한계

병원에서는 보통 증상에 따라 항불안제, 항우울제, 수면제, 위장약, 신경안정제, 등을 각각 처방합니다. 하지만 이러한 약물은 신경계의 기능적 회복이 아니라, 일시적인 억제 작용에 그치는 경우가 많습니다.

자율신경계는 전해질, 신경전달물질, 미토콘드리아 에너지의 영향을 직접 받기 때문에, 영양소와 대사의 복원이 회복의 핵심 조건입니다.

3) 자율신경실조증의 근본 원인

미네랄 결핍(마그네슘, 칼슘, 칼륨 등) → 신경세포 과흥분

GABA, 세로토닌, 도파민 등의 신경전달물질 불균형

부신 피로와 코르티솔 분비 역전

미토콘드리아 기능 저하 → 에너지 부족 → 신경과민

장내 미생물 불균형 → 뇌-장 연결 약화

만성 스트레스 → 교감신경 과항진 상태에 고착

결국 이 문제는, 신경계가 과도하게 각성되고, 이완으로 전환되지 못하는 상태입니다. 영양소 보충은 이 모든 회복 조건을 하나씩 다시 만들어 내는 열쇠입니다.

4) 회복을 위한 핵심 영양소

마그네슘

→ 신경세포의 흥분을 억제하고 부교감신경을 자극하는 대표적인 이완 영양소입니다. → 결핍 시 자율신경계는 각성 상태에 고착되기 쉽습니다.

비타민 B군(B1, B6, B12, 엽산)

→ 신경전달물질 합성에 핵심적으로 작용하며, 신경 안정과 스트레스 회복 회로 복원에 필요합니다.

GABA(감마-아미노뷰티르산)

→ 뇌의 브레이크 역할을 하는 억제성 신경전달물질입니다. 천연 보충 제로 섭취 시 불안감, 근육 긴장, 수면장애 개선에 도움을 줄 수 있습니다.

L-테아닌

→ 녹차에 함유된 아미노산으로, 알파파 유도를 통해 뇌를 각성 상태에
　서 이완 상태로 전환시킵니다.

오메가3 지방산

→ 세포막 안정화, 염증 완화, → 신경계 회복을 돕는 필수 지방산으로,
　장기적인 자율신경 안정에 기여합니다.

아슈와간다, 로디올라 등 Adaptogen 허브

→ 부신 기능 안정 및 스트레스 내성 향상에 도움을 주며, 코르티솔 조절
　효과가 있습니다.

비타민 D

→ 면역계와 자율신경계를 조율하는 영양소로, 결핍 시 피로, 불안, 감정
　기복이 심화될 수 있습니다.

칼슘, 칼륨

→ 신경 전달 속도와 이온 흐름을 조절하여, 신경계의 전기적 안정성 유
　지에 매우 중요합니다.

5) 회복을 위한 3단계 전략

1단계: 흥분 억제와 이완 회로 복원

→ 마그네슘, GABA, 테아닌을 중심으로 신경의 흥분을 낮추고 이완 모
드로 전환합니다.

2단계: 신경전달물질 대사 회복

→ 비타민 B군, 오메가3, 비타민 D, 아연, 트립토판을 활용하여 세로토
닌, 도파민, GABA 등의 균형을 회복합니다.

3단계: 부신 안정과 생체리듬 조절

→ 아슈와간다, 비타민 C, 오메가3, 리튬, 멜라토닌을 활용해 스트레스
호르몬과 수면-각성 리듬을 회복합니다.

6) 자율신경 회복은 전기, 화학, 에너지의 재구성입니다

자율신경실조증은 단순한 심리 문제가 아닙니다. 신경의 전압, 신경전
달물질, 세포 에너지 회로가 붕괴된 생리적 증거입니다. 그리고 이 무너진
시스템은 올바른 영양소가 공급될 때만 복원될 수 있습니다.

그것은 마음의 병이 아니라, 세포의 피로가 보내는 신호일 수 있습니다.
그러니 지금, 영양으로부터 회복을 다시 시작해 보시기 바랍니다.

- 자율신경실조증 회복에 중요한 영양소 요약

마그네슘: 신경 흥분 억제, 자율신경 안정

비타민 B군: 신경전달물질 대사, 스트레스 회복

GABA: 뇌의 브레이크, 근육 긴장 완화

L-테아닌: 알파파 유도, 뇌 이완 촉진

오메가-3: 신경막 안정, 염증 억제

아슈와간다: 부신 안정, 교감신경 진정

비타민 D: 자율신경 및 면역 조절

칼슘, 칼륨: 신경전달 안정, 전기적 균형 유지

이 영양소들이 제대로 작동하기 시작하면,

몸은 다시 평온함을 되찾고,

스스로 균형을 회복하기 시작합니다.

14. 생리불순·불임을 영양제로 뿌리째 뽑기

- 외부 자극이 아니라, 내부 리듬을 복원하십시오.

1) 생리불순과 불임은 단순한 여성호르몬 부족이 아닙니다

여성의 생식 주기는 시상하부-뇌하수체-난소(HPO 축)를 중심으로, 신경계·내분비계·면역계·대사계가 정교하게 조율한 결과물입니다. 이 리듬이 무너질 때 생리불순과 불임이 발생합니다.

주요 원인은 다음과 같습니다:

배란 장애 및 황체 형성 저하

난포 성장 미완성 또는 미성숙

인슐린 저항성 및 다낭성난소증후군(PCOS)

부신 피로, 고코르티솔 상태

갑상선 기능 저하

장내 염증 및 자가면역

만성 스트레스, 영양소 결핍

2) 약물 치료는 어떻게 작용하나요?

병원에서는 다음과 같은 약물을 사용합니다.

① 피임약(에스트로겐+프로게스틴 복합제)

→ HPO 축을 인위적으로 억제하여 배란을 차단하고, 호르몬 주기에 따른 인공적인 출혈을 유도합니다.

※ 이는 실제 생리가 아닌, '가짜 생리'입니다.

② 배란유도제(클로미펜, 레트로졸 등)

→ 뇌하수체의 FSH, LH 분비를 과도하게 자극하여 난소에서 배란을 인위적으로 유도합니다.

※ 이는 기저 기능 회복이 아닌, 외부 명령으로의 자극입니다.

③ 황체기 보조 호르몬(hCG 주사)

→ 배란 후 황체를 유지하고 프로게스테론 농도를 높여 착상을 돕는 목적이지만, 호르몬 균형에 인위적인 개입이 많습니다.

④ 인공수정, 시험관시술(IVF)

→ 복수의 난포를 자극하여 채취한 후 체외수정 및 착상을 시도합니다.

※ 결과적으로 난소의 자율 기능을 무시한 외부 대체 전략입니다.

3) 약물의 한계: 리듬이 아닌 수치만 조절합니다

이러한 치료는 생리 유도, 배란 유도 등 단기적인 증상 조절에는 효과가 있지만, 생식 기능의 자율적 회복 없이 수치만 변화시키는 방식입니다.

호르몬 주기를 인위적으로 조작

뇌-난소 간 신호 회복 없이 외부 자극

장기적으로는 난소 소진, 수용체 둔감 등의 위험

영양 결핍, 염증, 인슐린 저항성 등 기저 문제는 방치됨

진정한 회복은 호르몬이 스스로 생성되고, 리듬에 따라 반응하는 조건을 복원하는 것에서 시작됩니다. 그 핵심은 바로 영양소입니다.

4) 생리불순·불임 회복에 핵심적인 영양소

비타민 B6

→ 프로게스테론 생성에 관여하며, PMS 증상 완화 및 도파민·세로토닌 생성에도 작용하여 기분 안정에 도움을 줍니다.

엽산, 비타민 B12

→ 세포 분열, 자궁내막 증식, 착상 준비에 필요합니다. 호모시스테인 대사를 통해 혈관 건강과 수정 환경도 개선합니다.

비타민 D

→ FSH 수용체 민감도와 난포 발달, 자궁내막의 수용성 향상에 기여하
며, 난소와 자궁에도 비타민 D 수용체가 존재합니다.

아연

→ 난소의 에스트로겐 수용체 활성화, 황체 형성, 면역 안정화에 관여합
니다. 결핍 시 배란 장애, 무배란이 증가할 수 있습니다.

마그네슘

→ 스트레스성 무배란 개선, 생리통 완화, 자궁 근육의 긴장 이완에 효과
적이며, 부신 피로 회복에도 중요한 역할을 합니다.

마이오이노시톨

→ 인슐린 저항성 완화, 난포의 LH 민감도 조절, 난자 질 개선에 도움을
줍니다. PCOS 여성에게서 배란율과 착상률이 향상된 사례가 보고되
어 있습니다.

오메가-3(EPA/DHA)

→ 염증성 생식 환경 개선, 자궁내막 두께 개선, 자궁 내 염증으로 인한
착상 실패를 줄이는 데 도움이 됩니다.

셀레늄

→ 항산화 작용과 갑상선 기능 안정에 효과적이며, 자가면역성 갑상선

염 또는 난소 기능 저하 증상에 유익할 수 있습니다.

L-아르기닌

→ 자궁 혈류를 증가시키고 착상률을 높이며, 자궁내막 두께 개선에도
긍정적인 영향을 줍니다.

아슈와간다

→ 부신 안정화, 코르티솔 과잉 억제에 도움을 주며, 스트레스로 인한 배
란 억제를 회복시키는 데 효과적입니다.

5) 회복을 위한 3단계 전략

1단계: 난소-뇌하수체 축 복원

→ 비타민 B6, 아연, 비타민 D, 티로신 등을 활용하여 FSH, LH, 에스트
로겐, 프로게스테론의 자율 분비 회복을 돕습니다.

2단계: 인슐린 저항성과 난소 환경 재생

→ 마이오이노시톨, 오메가3, 셀레늄을 중심으로 PCOS, 난소 내 염증,
수용체 민감도 저하를 회복합니다.

3단계: 착상 환경 조성과 자율신경 회복

→ 비타민 B12, 엽산, 아르기닌으로 자궁 혈류와 내막 환경을 조성하고,

아슈와간다, 마그네슘으로 스트레스로 인한 배란 차단 상태를 해제합니다.

6) 수치를 맞추는 것이 아니라, 리듬을 회복해야 합니다

약은 호르몬 수치를 조절합니다. 영양은 호르몬을 스스로 만들고 반응하는 몸의 리듬을 회복시킵니다.

임신은 단순히 난자가 배출되는 것이 아닙니다. 배란 → 수정 → 착상 → 유지 → 출산까지의 자연스러운 생리 리듬이 원활히 작동해야 가능한 결과입니다.

그 리듬은 다음과 같은 상태에서 작동합니다:

부신이 안정되고
뇌가 난소에 정확한 신호를 보내며
난자가 건강하고
자궁이 부드럽고 따뜻할 때

이 모든 것은 영양소를 통해 만들어진 생리적 조건의 회복으로 이룰 수 있습니다.

- 생리불순·불임 회복에 중요한 영양소 요약

비타민 B6: 프로게스테론 합성, PMS 완화

엽산·비타민 B12: 착상 준비, 자궁내막 세포 회복

비타민 D: 난포 발달, FSH 수용체 민감도

아연: 황체 형성, 면역 안정

마그네슘: 자궁 이완, 스트레스성 무배란 개선

마이오이노시톨: 인슐린 저항성 개선, PCOS 회복

오메가-3: 자궁내막 염증 개선, 착상 환경 조성

셀레늄: 갑상선 안정, 항산화

L-아르기닌: 자궁 혈류 개선, 착상률 향상

아슈와간다: 부신 회복, 코르티솔 조절

15. 위장장애(과민성대장증후군, 소화불량 등)를 영양제로 뿌리째 뽑기

- 장을 억제하지 말고, 스스로 회복하도록 도와야 합니다.

1) 기능성 위장장애의 특징

위장장애에는 명확한 염증이나 궤양 없이 반복되는 증상이 많습니다.

대표적으로:

기능성 소화불량: 속이 더부룩함, 조기 포만감, 트림, 식욕부진

과민성대장증후군(IBS): 설사, 변비, 복통, 복부 팽만, 가스, 점액 배출 등

장간막 긴장성 증후군: 배에 뭔가 가득 찬 느낌, 소화불량, 심한 더부룩함

SIBO(소장세균과증식): 복부팽만, 트림, 설사, 피로

이 질환들은 모두 구조적 병변은 없지만 소화기 기능의 조절 시스템이 무너진 상태입니다.

2) 병원 치료와 약물의 작용기전

일반적으로 처방되는 약물은 다음과 같습니다.

① 제산제(PPI, H2 블로커)

→ 위산을 억제하여 위 통증, 속쓰림 완화

※ 하지만 장기 복용 시 단백질 분해력 저하, 미네랄 흡수 저하 초래

② 소화효소제, 건위제

→ 위장운동 촉진 또는 소화 분해 효소 보조

③ 장운동 조절제(지사제, 설사약)

→ 설사형·변비형 IBS를 증상별 억제 방식으로 접근

④ 항우울제·항불안제

→ 장신경계에 작용하여 복통이나 긴장 완화

문제는 대부분의 약물이 장 자체의 기능 회복이나 점막 재생에는 기여하지 못한다는 점입니다. 즉, "억제"는 하지만 "회복"은 시키지 못합니다.

3) 위장장애의 본질: 자율신경, 미생물, 점막 면역의 붕괴

위장의 기능적 장애는 다음과 같은 원인이 복합적으로 작용합니다.

위산 분비 저하 → 단백질 분해 미흡, 식후 더부룩함

소화효소 부족 → 장내 발효, 가스 생성

장내 유익균 부족 → 염증, 가스, 과민성 증가

장 점막 손상 → 장누수(leaky gut), 면역 과잉반응

자율신경 실조 → 위장 운동 속도 불균형, 불규칙한 배변

스트레스 → 장뇌축(Gut-Brain axis) 경로를 통해 위장기능 억제

이러한 장애들은 약물로는 회복되지 않습니다. 소화 효소, 미네랄, 프로바이오틱스, 점막 회복 영양소 등을 통해 기능과 구조 자체를 복원해야 합니다.

4) 위장기능 회복에 필요한 핵심 영양소

베타인 HCl
→ 위산이 부족할 때 보충하여 단백질 분해, 위장의 살균력 회복을 도우며 식후 더부룩함, 트림, 피로 완화에 효과적입니다.

판크레아틴(소화효소 복합체)

→ 아밀라아제, 프로테아제, 리파아제를 보충해 탄수화물, 단백질, 지방 소화를 원활히 합니다.

프로바이오틱스(유산균)

→ 장내 미생물 균형 회복, 유해균 억제, 면역 안정화에 기여하며 IBS 및 SIBO 증상 완화에 도움을 줍니다.

프리바이오틱스(이눌린, FOS 등)

→ 유익균의 먹이로 장내 환경 개선에 기여하지만, SIBO 환자에게는 주의가 필요합니다.

L-글루타민

→ 장 점막 세포의 주요 연료로 장누수 회복, 점막 재생에 필수적입니다.

아연 카르노신

→ 위 점막 보호, 염증 완화, 위장관 세포 재생 촉진 효과가 있습니다.

마그네슘

→ 장 운동을 조절하고 과민성 경련 완화에 도움이 되며 긴장성 IBS에 특히 효과적입니다.

비타민 D

→ 장 점막 면역 조절과 항염 작용, 자가면역성 위장 장애에서 중요한 역

할을 합니다.

페퍼민트오일

→ 장 평활근 이완, 복통·가스·경련 완화, IBS에 대해 다수의 연구에서
긍정적 효과가 확인되었습니다.

5) 회복을 위한 3단계 전략

1단계: 위산·소화효소 기능 보강

베타인 HCl, 판크레아틴, 비타민 B군, 마그네슘을 활용해 기초 소화 능
력을 회복시킵니다.

2단계: 장내 미생물 균형 회복

프로바이오틱스 + 선택적 프리바이오틱스 보충, 식이섬유 조절을 통해
균형 있는 장내 생태계 복원을 유도합니다.

3단계: 점막 재생 및 자율신경 안정화

L-글루타민, 아연 카르노신, 비타민 D, 페퍼민트오일, 아슈와간다를 통
해 장 점막 치유, 염증 억제, 신경계 안정화를 이끕니다.

　　　　　　　만성질환 뿌리째 뽑기 영양혁명

6) 위장은 감정, 신경, 면역, 대사가 만나는 교차점입니다

위장 문제는 단순한 소화 문제가 아닙니다. 그것은 신경계와 면역계, 미생물과 영양대사의 통합적인 신호입니다. 아무리 좋은 음식도 소화하지 못하면 독이 되고 장 점막이 손상되면 전신 염증의 시작점이 되며 위장이 과민하면 뇌도 불안해집니다. 이 복잡한 회로를 회복시키는 열쇠는 영양소입니다. 기능을 억제하지 말고, 회복 조건을 제공합시다.

- 위장장애 회복에 중요한 영양소 정리

베타인 HCl: 위산 보충, 단백질 소화력 개선

판크레아틴: 소화효소 보충, 전반적 소화력 증진

프로바이오틱스: 장내 유익균 보강, 면역 조절

L-글루타민: 장 점막 재생, 장누수 개선

아연 카르노신: 점막 보호, 염증 억제

마그네슘: 장운동 조절, 신경 안정

페퍼민트오일: 복통·가스 완화, 장 평활근 이완

비타민 D: 점막 면역력 회복, 염증 억제

16. 피부질환(아토피, 여드름, 건선 등)을 영양제로 뿌리째 뽑기

- 억누르지 마시고, 안에서부터 회복하십시오.

1) 피부질환은 단순한 '피부 문제'가 아닙니다

피부는 인체에서 가장 큰 면역기관입니다. 겉으로 드러난 문제처럼 보이지만, 실제로는 아래와 같은 복합적인 생리적 붕괴가 내부에서 함께 일어나고 있습니다.

장-피부축(Gut-Skin Axis)의 붕괴

지속적인 염증과 산화스트레스

면역계의 과잉 반응 또는 억제 불균형

호르몬 이상(여드름, 건선)

간 해독 기능 저하(피부 배출 경로 과부하)

비타민, 미네랄, 필수지방산 결핍

피부는 몸속에서 해결되지 못한 염증과 독소가 배출되는 통로이며, 심각한 경우에는 내부 문제를 알리는 경고등으로 작용합니다. 겉만 치료해서는 재발을 막을 수 없습니다.

2) 피부질환에 사용되는 약물과 그 작용기전

① 스테로이드제(연고·전신)

→ 염증을 억제하고 면역 반응을 일시적으로 차단합니다.

※ 장기 사용 시 피부가 얇아지고, 부작용 및 면역 억제, 리바운드 현상
이 발생할 수 있습니다.

② 항히스타민제

→ 가려움을 완화하고 알레르기 반응을 줄입니다.

※ 졸림, 집중력 저하, 장기적인 효과에는 한계가 있습니다.

③ 항생제(여드름, 습진 등)

→ 감염 또는 박테리아를 억제합니다.

※ 장내 미생물 파괴 및 내성 위험이 따릅니다.

④ 면역억제제/생물학적 제제(건선, 아토피)

→ TNF-α, IL-17 등의 염증 사이토카인을 차단합니다.

※ 단기 효과는 좋으나 고가이고, 전신 면역 억제 부작용이 발생할 수 있
습니다.

이러한 약물들은 증상을 빠르게 억제하는 데는 효과적이지만, 면역의 본질, 장과 간의 기능, 영양 균형을 회복시키지는 못합니다.

3) 피부질환의 본질적 원인

장내 미생물 불균형, 장누수 → 음식 알레르기 및 염증 유발

간 해독력 저하 → 독소가 피부로 배출되어 과부하 발생

항산화 방어 체계 붕괴 → 자유 라디칼에 의한 세포 손상

면역 과잉 또는 자가면역 반응 → 건선, 아토피

지질 불균형 및 피지 조절 장애 → 여드름, 지루성 피부염

비타민 A, D, 아연, 오메가3 결핍 → 피부 재생 저하 및 면역 불균형

이 모든 문제는 영양소를 기반으로 한 내부 시스템의 회복에서 시작되어야 합니다.

4) 피부질환 회복에 핵심적인 영양소

비타민 A: 상피세포 재생, 각질 형성 억제, 면역세포 분화 조절
→ 결핍 시 피부 건조, 각질, 여드름 심화

비타민 D: T세포 조절, 자가면역 억제, 염증 억제

→ 건선, 아토피에 효과적이며, 피부 내 수용체 존재

아연: 항염, 항산화, 피지 조절, 면역세포 균형 조절 → 여드름, 아토피, 습진 환자에게 필수

오메가-3 지방산(EPA/DHA): 염증 억제, 피부막 안정화, 지질 균형 회복

비타민 C: 콜라겐 합성, 항산화, 피부 조직 재생에 중요

셀레늄: 글루타티온 퍼옥시다제 작용, 세포 산화 방지

L-글루타민: 장 점막 재생, 장누수 개선, 면역 과민 반응 완화

프로바이오틱스: 장내 균총 회복, 피부 면역 안정화 → 장-면역-피부 축 회복에 핵심적

밀크시슬(실리마린): 간 해독 촉진, 피부 독소 배출 부담 완화

MSM(유기유황): 항염, 콜라겐 재생, 피부 트러블 완화

5) 회복을 위한 3단계 전략

1단계: 장과 간 기능 회복

→ L-글루타민, 프로바이오틱스, 밀크시슬, 셀레늄을 활용하여 장 점막
을 회복시키고 간 해독 회로를 재건합니다.

2단계: 면역 조절과 염증 억제

→ 비타민 D, 아연, 오메가3, MSM 등을 통해 면역 과잉 반응을 억제하
고, 피부 염증을 차단합니다.

3단계: 피부 재생과 항산화 방어 강화

→ 비타민 A, C, E, 셀레늄, 비오틴을 활용하여 상피세포 재생, 산화 손상
방지, 피부 보호막을 복원합니다.

6) 피부는 몸속 내부의 거울입니다

피부는 감정, 장내 환경, 간의 해독력, 호르몬 균형, 영양 상태를 가장 민
감하게 반영하는 조직입니다. 겉으로 드러난 증상을 밖에서 억누르기만
하는 치료로는 진정한 회복이 어렵습니다. 진짜 회복은 안에서부터 조용
히 이루어져야 하며, 그 시작은 피부를 만들고 보호하고 치유하는 영양소
로부터 가능합니다.

- 피부질환 회복에 중요한 영양소 요약

비타민 A: 상피세포 재생, 각질 조절

비타민 D: 면역 조절, 자가면역 완화

아연: 항염, 피지 조절, 상처 회복

오메가-3: 염증 억제, 피부막 안정

비타민 C: 콜라겐 합성, 항산화

L-글루타민: 장 점막 재생, 면역 안정

셀레늄: 항산화, 해독 보조

프로바이오틱스: 장내 미생물 균형 회복

밀크시슬: 간 해독, 피부 독소 경감

MSM: 콜라겐 재생, 항염 작용

17. 알레르기(비염·천식·두드러기 등)를 영양제로 뿌리째 뽑기

- 면역을 억제하는 것이 아니라, 조절되도록 만들어야 합니다.

1) 알레르기는 '면역 과잉'이 아니라 '면역 불균형'입니다

비염, 천식, 두드러기, 음식 알레르기, 아나필락시스와 같은 증상들은 모두 과도한 면역 반응, 특히 히스타민과 IgE 중심의 즉각형 면역 반응에서 비롯됩니다. 그러나 이는 면역이 강해서가 아니라, 균형을 잃고 편향된 면역 반응이 폭주하는 상태라고 할 수 있습니다. 그 원인 배경에는 다음과 같은 요인들이 있습니다.

장 점막 손상과 장누수(Leaky Gut)

히스타민 분해 효소(DAO, HNMT) 기능 저하

항산화력 저하로 인한 마스트세포 과활성

Th1 vs. Th2 면역 균형 붕괴

마이크로바이옴 불균형

부신 기능 저하 → 면역 조절력 약화

이러한 근본 원인을 다루지 않고 증상만 억제하는 약물은 장기적으로 면역 체계의 혼란과 악순환을 초래할 수 있습니다.

2) 약물의 작용기전과 한계

① 항히스타민제

→ 히스타민 수용체(H1, H2 등)를 차단하여 콧물, 재채기, 가려움 등의 증상을 완화합니다.

※ 졸림, 구강 건조, 수용체 민감도 증가 등 부작용이 있을 수 있습니다.

② 흡입형 스테로이드/경구 스테로이드

→ 면역세포 억제, 염증성 사이토카인 차단 작용을 합니다.

※ 장기 복용 시 면역 저하, 점막 위축, 소화기 문제 등이 나타날 수 있습니다.

③ 류코트리엔 억제제(예: 몬테루카스트)

→ 기관지 수축, 점액 과다 분비 등 염증 반응을 억제합니다.

※ 일부 환자에게는 기분 변화, 수면 장애가 보고되었습니다.

④ 항콜린제(비염 스프레이)

→ 점액 분비 억제를 통해 콧물을 줄입니다.

※ 근본 치료가 아닌 단기적인 증상 완화에 그칩니다.

이처럼 약물들은 불편한 증상을 완화해 주기는 하지만, 면역 균형 회복
이나 염증 체질 전환에는 기여하지 못합니다.

3) 알레르기 체질의 본질

히스타민 분해 효소(DAO, HNMT)의 유전적 또는 영양적 저하

만성 염증으로 인한 마스트세포 과활성

장누수로 인한 면역 항원 노출 증가

항산화력 저하(글루타티온, 비타민 C, 셀레늄 결핍)

비타민 D 결핍 → 면역 조절력 저하

장내 유해균 우세, 유익균 부족 → 면역 편향 유도

이러한 상태는 약물로 억제될 수 있는 영역이 아닙니다. 면역 균형을 회
복시키는 영양 기반의 복원 전략이 반드시 필요합니다.

4) 알레르기 회복에 핵심적인 영양소

비타민 C: 히스타민 분해 촉진, 항산화, 염증 사이토카인 억제

→ 고용량일수록 천연 항히스타민 효과가 증가합니다.

비타민 D: Treg 세포 활성화, 면역 균형 회복, Th2 과잉 억제

→ 결핍 시 알레르기 항체 증가와 관련이 있습니다.

쿼르세틴: 마스트세포 안정화, 히스타민 방출 억제
→ 비염, 천식, 두드러기 등의 증상 완화에 유효합니다.

브로멜라인: 점막 염증 완화, 단백질 분해를 통한 염증 매개물 제거 보조

NAC(N-아세틸시스테인): 글루타티온 전구체, 점액 분해, 기관지 염증 개선

아연: 면역 균형 조절, 점막 방어력 강화
→ 결핍 시 염증 지속 및 상피세포 회복 지연

마그네슘: 기관지 평활근 이완, 신경 안정, 히스타민 민감도 완화
→ 천식 증상 개선에도 보고된 바 있습니다.

L-글루타민: 장 점막 세포의 연료로 작용하여 장누수 회복에 기여합니다.

프로바이오틱스: 장-면역 축 회복, 면역 반응 정상화
→ Th2 편향 면역을 억제하는 데 효과적입니다.

DHA(오메가-3): 염증성 사이토카인 억제, 기관지 점막 안정화, 면역 균형 회복

5) 회복을 위한 3단계 전략

1단계: 히스타민 과잉 방출 억제 및 염증 조절
→ 비타민 C, 쿼르세틴, 브로멜라인, 마그네슘 등을 통해 급성 알레르기
반응과 과잉 면역을 완화시킵니다.

2단계: 장 점막 회복과 면역 항원 유입 차단
→ L-글루타민, 프로바이오틱스, 아연을 통해 장내 염증을 진정시키고
면역 과민 반응의 출발점을 차단합니다.

3단계: 면역 균형과 항산화 체계 복원
→ 비타민 D, DHA, NAC, 셀레늄 등을 통해 Th1/Th2 면역 균형을 재조
정하고, 전신적인 염증 체질을 개선합니다.

6) 면역은 억제하는 것이 아니라 '조율'해야 합니다

알레르기는 면역이 강해서 생기는 것이 아니라, 방향성을 잃고 오작동
하는 상태입니다. 따라서 진정한 회복은 면역을 꺼 버리는 것이 아니라,
스스로 균형을 찾고 안정화될 수 있도록 회복 환경을 조성하는 것입니다.
그 출발점은 장 점막을 복원하고, 항산화 방어를 강화하며, 면역계가 올바
른 신호를 받도록 영양소를 공급하는 일입니다.

- 알레르기 회복에 핵심적인 영양소 요약

비타민 C: 천연 항히스타민, 마스트세포 안정, 염증 조절

비타민 D: T세포 균형 조절, 면역 재훈련

퀘르세틴: 히스타민 방출 억제, 점막 염증 완화

NAC: 점액 용해, 글루타티온 생성, 간 해독 보조

마그네슘: 기관지 이완, 신경 안정, 히스타민 민감도 완화

아연: 면역 조절, 상피세포 회복

L-글루타민: 장 점막 재생, 면역 항원 차단

프로바이오틱스: 장내 미생물 균형 조절

DHA(오메가3): 염증 억제, 점막 안정화

이러한 영양소들은 단순한 보조제가 아니라, 면역계의 방향을 바로잡고, 피부와 점막을 보호하며, 우리 몸이 다시 알레르기에 반응하지 않도록 만들어 주는 치유 시스템의 구성 요소들입니다. 면역을 억지로 억제하는 것이 아니라, 그 기능이 스스로 조절되도록 회복 여건을 마련해 주는 것입니다. 그리고 그 회복 여건은 약이 아니라, 바로 '영양소'가 만들어 줍니다.

18. 자가면역질환(루푸스, 류머티스, 쇼그렌 등)을 영양제로 뿌리째 뽑기

- 과잉 반응하는 면역을 억누르지 말고, 균형 있게 되돌려야 합니다.

1) 자가면역질환이란?

자가면역질환은 면역계가 자신의 조직을 적으로 인식하여 공격하는 병리적 상태입니다. 정상 세포를 공격하는 항체와 T세포 반응이 증가하면서, 결국 만성 염증과 조직 파괴로 이어지게 됩니다.

대표적인 질환은 다음과 같습니다:

전신성 홍반성 루푸스(SLE)

류머티스 관절염(RA)

쇼그렌 증후군

강직성 척추염

베체트병, 건선성 관절염, 다발성 경화증, 제1형 당뇨병 등

모든 자가면역질환은 공통적으로 면역계의 오작동, 지속적인 전신 염

증, 세포 에너지 대사 저하, 장 점막 손상과 장누수를 핵심 메커니즘으로 갖고 있습니다.

2) 약물 치료의 작용기전과 한계(보완)

자가면역질환은 면역세포가 자기 조직을 '적'으로 인식하고 공격하는 질환입니다. 현대의학에서는 주로 면역억제와 염증완화를 중심으로 약물치료를 진행합니다. 하지만 면역계의 혼란을 '억제'하는 것과 '회복'시키는 것은 전혀 다릅니다.

① 스테로이드제

작용기전: 면역세포 억제(T세포, B세포 기능 저하), 염증 매개물질(TNF-α, IL-1, IL-6 등) 차단

한계: 장기 사용 시 부신 기능 저하, 골다공증, 고혈당, 감염 위험 증가. 면역 오작동의 뿌리인 장-면역 축, 항산화 저하 등은 개선하지 못합니다.

② 면역억제제

작용기전: 림프구의 증식·활성화 억제 → 자가면역 공격 차단

한계: 감염에 매우 취약해지고, 간·신장 독성의 가능성이 있습니다. 면역계를 '교정'하는 것이 아니라 '마비'시키는 방식입니다.

③ 생물학제제

작용기전: TNF-α 억제제, IL-6 억제제, B세포 차단제 등 → 특정 염증 유전자를 정밀하게 억제

한계: 고비용, 장기 안전성 미확립. 면역 혼란의 원인인 장누수, 미생물총 이상, 대사 스트레스는 그대로 방치됩니다.

④ 항말라리아제(루푸스 등)

작용기전: 항원 제시 억제, 면역 복합체 형성 억제

한계: 망막독성 등 누적 부작용이 있으며, 자가면역 유발 환경(산화스트레스, 장내 독소)은 개선하지 못합니다.

자연치유적 시각: 약물은 '면역의 오작동'을 멈추게는 할 수 있지만, 그 면역이 왜 오작동하게 되었는지를 바로잡지는 못합니다. 회복은 단순히 면역을 억누르는 것이 아니라, 장누수를 복원하고, 면역 균형을 회복시키며, 산화스트레스와 독소를 제거하고, 세포 에너지와 회복력을 강화하는 것입니다. 이 과정은 약물로는 어렵고, 영양소 기반의 회복 환경 조성에서 가능합니다.

3) 자가면역질환의 본질적 원인

장 점막 손상 및 장누수 → 외래 항원의 혈중 유입

마이크로바이옴의 불균형 → T세포 분화의 혼란 유도

만성 산화스트레스와 염증 반응 → 조직 손상 반복

비타민 D, 글루타티온, 셀레늄, 오메가-3 결핍

미토콘드리아 기능 저하 → 에너지 생산 장애, 세포 기능 저하

Treg 세포(면역 조절자) 기능 약화 → 공격 억제 실패

회복을 위해서는 "과잉 면역을 억누르는 것이 아니라, 조절과 회복 기능을 되살리는 것"이 필요합니다.

4) 자가면역질환 회복에 핵심적인 영양소

비타민 D: Treg 세포 활성화, Th17 과잉 반응 억제

글루타티온(NAC, 알파리포산 등 포함): 세포 손상 억제, 항산화 방어

오메가-3 지방산(EPA/DHA): 염증 유전자 억제, 관절염 통증 완화

셀레늄: 면역세포 산화스트레스 완화, 갑상선 보호

L-글루타민: 장 점막 재생, 장누수 회복, 면역 항원 유입 차단

프로바이오틱스: 장내 미생물 균형 회복, T세포 균형 조절

아연: T세포/NK세포 조절, 상피세포 회복

비타민 C: 항산화, 콜라겐 보호, 염증성 사이토카인 조절

코엔자임Q10: 미토콘드리아 활성화, 세포 에너지 회복

비타민 B6, B12, 엽산: 호모시스테인 대사, 면역 메틸화 회복

5) 회복을 위한 3단계 전략

1단계: 장 점막 회복과 항원 유입 차단

→ L-글루타민, 프로바이오틱스, 아연

2단계: 면역 균형 회복 및 염증 진화

→ 비타민 D, 오메가3, NAC, 셀레늄, 쿼르세틴

3단계: 세포 기능과 에너지 대사 회복

→ 코엔자임Q10, 비타민 B군, 마그네슘

6) 면역을 억누르지 말고, 조율하도록 도와주십시오

자가면역질환은 단순히 '면역이 과한 병'이 아니라, 면역계가 방향을 잃은 상태이며, 조절 능력을 상실한 피로한 외침입니다.

진정한 회복은 면역을 억제하는 것이 아니라, 면역이 다시 '나'를 알아보고 조율할 수 있도록 회복시키는 데서 시작됩니다. 그 회복은 장을 회복시키고, 산화 손상을 줄이며, 세포의 에너지를 되찾고, 면역의 방향을 바로잡는 '영양소'의 힘으로 가능합니다.

19. 편두통을 영양제로 뿌리째 뽑기

- 통증을 누르는 것이 아니라, 뇌의 리듬을 회복시키는 것이 해답입니다.

1) 편두통이란 무엇인가요?

편두통은 주로 머리 한쪽에서 시작되는 맥박성 통증으로, 메스꺼움이나 빛·소리에 대한 과민, 전조증상(오라)을 동반할 수 있는 신경혈관성 질환입니다. 여성에게 더 흔하게 나타나며, 스트레스, 수면 부족, 특정 음식, 생리 주기, 날씨 변화 등 뇌의 자극성이 증가하는 상황에서 유발되기 쉽습니다.

2) 약물 치료의 작용기전과 한계

① 트립탄계 약물(수마트립탄 등)

작용기전: 세로토닌 수용체(5-HT1B/1D)를 자극하여 뇌혈관을 수축시키고 염증성 신경 전달을 차단합니다.

한계: 증상 완화에는 효과적이지만, 남용 시 약물과용두통(rebound headache)을 유발할 수 있습니다.

② NSAIDs

작용기전: COX 효소를 억제하여 프로스타글란딘 생성을 줄이고 통증을 완화합니다.

한계: 위장 장애 유발 가능성 및 근본적인 회복에는 기여하지 못합니다.

③ 예방약(베타차단제, 항경련제, 항우울제 등)

작용기전: 신경 흥분 억제 및 뇌혈류 조절

한계: 장기 복용 시 어지럼증, 졸림, 기분 저하 등 부작용이 발생할 수 있습니다.

이처럼 약물은 뇌혈관과 신경을 억제하지만, 편두통의 '근본적인 자극 과민성'을 회복하지는 못합니다. 진정한 회복은 뇌세포의 안정성과 에너지 대사를 복원하는 것입니다.

3) 편두통의 자연치유적 원인

마그네슘 결핍 → 혈관 수축 조절 실패

비타민 B2 부족 → 미토콘드리아 ATP 생성 저하

세로토닌 대사 이상 → 뇌혈류 조절 실패

장-뇌 축 이상 → 염증성 신경전달물질 증가

저혈당 및 인슐린 급변 → 뇌 에너지 부족으로 인한 발작 유발

수면장애와 만성 스트레스 → 자율신경 불균형

4) 회복을 위한 핵심 영양소

마그네슘: 혈관 수축-이완 조절, NMDA 수용체 안정화로 신경 흥분을 억제합니다.

비타민 B2(리보플라빈): 미토콘드리아 ATP 생성 촉진

코엔자임Q10: 뇌세포 에너지 공급 및 항산화

5-HTP/트립토판: 세로토닌 전구체로 기분 안정 및 뇌혈관 안정화

비타민 B6, B12, 엽산: 세로토닌 대사 보조 및 동맥 내피 보호

오메가-3(EPA/DHA): 염증성 사이토카인 감소, 신경 염증 완화

글루타티온/NAC/셀레늄: 활성산소 제거, 신경조직 보호

프로바이오틱스 + 글루타민: 장-뇌 축 안정화, 염증성 신경전달물질 억제

5) 회복을 위한 3단계 전략

1단계: 뇌혈관 수축-이완 리듬 회복
→ 마그네슘, 비타민 B2, B6, 코엔자임Q10을 활용하여 혈관 자극 민감
  도를 완화하고 세포 에너지를 공급합니다.

2단계: 세로토닌 대사 안정화
→ 5-HTP, B6, 오메가-3를 통해 신경 전달을 안정시키고 뇌신경 염증을
  조절합니다.

3단계: 장내 환경과 항산화 시스템 복원

→ NAC, 글루타티온, 프로바이오틱스를 통해 내독소 유입을 차단하고 자가면역성 신경 과흥분을 억제합니다.

6) 편두통은 단순한 통증이 아니라, 뇌의 에너지와 조절 리듬의 문제입니다

억제는 통증을 일시적으로 멈추게 할 수는 있지만, 회복은 통증이 다시 생기지 않도록 뇌의 안정성과 균형을 회복시키는 데 있습니다. 그 회복은 에너지 대사, 자율신경, 혈관 반응성을 회복할 수 있는 영양소 기반 전략을 통해서만 가능하다는 점을 기억하시기 바랍니다.

- 편두통 회복에 핵심적인 영양소 정리

마그네슘, 비타민 B2, 코엔자임Q10: 뇌 에너지 대사 회복

5-HTP, 비타민 B6, B12, 엽산: 세로토닌 안정, 신경 안정화

오메가-3, NAC, 글루타티온: 신경 염증 조절, 산화 억제

프로바이오틱스, 글루타민: 장-뇌 축 안정화

편두통은 단순한 두통이 아니라, "에너지가 부족하고 자극에 민감해졌다는" 뇌의 신호입니다. 그 뇌를 회복시키는 방법은, 약이 아닌 영양입니다.

  만성질환 뿌리째 뽑기 영양혁명

20. 류머티스 관절염을 영양제로 뿌리째 뽑기

- 염증을 억제하는 것이 아닌, 면역의 균형을 회복하는 것

1) 류머티스 관절염이란?

류머티스 관절염(RA)은 자가면역 반응으로 관절 내막(활막)이 공격당하면서 만성적인 염증, 통증, 관절 변형을 유발하는 전신성 염증 질환입니다.

손가락, 손목, 무릎 등 작은 관절부터 시작하여 아침 강직, 피로감, 미열, 체중 감소 등 동반하고 장기적으로 심장, 폐, 피부, 혈관까지 침범할 가능성이 있습니다.

2) 약물 치료의 작용기전과 한계

① NSAIDs(비스테로이드 항염제)

작용기전: COX-2 효소 억제 → 프로스타글란딘 생성 차단 → 통증·염증 완화

한계: 근본 원인 차단은 못 함. 위장장애, 간독성 가능

② DMARDs(메토트렉세이트 등)

작용기전: 면역세포 증식 억제 → 염증 억제

한계: 면역 전체 억제 → 감염 위험 증가, 간·신장 독성 가능

③ 생물학제제(TNF-α, IL-6 억제제 등)

작용기전: 특정 염증성 사이토카인 차단

한계: 고가, 감염 위험, 장기 안전성 미확립

약물은 면역을 억제하지만, 면역 균형을 '회복'하지는 못합니다. 회복은, 면역을 다시 '교육'하는 것입니다.

3) 자연치유적 원인

장내 누수 → 항원 유출 → 자가면역 활성화, 장내 미생물 불균형(디스바이오시스)

항산화 시스템 저하 → ROS 증가 → 관절 조직 손상

불완전한 단백질 대사 → 면역 교차반응 유발

비타민 D 결핍 → Treg 세포 약화

오메가6 : 오메가3 비율 불균형 → 염증 증폭

4) 회복을 위한 핵심 영양소

오메가-3(EPA/DHA)

→ TNF-α, IL-1, IL-6 등 염증성 사이토카인 억제 관절 통증·부종 완화

비타민 D3

→ Treg(면역 조절 T세포) 강화 → 자가면역 억제 낮을수록 RA 위험 상승

글루타티온/NAC/셀레늄

→ 산화스트레스 제거, 관절 내 활막세포 보호, 면역세포의 과잉활성 억제

비타민 C + E + 아연

→ 항산화 연동 → 조직 손상 억제 → 콜라겐 재생 보조

커큐민(강황 추출물)

→ NF-kB 경로 억제 → 염증 유전자 발현 차단

보스웰리아

→ 5-LOX 억제 → 류코트리엔 생성 차단 → 관절 통증 감소, 항염 작용

MSM(메틸설포닐메탄)

→ 항염, 콜라겐 생성 촉진 → 통증 개선

프로바이오틱스 + 글루타민

→ 장내 누수 회복, 염증 유발 항원 유출 차단 → 장-면역 축 회복

비타민 B6, B12, 엽산

→ 면역·염증 대사 조절, 동맥 보호

5) 회복을 위한 3단계 전략

1단계: 염증 조절과 산화 억제

→ 오메가3, 커큐민, 글루타티온, 셀레늄으로 염증성 사이토카인 차단 +
  조직 손상 억제

2단계: 장내 환경 개선과 면역 균형 회복

→ 프로바이오틱스, 글루타민, 비타민 D로 자가면역 트리거 차단 → 면
  역 과잉 반응 억제

3단계: 연골 보호 및 통증 개선

→ MSM, 비타민 C, 보스웰리아, 아연으로 연골 재생 촉진 + 진통·항염
  작용 강화

　　　　　　　　　　만성질환 뿌리째 뽑기 영양혁명

6) 류머티스는 면역의 오류입니다, 회복은 억제가 아니라 '교정'입니다

류머티스 관절염은 '면역이 너무 강해서' 생기는 것이 아니라, 면역이 혼란에 빠졌기 때문에 생긴 것입니다. 억제만으로는 회복되지 않습니다. 면역을 다시 훈련시키고, 세포를 보호하고, 염증을 다스릴 수 있도록 만드는 내적 환경 조성이 필요합니다. 그 시작은 영양소입니다.

- 류머티스 관절염 회복에 핵심적인 영양소 정리

오메가-3, 커큐민, 보스웰리아: 염증 사이토카인 억제

비타민 D, 글루타티온, NAC, 셀레늄: 면역조절 + 항산화

프로바이오틱스, 글루타민: 장내 항원 유출 차단

MSM, 비타민 C, 아연: 연골 보호, 조직 재생

면역은 억제의 대상이 아니라, 조율의 대상입니다. 영양은 면역을 조율하는 가장 부드럽고 강력한 도구입니다.

21. 인공관절 수술해야 하나?

- 자연치유 관점에서 보는 원인, 한계, 그리고 회복 전략

1) 왜 인공관절 수술을 권유받게 되는가?(원인)

인공관절 수술은 주로 무릎, 고관절, 어깨 같은 관절 부위가 심하게 손상되어 일상생활에 지장을 초래할 때 권유받는 치료법입니다. 대표적인 원인은 다음과 같습니다.

관절 연골의 심한 마모: 노화, 과사용, 외상, 염증성 질환(예: 류머티스 관절염) 등으로 연골이 점진적으로 닳아 없어집니다.

만성 염증과 산화스트레스: 지속적인 염증 반응과 활성산소에 의해 관절 내 미세환경이 파괴되고, 회복력이 저하됩니다.

기저 질환: 당뇨, 비만, 대사증후군 등은 관절 주변 조직에 만성 염증을 유발하여 구조적 손상을 촉진합니다.

근육 약화와 불균형: 관절을 지탱해 주는 근육이 약해지면, 관절에 가해지는 하중이 늘어나면서 마모가 가속됩니다.

정리하면, 연골 자체의 마모가 '결과'일 뿐, '원인'은 전신적인 염증, 영양 결핍, 대사문제, 근육 약화에 있습니다.

2) 인공관절 수술의 한계는 무엇인가?

수술은 손상된 관절을 기계적으로 대체할 뿐, 질병의 근본 원인은 해결하지 못합니다.

인공관절의 수명: 평균 15~20년 정도입니다. 젊은 나이에 수술을 받으면 재수술이 필요한 경우가 많습니다.

수술 후 회복의 한계: 통증은 줄어들 수 있지만, 자연관절의 완벽한 기능(감각, 유연성, 근육-신경 협응 등)을 되찾기는 어렵습니다.

염증의 지속: 원인질환(예: 대사질환, 류머티스, 비만 등)이 교정되지 않으면, 주변 조직의 염증이 계속 진행되어 다른 부위에도 문제를 일으킬 수 있습니다.

심리적 부작용: 수술 후에도 기대한 만큼의 기능 회복이 이루어지지 않아 우울감, 무력감을 겪는 경우가 적지 않습니다.

3) 자연치유적 접근은 어떻게 해야 할까?(회복전략)

인공관절 수술을 고려하기 전에, 자연치유적 방법으로 관절 자체의 재생 가능성을 높이고, 염증과 퇴행성 진행을 차단하는 것이 중요합니다.

(1) 염증과 산화스트레스 해소

항염증 영양소: 오메가-3 지방산, 커큐민(강황), 보스웰리아, 생강 추출물 등

항산화제: 비타민 C, 비타민 E, 글루타티온, 코엔자임Q10

당질과 가공식품 제한: 혈당 스파이크를 줄이고, 만성 염증을 차단합니다.

(2) 연골 재생 촉진

콜라겐 보충: 타입 II 콜라겐, 젤라틴

연골 영양소: 글루코사민, 콘드로이틴, MSM(메틸설포닐메탄)

미네랄 보충: 마그네슘, 아연, 망간, 실리카(규소)

(3) 관절 주변 근육 강화

저강도 운동: 무릎, 고관절을 지탱하는 근육(예: 대퇴사두근, 둔근)을 강화하는 스트레칭과 가벼운 근력운동을 꾸준히 실시합니다.

수중 운동: 물의 부력을 이용해 관절에 부담을 덜어 주면서 운동 효과를 얻을 수 있습니다.

(4) 해독 및 대사 개선

간 기능 지원: 밀크시슬, NAC(N-아세틸시스테인) 등 간 해독 지원 성분 섭취

장내 미생물 균형 회복: 프로바이오틱스, 프리바이오틱스 섭취로 장내

염증 신호를 줄입니다.

(5) 체중 감량

체중 1kg 감량 시, 무릎에 가해지는 압력은 약 3~4kg 줄어듭니다. 비만이 있는 경우, 관절 부담을 줄이는 것이 관건입니다.

4) 결론

인공관절 수술은 급한 통증 완화에는 도움이 될 수 있지만, 질병의 원인을 해결하지 않는다면 다른 관절까지 문제를 일으킬 가능성이 있습니다. 자연치유는 단순히 "연골을 재생시키자"는 접근을 넘어서, 염증 제거, 근육 회복, 대사 정상화, 해독, 체중조절까지 전인적으로 진행되어야 합니다.

수술을 결정하기 전에, 적어도 6개월~1년 동안 이러한 자연회복 프로그램을 충분히 시도해 보시는 것을 권해 드립니다.

22. 간 기능 저하와 지방간을 영양제로 뿌리째 뽑기

- 침묵하는 장기, 간이 보내는 마지막 신호를 들으셔야 합니다.

1) 간 기능 저하와 지방간이란 무엇인가요?

간은 '침묵의 장기'라 불릴 정도로, 상당한 손상이 진행되어도 뚜렷한 증상이 잘 드러나지 않습니다. 하지만 다음과 같은 증상이 반복되신다면, 이미 간 기능이 무너지고 있다는 신호일 수 있습니다.

만성 피로, 무기력, 아침 기상 곤란

두통, 집중력 저하, 식욕 감소

입냄새, 잦은 설사 혹은 변비

피부 트러블, 가려움, 황달

복부 팽만감, 오른쪽 상복부 통증

지방간은 간세포 내에 지방이 5% 이상 침착된 상태이며, 이 상태가 진행되면 비알코올성 지방간염(NASH)으로 악화되고, 결국 간경변이나 간암으로까지 이어질 수 있습니다.

2) 약물 치료의 작용기전과 한계

현대의학에서는 간 기능 저하나 지방간에 대해 '근본 치료제'는 없습니다. 다만 다음과 같은 약물들이 보조적으로 사용되고 있습니다.

간 보호제(우르소데옥시콜산, 실리마린 등): 간세포막 안정화, 담즙 분비 촉진에 도움을 드릴 수 있으나, 지방 축적 자체를 해소하는 데에는 제한적입니다.

고지혈증 치료제(스타틴, 피브레이트 등): 중성지방과 LDL 콜레스테롤을 낮춰줄 수 있으나, 간독성 위험이 존재하고, 지방 대사를 장기적으로 개선하는 데는 한계가 있습니다.

인슐린 저항성 개선제(메트포르민 등): 간의 포도당 생성을 억제하고 지방 축적을 줄이는 데 도움을 드릴 수 있으나, 반드시 체중 감량을 병행해서야 효과가 기대됩니다.

이처럼 약물은 간 대사의 '결과'를 조절할 뿐, 간세포의 '기능'을 회복하거나 구조적 재생을 직접 유도하지는 못합니다.

3) 지방간과 간 기능 저하의 원인은 무엇인가요?

과도한 탄수화물 섭취와 인슐린 저항성 → 간 내 지방 합성 증가

미토콘드리아 기능 저하 → 지방 산화능력 저하 → 지방 축적

만성 염증과 산화스트레스 → 간세포 손상 및 해독 능력 저하

콜린, 메티오닌, 셀레늄, 비타민 B군 등 필수 영양소 결핍

장누수 → 내독소(LPS) 유입 → 간 염증 유발

간을 회복하시려면 지방 합성을 억제하고 해독 능력을 높이며, 대사 회로를 다시 복원하셔야 합니다. 그 핵심 열쇠는 바로 '영양소'입니다.

4) 간 회복을 위한 핵심 영양소

콜린: 간에서 지방을 VLDL 형태로 포장해 배출하는 데 핵심적인 인자이며, 결핍 시 지방간이 악화됩니다.

메티오닌, 비타민 B12, 엽산: 메틸화 반응을 통해 지방 대사, 해독, DNA 회복을 돕습니다.

밀크시슬(실리마린): 간세포를 보호하고 항산화 작용 및 간 재생 유전자 활성화를 촉진합니다.

NAC(N-아세틸시스테인): 글루타티온 생성을 도와 간의 해독력을 강화하고, 산화 손상을 줄입니다.

알파리포산: 인슐린 민감성을 높이고 지방산 산화를 촉진합니다.

오메가-3(EPA/DHA): 중성지방 축적을 억제하고 염증 유전자 발현을 억제합니다.

비타민 E: 강력한 항산화제로, 비알코올성 지방간 환자의 간수치 개선에 효과가 있습니다.

셀레늄: 글루타티온 퍼옥시다제 보조인자로, 간세포의 산화스트레스를 방어합니다.

베타인: 콜린의 대사 산물로, 지질 대사를 촉진하고 간 지방을 분해합니다.

L-카르니틴: 지방산을 미토콘드리아로 운반해 지방을 에너지로 연소시킵니다.

5) 회복을 위한 3단계 전략

1단계: 지방 배출 경로 복원

→ 콜린, 베타인, 메티오닌, 비타민 B12 등을 활용해 간세포 내 지방을 포장해 배출하는 경로를 활성화합니다.

2단계: 해독 및 항산화 시스템 복구

→ NAC, 글루타티온, 밀크시슬, 셀레늄, 비타민 E 등을 통해 간세포를 보호하고 염증을 완화하며 해독 능력을 끌어올립니다.

3단계: 미토콘드리아 활성화 및 대사 회복

→ L-카르니틴, 알파리포산, 오메가3, 비타민 B군을 통해 간의 에너지 생산과 지방산 산화, 인슐린 민감도를 회복시킵니다.

6) 간은 회복 능력이 탁월한 장기입니다

조건만 맞춰 주신다면 간은 자가 재생 능력을 지닌 장기입니다. 하지만 회복을 방해하는 요소(과식, 독소, 스트레스, 염증)는 줄이시고, 회복을 돕는 연료인 영양소를 제대로 공급하셔야 합니다. 간은 조용히 무너지지만, 회복을 시작하면 온몸이 다시 활력을 찾습니다. 그 회복의 출발점은 '약'이 아니라 영양소입니다.

- 간 기능 저하·지방간 회복에 핵심적인 영양소 정리

콜린, 베타인: 지방 배출 경로 활성화

메티오닌, B12, 엽산: 메틸화 회복, 대사 효율 증가

밀크시슬: 간세포 보호, 재생 유도

NAC: 글루타티온 생성, 해독력 강화

알파리포산: 인슐린 민감성 향상, 지방산 산화

오메가-3: 염증 억제, 지방 축적 감소

비타민 E: 항산화 작용, 간 효소 수치 개선

셀레늄: 해독 효소 보조, 산화스트레스 억제

L-카르니틴: 지방 연소, 미토콘드리아 기능 활성화

이러한 영양소들은 단순한 '간 수치 개선제'가 아닙니다. 간의 본래 기능과 회복 능력을 되살리는 핵심 장비입니다. 회복은 언제나 가능하며, 그 출발점은 여러분의 선택과 영양입니다.

23. 골다공증을 영양제로 뿌리째 뽑기

- 뼈는 칼슘만으로 만들어지지 않습니다.

1) 골다공증의 본질은 무엇인가요?

골다공증은 뼛속 밀도와 미세구조가 약해져 작은 충격에도 쉽게 골절되는 상태를 말합니다. 특히 폐경기 이후의 여성, 고령자, 만성질환자에게 흔히 발생하며, 겉으로는 드러나지 않지만 삶의 질을 급격히 저하시킬 수 있는 위험 요소입니다.

무엇보다 중요한 사실은, 뼈는 단순히 '딱딱함'이 아니라, '살아 있는 조직'이라는 점입니다. 끊임없이 뼈를 만드는 골모세포와 흡수하는 파골세포의 균형이 무너질 때, 골다공증이 발생하게 됩니다.

2) 약물의 작용기전과 한계는 무엇인가요?

비스포스포네이트 제제(알렌드로네이트 등): 파골세포를 억제하여 뼈 흡수를 줄이지만, 장기 사용 시 오히려 뼈 재생력이 떨어지고 비정상적으로 단단한 뼈가 생길 수 있습니다.

선택적 에스트로겐 수용체 조절제(SERM): 폐경 이후 감소하는 에스트로겐에 의한 골흡수를 억제하나, 심혈관계 부작용 위험이 있습니다.

부갑상선 호르몬 유도제(테리파라타이드 등): 골형성을 촉진하지만 고가이며 사용 기간에 제한이 있습니다.

칼슘제와 비타민 D: 칼슘 흡수에는 도움을 줄 수 있으나, 뼈에 잘 정착되지 못하면 효과는 제한적입니다.

즉, 이들 약물은 골소실을 억제하는 데에는 도움이 되지만, 뼈를 구성하는 원재료와 기능을 회복하는 데에는 한계가 있습니다.

3) 골다공증의 원인은 칼슘 부족만이 아닙니다

장내 흡수 저하(위산 부족, 소화기능 저하)

비타민 D 결핍으로 인한 칼슘 흡수 저하

비타민 K2 결핍으로 인한 칼슘의 잘못된 축적(혈관 침착)

마그네슘 부족으로 인한 골대사 효소 작동 불량

콜라겐 감소로 인한 뼈의 기초 구조 붕괴

산성 식단, 단백질 부족, 운동 부족 등

결국 골다공증은 단순한 무기질 부족이 아니라, '뼈를 만드는 시스템' 전체가 망가진 상태입니다.

4) 골 재건에 꼭 필요한 핵심 영양소

비타민 D3: 칼슘 흡수를 증가시키고, 뼈 대사 관련 유전자들을 조절합니다. 골밀도 향상과 골절 예방에 직접적인 영향을 미칩니다.

비타민 K2: 뼈 단백질인 오스테오칼신을 활성화하여 칼슘이 혈관이 아닌 뼈에 정착되도록 도와줍니다.

마그네슘: 뼈 기질 형성 및 칼슘 대사 조절에 필수입니다. 결핍 시 뼈 연화가 나타날 수 있습니다.

콜라겐 펩타이드(II형 포함): 뼈의 유연성과 내구성을 제공하는 기초 틀입니다.

실리카(규소): 콜라겐 결합력 강화 및 골세포 증식을 촉진합니다.

붕소(Boron): 비타민 D, 마그네슘, 에스트로겐의 대사를 조율해 폐경기 골다공증 예방에 중요합니다.

비타민 C: 콜라겐 합성을 촉진하며, 산화스트레스를 억제하여 골세포를 보호합니다.

칼슘: 뼈를 구성하는 핵심 무기질로, 다른 영양소들과 함께 보충하셔야
효과가 있습니다.

5) 회복을 위한 3단계 전략

1단계: 칼슘 흡수 및 정착 시스템 구축
→ 비타민 D3, K2, 마그네슘, 붕소를 함께 보충하여 칼슘이 제대로 흡수
  되고 뼈에 정확히 정착될 수 있는 환경을 만들어 줍니다.

2단계: 뼈 기질(콜라겐 기반 구조) 재건
→ 콜라겐, 비타민 C, 실리카를 통해 뼈의 유연하면서도 견고한 기초 구
  조를 복원해 줍니다.

3단계: 골세포 기능 회복 및 염증 억제
→ 오메가3, 코엔자임Q10, 항산화제를 활용하여 골모세포의 기능을 활
  성화하고, 뼈 주변의 만성 염증을 줄이도록 합니다.

6) 뼈는 칼슘이 아닌 시스템으로 지어집니다

뼈는 철근 없는 콘크리트가 아닙니다. 콜라겐이라는 유기적 프레임 위에 무기질이 결합해 만들어지고, 각종 효소와 비타민, 호르몬이 이를 조절하며 유지되는 살아 있는 조직입니다.

칼슘만 보충하신다면 오히려 단단하지만 쉽게 부러지는 '脆骨(취골)'이 될 수 있습니다. 진정한 회복은, 칼슘이 정착할 수 있는 뼈의 틀을 만들고, 그 틀이 세포 스스로 유지될 수 있도록 전체 환경을 복원하는 것입니다.

- 골다공증 보강에 핵심적인 영양소 정리

비타민 D3: 칼슘 흡수 촉진, 골 대사 유전자 조절

비타민 K2: 칼슘 정착 유도, 혈관 석회화 방지

마그네슘: 칼슘 대사 조절, 구조 형성 보조

콜라겐, 비타민 C: 뼈 기질 재건, 유연성 회복

붕소, 실리카: 미량 미네랄 → 골밀도 향상

칼슘: 구조 재료 → 반드시 보조 영양소와 병행 시 효과적

이러한 영양소들은 단순히 뼈를 '채우는' 성분이 아니라, 뼈가 스스로 '자랄 수 있는 환경'을 만들어 주는 생리학적 기반이 됩니다. 진정한 뼈 건강은 칼슘만이 아닌, 전체 시스템의 회복에서 시작됩니다.

24. 치주염·치아약화·구강 건강을 영양제로 뿌리째 뽑기

- 치아는 단순한 뼈가 아닙니다. 세포가 살아 숨 쉬는 면역기관입니다.

1) 구강질환의 실체

치주염: 치은(잇몸)에 만성 염증이 생기고, 점차 잇몸뼈(치조골)가 파괴되는 질환입니다.

치아약화: 법랑질 손상, 재광화 실패, 감각 과민, 충치 발생 등의 문제로 나타납니다.

구내염·입안 헐음: 면역 저하, 점막 재생력 저하, 미생물 불균형에서 비롯됩니다.

구취, 입 마름, 시린 이: 점막 건조, 산화스트레스, 자율신경 이상이 관련되어 있습니다.

이 모든 문제들은 국소적인 문제로 보일 수 있으나, 사실은 전신 건강의 경고 신호일 수 있습니다. 특히 면역력, 뼈 건강, 혈액순환, 항산화력, 호르몬 대사와 밀접한 연관이 있습니다.

2) 기존 치료의 한계

치과에서는 일반적으로 아래와 같은 방식으로 치료합니다:

스케일링, 소독제, 항생제 → 세균 제거

잇몸 수술 → 염증 조직 제거

충전·보철 → 손상 부위 보강

불소 처리 → 탈회 방지

칼슘 보충제 → 치아 강화

이러한 방법들은 주로 외부 처치 중심의 증상 억제 방식으로, 치조골 회복, 점막 재생, 염증 조절, 미네랄 균형 회복과 같은 본질적인 치유에는 한계가 있습니다.

3) 치주염과 치아약화의 진짜 원인

비타민 C 결핍 → 콜라겐 부족 → 잇몸 출혈 및 치조골 약화

비타민 D·K2·마그네슘 부족 → 치아 재광화, 치조골 재생 저하

산화스트레스 과잉 → 만성 염증 지속, 점막 손상

면역 저하 → 세균 방어력 약화

장내 미생물 불균형 → 구강 마이크로바이옴에도 부정적 영향

혈당 불안정, 산성 식습관 → 치아 탈회 및 충치균 과증식

이러한 이유로 회복을 위해서는 단순한 국소 처치가 아니라, 전신 면역, 뼈 대사, 영양 균형 회복이 필요합니다.

4) 구강 건강 회복에 핵심적인 영양소

비타민 C: 콜라겐 합성, 잇몸 조직 재생, 면역세포 활성화

비타민 D3: 칼슘 흡수 및 치조골 밀도 유지, 면역 조절

비타민 K2: 칼슘이 뼈와 치아에 정착되도록 유도

마그네슘: 법랑질 형성과 칼슘 대사 조절, 신경 안정

칼슘 + 실리카(규소): 법랑질 강화 및 석회화, 치조골 유지

아연: 면역세포 조절, 항균 작용, 잇몸 회복

코엔자임Q10: 세포 에너지 공급, 산화 억제, 치주염 회복

오메가-3(EPA/DHA): 항염 작용, 잇몸 부기 및 통증 완화

프로바이오틱스: 구강 및 장내 미생물 균형 회복, 염증 억제

비타민 A: 점막 및 상피세포 재생

5) 회복을 위한 3단계 전략

1단계: 치조골과 치아 구조 회복

→ 비타민 D3, K2, 마그네슘, 칼슘, 실리카를 함께 보충하여 치아와 잇몸 뼈의 구조를 근본부터 회복시켜야 합니다.

2단계: 잇몸 조직과 면역 기능 회복

→ 비타민 C, 아연, 코엔자임Q10, 비타민 A 등을 통해 잇몸의 콜라겐을
재생하고, 염증을 억제하며 점막을 건강하게 만듭니다.

3단계: 염증 조절과 미생물 균형 복원

→ 오메가-3, 프로바이오틱스, 항산화 영양소를 활용하여 만성 잇몸 염
증을 줄이고, 구강 마이크로바이옴의 균형을 회복합니다.

6) 치아 건강은 전신 건강의 축소판입니다

입안의 문제는 단순히 위생이나 칼슘 부족 때문만이 아닙니다. 그것은
면역력 저하, 뼈 대사 이상, 염증 대사 문제, 미네랄 불균형, 장내 환경 문
제까지 포함된 전신적 경고입니다.

치아는 뼈이며, 잇몸은 면역이며, 침은 해독입니다. 그리고 이 세 가지는
적절한 영양소를 통해 스스로 재생될 수 있습니다.

• 구강 건강 회복에 핵심적인 영양소 정리

비타민 C: 콜라겐 합성, 잇몸 재생

비타민 D3 + K2: 칼슘 정착, 치조골 유지

마그네슘: 치아 구조 안정화, 신경 통증 완화

칼슘 + 실리카: 법랑질 강화, 재광화 촉진

아연: 면역 조절, 염증 억제

코엔자임Q10: 세포 에너지 공급, 치주염 회복

오메가-3: 염증 억제, 잇몸 부기 완화

프로바이오틱스: 구강 마이크로바이옴 회복

비타민 A: 점막 및 상피세포 재생

이러한 영양소들은 단순히 이를 '단단하게' 만드는 보조제가 아니라, 치아와 잇몸이 스스로 회복하고 재생할 수 있도록 돕는 조건을 만들어 주는 열쇠들입니다.

25. 이명·청력저하·귀질환을 영양제로 뿌리째 뽑기

- 귀는 소리를 듣는 기관이 아니라, 미세혈관과 신경이 조율된 정밀 시스템입니다.

1) 이명과 청력저하의 본질

이명(Tinnitus)은 외부 소리 자극 없이 귀에서 소리(윙윙, 삐~)가 들리는 증상입니다. 청력저하는 노화, 염증, 소음, 혈류장애 등으로 인한 청신경 또는 유모세포의 기능 저하로 나타납니다.

일반적으로 다음과 같은 원인들이 작용합니다:

미세혈관 순환장애: 내이(달팽이관)의 혈류 부족

산화스트레스: 청각세포 손상

신경 흥분성 증가: 뇌의 청각 피질 과반응

노화·당뇨·고혈압·이독성 약물 복용 등

심리적 스트레스와 수면 부족 역시 증상을 악화시키는 요인입니다.

2) 약물 치료의 작용기전과 한계

① 혈류개선제(은행잎 추출물 등)

→ 내이 혈관을 확장시키고 혈액순환을 증가시킵니다.

※ 초기에는 효과가 있을 수 있으나, 구조적 회복까지는 어렵습니다.

② 항불안제·수면제

→ 신경의 예민도를 낮춰 이명 자각을 완화시킵니다.

※ 장기 복용 시 중독과 졸림, 의존성의 부작용이 우려됩니다.

③ 항히스타민제·이뇨제

→ 이석증, 메니에르증후군 등에서 내림프액을 조절합니다.

※ 일시적인 부기 완화는 가능하나 청신경 재생에는 한계가 있습니다.

이처럼 약물은 주로 신경의 반응을 둔화시키거나 혈류를 일시적으로 증가시키는 역할을 하지만, 이명과 청력저하의 근본 원인인 세포 손상, 미세혈관 파괴, 항산화력 저하는 영양소와 대사 회복 없이는 복구될 수 없습니다.

3) 귀 건강을 위협하는 대사적 원인

청각세포는 산소와 에너지 소모가 매우 높은 조직이기 때문에 미토콘드리아 기능 저하 시 가장 먼저 손상될 수 있습니다.

산화스트레스 증가 → 유모세포 및 청신경 손상

혈류 정체 → 내이로 가는 산소·영양 공급 장애

비타민·미네랄 결핍 → 신경 전달 및 회복력 저하

만성 염증과 부신 피로 → 뇌 청각 피질 과민화

이러한 요소들이 복합적으로 작용하여 귀 건강을 저해합니다.

4) 귀 건강 회복에 핵심적인 영양소

코엔자임Q10: 미토콘드리아 ATP 생성 → 청각세포의 에너지 회복

비타민 B12, 엽산: 청신경 보호, 말초 신경 재생 → 부족 시 이명·감각 이상 유발

아연: 내이 효소 활성, 신경전달 보조 → 이명·청력저하 개선 효과 보고됨

마그네슘: NMDA 수용체 억제 → 과민성 신경 안정화, 소음성 청력손실 보호

비타민 D: 내이 면역 기능과 칼슘 대사 조절 → 이석증 예방에 기여

오메가-3(EPA/DHA): 미세혈관 순환 개선, 염증 억제 → 청각세포 보호

은행잎 추출물(Ginkgo Biloba): 내이 혈류 증가, 이명 증상 완화에 도움

NAC(N-아세틸시스테인): 산화스트레스 제거, 소음성 청각 손상 예방

비타민 A, C, E: 항산화 방어막 구축, 유모세포 보호

5) 회복을 위한 3단계 전략

1단계: 청각세포 에너지 공급과 항산화 회복
→ 코엔자임Q10, NAC, 비타민 C·E, 마그네슘 등을 활용하여 청각세포
  의 산화스트레스를 줄이고 ATP 생산을 회복시킵니다.

2단계: 청신경 보호와 신경 안정화
→ 비타민 B12, 아연, 엽산, 마그네슘을 통해 신경 전달 체계를 안정시키
  고 과흥분 상태를 완화합니다.

3단계: 미세혈관 순환 개선과 면역 균형 복원
→ 오메가3, 은행잎 추출물, 비타민 D, 프로바이오틱스를 활용하여 내이
  의 혈류를 개선하고 염증을 줄이며 자율신경 균형을 회복시킵니다.

6) 귀는 세포, 혈관, 신경이 조화롭게 작동해야 '소리'를 기억합니다

이명과 청력저하는 단순한 노화나 예민함의 문제가 아닙니다. 청각세포의 에너지 고갈, 신경의 과반응, 미세혈관의 순환 정체가 본질적인 원인입니다. 소리를 회복하려면, 신경을 억제하는 약물이 아닌, 세포를 다시 일으켜 세울 회복의 연료, 즉 영양소가 필요합니다.

- 귀 건강 회복에 핵심적인 영양소 정리

코엔자임Q10: 청각세포 ATP 생산, 에너지 회복

비타민 B12, 엽산: 신경 재생, 과흥분 완화

아연: 청각 효소 기능 향상, 이명 감소

마그네슘: NMDA 억제, 신경 안정

NAC: 산화스트레스 제거, 소음성 손상 예방

오메가-3: 미세순환 개선, 염증 억제

비타민 D: 면역 조절, 칼슘 대사 균형, 이석 증상 완화

비타민 A, C, E: 항산화 방어막 구축, 유모세포 보호

은행잎 추출물: 내이 혈류 개선, 이명 완화

귀는 다시 들을 수 있습니다 — 조건만 갖추어 준다면. 그리고 그 조건을 만드는 것은 바로 영양소입니다.

26. 황반변성을 영양제로 뿌리째 뽑기

- 시력은 '빛을 감지하는 세포'가 살아 있어야 유지됩니다.

1) 황반변성이란 무엇인가요?

황반변성은 눈 안쪽 망막의 중심인 황반 부위에 퇴행성 변화가 생기는 질환입니다. 중심 시력이 점차 흐려지고, 사물이 왜곡되어 보이거나 글자가 뭉개져 보이는 등의 증상이 나타날 수 있습니다.

건성 황반변성(90% 이상): 망막 아래에 드루젠(drusen, 노폐물)이 쌓이며 서서히 진행됩니다.

습성 황반변성: 비정상적인 혈관이 자라나 출혈을 일으키며 급격하게 진행됩니다.

2) 약물 치료의 작용기전과 한계는 무엇인가요?

① 항-VEGF 주사(루센티스, 아일리아 등)

→ 비정상적인 신생혈관 생성을 억제합니다.

※ 습성 황반변성에 주로 사용되며, 근본적인 산화스트레스나 드루젠
제거에는 제한적입니다.

② 항산화 비타민 복합제(AREDS2 포뮬러)

→ 루테인, 지아잔틴, 아연, 비타민 C, E 등이 포함되어 있으며 진행 속도
를 늦추는 데 도움을 줍니다.

※ 하지만, 회복 자체에는 한계가 있습니다.

결론적으로 현재 치료는 출혈 억제와 진행 지연에 초점이 맞춰져 있으며, 망막세포의 에너지 회복, 산화 억제, 구조 재생에는 영양소가 핵심적인 역할을 합니다.

3) 황반변성의 대사적 원인은 무엇인가요?

미토콘드리아 기능 저하 → 광수용세포의 에너지 부족

지질 노폐물(드루젠) 축적 → 시세포 압박

활성산소 증가 → 광수용세포 손상

모세혈관 순환 저하 → 황반에 영양 공급 차단

루테인·지아잔틴 부족 → 색소 보호막 약화

자외선 과다 노출, 고혈당, 영양 결핍, 염증성 식단 등

4) 황반변성 회복에 핵심적인 영양소는 무엇인가요?

루테인 & 지아잔틴: 황반을 구성하는 색소로 자외선과 청색광을 차단하고 활성산소를 중화하여 눈을 보호합니다.

오메가-3 지방산(DHA/EPA): 망막의 주요 구성 성분으로 염증을 억제하고 세포막을 안정화합니다.

비타민 C & E: 강력한 항산화제로 시세포 손상을 막아 줍니다.

아연: 시각 효소 작동과 망막 회복을 돕습니다.

셀레늄: 항산화 효소(글루타티온 퍼옥시다제)의 보조 인자로 망막 보호에 기여합니다.

NAC(N-아세틸시스테인): 글루타티온 생성을 촉진하여 드루젠 축적과 염증을 줄입니다.

코엔자임Q10: 미토콘드리아 에너지 회복에 필수로, 광수용세포의 기능 회복을 지원합니다.

아스타잔틴: 망막을 보호하는 카로티노이드로 혈류를 개선하고 산화로부터 눈을 지켜 줍니다.

비타민 D: 염증 조절, 면역 균형, 황반 보호에 필수입니다.

5) 회복을 위한 3단계 전략

① 황반의 색소 방어막 복원

→ 루테인, 지아잔틴, 아스타잔틴 등을 통해 자외선과 광 자극으로부터 망막을 보호하는 필터를 재건합니다.

② 산화스트레스 제거와 드루젠 억제

→ NAC, 비타민 C·E, 셀레늄, 아연 등을 활용해 활성산소를 제거하고, 드루젠 축적을 억제하여 망막의 청소 시스템을 회복시킵니다.

③ 미토콘드리아 기능과 혈류 회복

→ DHA, 코엔자임Q10, 비타민 D, 오메가-3를 통해 세포 에너지 재생과 미세혈관 순환 개선을 유도합니다.

6) 황반은 '빛을 보는 창'이고, 영양은 그 창을 닦는 손입니다

황반변성은 단순히 나이가 들어서 생기는 변화가 아닙니다. 지속적인 산화스트레스와 에너지 대사 저하가 해결되지 않아 빛을 감지하는 세포들이 서서히 기능을 잃어 가는 과정입니다.

회복은 주사나 안약만으로는 불가능하며, 세포에 에너지를 공급하고, 산화로부터 보호하며, 필요한 영양을 제공하는 것에서 시작됩니다.

- 황반변성 회복에 핵심적인 영양소 정리

루테인 & 지아잔틴: 자외선·청색광 차단, 황반 보호

DHA(오메가-3): 광수용세포 안정화, 염증 억제

비타민 C, E: 항산화, 시세포 보호

아연, 셀레늄: 시각 효소 작동, 항산화 시스템 강화

NAC, 코엔자임Q10: 산화 억제, 에너지 공급

비타민 D: 염증 조절, 망막 조직 보호

아스타잔틴: 강력한 항산화, 혈류 개선

망막은 단순히 '눈'이 아니라 '신경'입니다. 그리고 그 신경은, 조건만 갖추어진다면 다시 살아날 수 있습니다.

27. 시력저하·안구건조·눈피로를 영양제로 뿌리째 뽑기

- 눈은 뇌이며, 가장 많은 영양소와 산소를 필요로 하는 조직입니다.

1) 시력저하와 눈 피로, 단순한 안구 문제일까요?

현대인에게 흔하게 나타나는 증상에는 다음과 같은 것들이 있습니다.

시력저하: 초점이 흐려지거나 근거리·원거리 조절력이 떨어지며

안구건조: 뻑뻑함, 이물감, 눈물의 증발 속도가 증가하고

눈 피로: 스마트폰·컴퓨터 등 전자기기 장시간 사용 후 무거움, 통증이 발생합니다.

이러한 증상들은 단순한 '노화'나 '사용 과다' 때문이 아니라, 산화스트레스, 영양 결핍, 미세순환 장애, 자율신경의 불균형으로 인한 결과일 수 있습니다.

2) 약물 및 인공눈물의 한계

인공눈물은 일시적인 윤활을 도와 드릴 수 있으나, 건조의 근본 원인은 해결하지 못합니다. 안약(항히스타민제, 소염제 등)은 염증을 줄일 수 있으나, 안구 표면 세포 재생에는 직접적으로 관여하지 못합니다. 영양제(AZ 포뮬러 등)는 최소한의 기준은 충족하더라도, 실제적인 회복 효과를 기대하시려면 고함량·복합적 접근이 필요합니다. 즉, 진정한 회복은 눈 조직이 필요로 하는 에너지·항산화·재생 조건을 만족시킬 때 가능합니다.

3) 눈 피로와 시력저하의 본질적 원인

루테인·지아잔틴 부족 → 청색광 차단력 약화, 망막 손상

산화스트레스 축적 → 망막·모세혈관 손상

자율신경 긴장 → 눈 근육의 초점 조절력 저하

미세혈관 순환장애 → 시신경·망막의 산소 및 영양 공급 부족

오메가-3, 비타민 A·D·C 부족 → 눈물막 불안정 및 안구건조 악화

4) 눈 건강 회복에 핵심적인 영양소

루테인 & 지아잔틴 → 자외선과 청색광을 차단하고 망막 손상을 예방하며 중심시력 유지에 필수입니다.

오메가-3(DHA/EPA) → 눈물막 형성 및 건조 완화에 도움을 드리며, 망막과 시신경의 주요 구성 성분입니다.

비타민 A(베타카로틴 포함) → 시각세포 구성 성분으로, 야맹증과 시야 흐림을 예방하는 데 중요합니다.

비타민 C, E → 렌즈 혼탁과 망막 산화를 막아 주는 강력한 항산화제로 작용합니다.

비타민 D → 눈물샘의 면역 조절에 관여하며, 안구 건조 증상 개선에 도움을 드릴 수 있습니다.

아스타잔틴 → 망막과 모세혈관을 보호하며, 눈의 피로 완화에 효과적입니다.

코엔자임Q10 → 시신경의 미토콘드리아 에너지를 보강하여 장시간 피로에 효과가 있습니다.

마그네슘 → 눈 초점을 맞추는 모양체 근육의 긴장을 완화하고 안구 관련 긴장성 두통을 줄이는 데 유익합니다.

5) 회복을 위한 3단계 전략

1단계: 시신경·망막 항산화 및 에너지 회복

루테인, 지아잔틴, 아스타잔틴, 비타민 C·E, 코엔자임Q10을 활용해 눈의 산화 손상을 줄이고 시신경의 에너지 생성 능력을 높입니다.

2단계: 안구건조 회복 및 눈물막 안정화

오메가3, 비타민 A·D, 아연, 마그네슘 등을 통해 눈물막의 형성과 점막 면역을 회복시키고 건조함을 개선합니다.

3단계: 눈 근육 이완과 자율신경 안정화

마그네슘, 코엔자임Q10, 비타민 B군을 활용해 모양체 근육의 긴장을 낮추고 초점 조절력을 회복시켜 눈의 피로를 줄입니다.

6) 눈은 뇌의 일부이며, 회복 가능한 조직입니다

눈은 단지 '빛을 보는 창'이 아니라, 신경, 혈관, 에너지 대사, 면역 반응이 정교하게 작동하는 조직입니다. 눈이 피로하다는 것은 에너지가 고갈되었거나 산화가 누적되었거나, 재생에 필요한 영양소가 부족하다는 신호일 수 있습니다.

그 회복은 인공눈물이 아니라 세포가 스스로 복구할 수 있도록 돕는 회복 조건을 만들어 주는 영양소에서 시작됩니다.

- 눈 건강 회복에 핵심적인 영양소 정리

루테인·지아잔틴: 청색광 차단, 망막 보호

오메가-3(DHA/EPA): 눈물막 안정화, 망막 구성

비타민 A: 시각세포 보호, 야맹증 예방

비타민 C·E: 항산화, 망막 및 렌즈 보호

아스타잔틴: 항산화, 눈 피로 완화

비타민 D: 눈물샘 면역 조절, 안구건조 개선

코엔자임Q10: 미토콘드리아 기능 회복, 시신경 피로 완화

마그네슘: 근육 안정, 초점 조절력 강화

눈은 하루도 쉬지 않고 일하는 장기입니다. 그만큼 영양 회복 역시, 가장 먼저 시작되어야 합니다.

28. 메니에르병·어지럼증을 영양제로 뿌리째 뽑기
- 귀와 뇌, 자율신경의 균형이 무너질 때 어지럼은 시작됩니다.

1) 메니에르병과 어지럼증이란?

메니에르병은 반복적인 어지럼증, 이명, 청력저하, 귀 먹먹함 등을 동반하며, 내이(내림프강)의 압력 증가로 인해 발생하는 질환입니다. 어지럼증은 자율신경, 뇌혈류, 내이의 평형기관, 눈과 목의 감각 이상 등 복합적인 원인으로 인해 나타나는 증상으로, 다음과 같은 증상과 함께 동반되실 수 있습니다.

회전성 어지럼

귀울림, 귀 먹먹함

청력 감소

메스꺼움, 식은땀

집중력 저하, 불안감

2) 약물 치료의 작용기전과 한계

① 이뇨제

→ 내림프액의 과잉 제거를 도와 줍니다.

※ 수분 대사 조절에는 효과적이나, 구조적 회복에는 한계가 있습니다.

② 혈류개선제(은행잎 추출물 등)

→ 내이의 미세혈관 순환을 개선합니다.

※ 일시적 효과는 있으나 장기적인 회복에는 한정적입니다.

③ 진정제·항히스타민제

→ 신경 흥분을 줄여 어지럼 증상을 완화합니다.

※ 자율신경 조절에는 도움이 되나, 근본적인 원인을 치료하지는 못합
　　니다.

④ 스테로이드(염증성일 경우)

→ 내이의 염증을 줄여 주는 역할을 합니다.

※ 반복 사용 시 전신에 부담을 줄 수 있으며, 장기적 해결책으로는 어렵
　　습니다.

즉, 약물은 증상 조절에는 유효하지만, 평형감각, 세포 기능 회복, 미세
순환 안정화에는 한계가 존재합니다.

3) 메니에르병의 자연치유적 원인

내림프액 흡수장애 또는 과잉 생산 → 내이압 증가

내이 미세혈관의 순환 저하 → 산소와 영양 공급 부족

청각세포 및 전정신경의 과흥분 → 어지럼, 이명 유발

산화스트레스 누적 → 조직 손상, 감각세포 기능 저하

자율신경계 불균형 → 부교감과 교감신경의 조화 붕괴

4) 회복을 위한 핵심 영양소

마그네슘

→ 신경의 과흥분을 억제하고, 혈관을 이완시켜 어지럼 증상을 완화해
  줍니다.

→ NMDA 수용체를 억제하여 신경 안정에 도움을 드립니다.

코엔자임Q10

→ 전정기관 세포의 ATP 생성 증가 및 산화스트레스 방어에 기여합니다.

은행잎 추출물(Ginkgo Biloba)

→ 내이 및 뇌의 혈류를 개선하고, 어지럼 및 이명 증상을 완화합니다.

비타민 B6, B12

→ 청신경과 전정신경의 안정화 및 감각 회복을 돕습니다.

오메가-3 지방산(EPA/DHA)

→ 혈액 점도를 낮추고 내이 염증을 줄여 줍니다.

NAC(N-아세틸시스테인)

→ 글루타티온 생성을 통해 산화스트레스를 줄이고 세포 손상을 예방합
　니다.

비타민 D

→ 칼슘 대사를 조절하여 이석증 관련 균형 장애 개선에 기여하며,

→ 면역 균형 회복과 내이 염증 조절에도 도움이 됩니다.

아연

→ 청각신경 효소 작용을 돕고, 면역 기능 회복에도 필요합니다.

L-카르니틴

→ 미토콘드리아 기능을 강화하여 감각세포에 에너지를 공급합니다.

5) 회복을 위한 3단계 전략

1단계: 내이 순환과 신경 안정 회복

→ 은행잎 추출물, 마그네슘, 오메가3, 코엔자임Q10을 통해 내이 혈류
와 신경 홍분 상태를 안정화시킵니다.

2단계: 감각세포 항산화 및 에너지 회복
→ NAC, 아연, 비타민 C·E, 비타민 B군을 활용해 감각기관 세포의 회복
력과 항산화 방어력을 향상시킵니다.

3단계: 자율신경 균형 회복과 재발 방지
→ 비타민 D, 마그네슘, 코엔자임Q10, 아슈와간다를 통해 스트레스와
자율신경의 불균형을 조절하여 재발 가능성을 낮춥니다.

6) 어지럼증은 몸이 중심을 잃었다는 경고입니다

메니에르병은 단순히 '귀의 문제'가 아니라, 신경계, 혈류, 면역, 대사 전
체의 균형 붕괴에서 비롯되는 질환입니다. 억누르기보다는 회복, 눌러 놓
기보다는 다시 균형을 맞추는 전략이 필요합니다. 그리고 그 균형을 다시
만들어 주는 회복의 열쇠는 영양소입니다.

• 메니에르병·어지럼증 회복에 핵심적인 영양소 정리

마그네슘: 신경 안정, 혈관 이완
은행잎 추출물: 내이 혈류 개선, 어지럼·이명 완화

코엔자임Q10: 세포 에너지 회복, 산화스트레스 방어

비타민 B6, B12: 전정신경 안정화, 감각 회복

NAC: 글루타티온 생성, 세포 손상 예방

오메가3: 염증 억제, 미세순환 개선

비타민 D: 자율신경 균형 조절, 면역 안정화

아연: 신경 효소 기능 조절, 회복 촉진

몸이 중심을 잃었을 때, 다시 중심을 잡아 주는 가장 자연스러운 방법은 '영양소'로 회복 조건을 만들어 주는 것입니다.

29. ADHD·주의력 저하를 영양제로 뿌리째 뽑기

- 뇌는 '조절'을 잃은 것입니다. 회복에는 에너지와 균형이 필요합니다.

1) ADHD란 무엇인가요?

주의력결핍 및 과잉행동장애(ADHD)는 주의력 부족, 충동조절의 어려움, 과잉행동, 감정 기복 등의 증상을 보이는 신경발달 질환입니다. 이러한 증상들은 단순한 '성격의 문제'가 아니라, 전두엽 기능 저하, 도파민 및 노르에피네프린 대사 이상, 뇌 미세염증, 영양소 결핍, 자율신경 불균형 등 복합적인 생리적 요인이 작용한 결과입니다.

2) 약물 치료의 작용기전과 한계

① 메틸페니데이트(콘서타, 리탈린)

→ 도파민과 노르에피네프린의 재흡수를 억제하여 시냅스 내 농도를 증가시킵니다.

※ 일시적인 집중력 향상 효과는 있으나, 불면, 식욕 저하, 심박수 증가

등 부작용이 나타날 수 있습니다.

② 아토목세틴(스트라테라)

→ 선택적으로 노르에피네프린의 재흡수를 억제하는 작용을 합니다.

※ 효과가 나타나기까지 수 주가 소요되며, 일부에서는 반응이 없는 경
  우도 있습니다.

③ 항불안제·수면유도제

→ 과흥분된 신경을 안정시키는 보조 용도로 사용됩니다.

이러한 약물들은 단기적인 집중력 향상에는 도움을 줄 수 있지만, 뇌의
발달, 신경 대사의 회복, 정서적 안정에는 직접적인 회복 효과를 제공하지
못하며, 장기 복용 시 의존성과 약효 감소 문제가 발생할 수 있습니다.

3) ADHD의 자연치유적 원인

도파민, 노르에피네프린 대사 불균형

오메가3, 마그네슘, 철분, 아연 등의 미량 영양소 결핍

미토콘드리아 기능 저하로 인한 뇌 에너지 생성 부족

글루텐, 카제인에 대한 민감성 및 장누수로 인한 신경 독소 유입

염증성 식이로 인한 뇌 미세염증

자율신경계 과흥분으로 인한 감정 조절 실패 및 불면, 과민 반응

4) ADHD 회복에 핵심적인 영양소

오메가-3 지방산(EPA/DHA)

→ 전두엽 시냅스 안정화 및 신경막 유연성 회복을 도와주며, 집중력 및
충동성 개선에 대한 임상적 효과가 확인된 바 있습니다.

마그네슘

→ NMDA 수용체 억제를 통해 신경과민을 완화시키며, 도파민 수용체
의 민감도를 유지하는 데 도움을 드립니다.

아연

→ 도파민 생성 보조에 필요하며, 신경전달물질의 균형을 유지해 줍니
다. 아연 결핍 시 충동성 및 과잉행동이 증가할 수 있습니다.

철분

→ 도파민 합성의 핵심 효소인 티로신 하이드록실라제의 작용에 필수적
이며, 철 결핍 시 집중력 저하와 과민 반응이 나타날 수 있습니다.

비타민 B6, B12, 엽산

→ 신경전달물질의 합성과 분해에 필요한 메틸화 대사에 관여하며, 세
로토닌 및 도파민 대사 조절에 중요한 역할을 합니다.

NAC(N-아세틸시스테인)

→ 항산화 작용을 통해 뇌의 미세염증을 완화하며, 감정 조절에도 도움
  을 줍니다.

비타민 D

→ 뇌의 면역 조절, 신경 성장 인자의 활성에 영향을 주며, 낮은 수치는
  ADHD 발생과 관련이 있다는 보고도 있습니다.

L-카르니틴

→ 미토콘드리아의 에너지 생성을 촉진하여, 뇌 피로 회복에 도움을 드
  립니다.

콜린, 이노시톨

→ 신경막 구성 성분으로 작용하며, 기억력과 인지력 개선을 보조합니다.

프로바이오틱스, 글루타민

→ 장-뇌 축을 회복시키고 장누수를 개선함으로써, 신경 흥분을 유발하
  는 독소 유입을 차단합니다.

5) 회복을 위한 3단계 전략

1단계: 신경전달물질 균형 회복

→ 오메가-3, 마그네슘, 아연, 철, 비타민 B군을 통해 도파민 및 노르에피

네프린 대사의 균형을 회복합니다.

2단계: 뇌 염증 완화 및 에너지 대사 회복
→ NAC, 비타민 D, L-카르니틴, 코엔자임Q10을 활용하여 뇌의 미세염
증을 줄이고, ATP 생성 능력을 강화합니다.

3단계: 장-뇌 축 회복 및 자율신경 안정화
→ 프로바이오틱스, 글루타민, 테아닌, 아슈와간다를 활용하여 장 기능
과 자율신경계의 균형을 회복시키고, 과민 반응을 진정시킵니다.

6) 뇌는 균형을 원하며, 영양은 그 균형의 언어입니다

ADHD는 뇌가 '고장 난 상태'가 아니라, 신경 대사의 균형을 잃은 상태입
니다. 억제는 일시적 해결책일 뿐이며, 진짜 회복은 다음을 가능하게 하는
조건을 만드는 데서 시작됩니다.

신경전달물질을 스스로 생성할 수 있는 능력
감정을 조절할 수 있는 신경 안정성
집중할 수 있는 에너지 시스템

그리고 이러한 조건은 영양소를 통해 회복될 수 있습니다.

   만성질환 뿌리째 뽑기 영양혁명

- ADHD·주의력 저하 회복에 핵심적인 영양소 요약

오메가-3: 전두엽 안정화, 집중력 향상

마그네슘: 신경 안정, 충동성 조절

아연, 철분: 도파민 대사 조절, 주의력 개선

비타민 B6·B12·엽산: 신경 대사, 감정 안정

NAC: 항산화, 감정 기복 완화

비타민 D: 뇌 면역 조절

L-카르니틴: 뇌 에너지 회복

프로바이오틱스, 글루타민: 장-뇌 축 회복, 자극성 감소

아이의 집중력과 감정 안정은 '억제'가 아닌 '회복된 대사 환경'에서 시작됩니다. 그 회복을 여는 열쇠는 바로 영양소입니다.

30. 자폐스펙트럼(ASD)을 영양제로 뿌리째 뽑기

- 신경 발달은 유전뿐 아니라 '환경과 영양'의 조율로 달라질 수 있습니다.

1) 자폐스펙트럼장애(ASD)란 무엇인가요?

자폐스펙트럼장애는 언어, 사회적 상호작용, 감각 조절, 행동 조절의 발달이 지연되거나 편향된 상태를 의미합니다. 이는 단순한 발달 지연이 아니라, 신경 발달, 면역, 해독 기능, 장 건강, 영양 대사가 복합적으로 얽힌 다계통성 신경장애라고 볼 수 있습니다.

2) 약물 치료의 기전과 그 한계는 무엇인가요?

현재 자폐스펙트럼 자체를 근본적으로 치료하는 약물은 없습니다. 다만 과잉행동, 분노, 수면장애, 불안 등 행동 문제를 조절하기 위해 아래와 같은 약물들이 사용됩니다.

① 항정신병제(리스페리돈, 아리피프라졸)

→ 공격성과 자극성을 줄여 줍니다.

※ 체중 증가, 수면장애, 정서 둔화 등 부작용이 있습니다.

② 항불안제·수면제

→ 과흥분된 신경을 진정시키는 데 도움이 됩니다.

※ 내성 및 인지 기능 저하 가능성이 있습니다.

③ ADHD 계열 약물

→ 주의력 결핍이 동반된 경우에 제한적으로 사용됩니다.

이처럼 약물은 증상 조절에 도움은 줄 수 있지만, 신경 발달과 대사 회복에는 직접적인 도움을 주지 못합니다.

3) 자폐스펙트럼의 자연치유적 원인은 무엇인가요?

메틸화 대사의 이상(MTHFR 유전자 변이 포함) → 도파민, 세로토닌, 글루타티온 대사 이상

해독 기능 저하 → 중금속, 환경 독소의 체내 축적

장내 미생물 불균형 및 장누수 → 독성 대사물이 뇌 기능에 영향을 줍니다.

미토콘드리아 기능 저하 → 인지, 언어, 사회적 반응 지연의 원인, 산화 스트레스의 과잉 및 글루타티온 결핍

영양소 결핍 → 아연, 마그네슘, 오메가3, 비타민 B군 등의 부족이 흔하게 나타납니다.

4) 자폐스펙트럼 회복에 중요한 핵심 영양소는 무엇인가요?

메틸화 지원 3종
: 5-MTHF(엽산), 메틸코발아민(B12), 피리독살-5-인산(B6)
→ 신경전달물질 합성, 글루타티온 생성, 해독 대사 회복

글루타티온 / NAC
→ 항산화 및 해독 시스템 강화
→ 자폐 아동에게서 수치가 낮은 경우가 많습니다.

오메가-3(EPA/DHA)
→ 신경세포막 안정화, 전두엽 활성화, 언어 및 행동 개선

마그네슘
→ 신경의 흥분 억제, 수면 질 향상

아연

→ GABA 수용체 기능 강화, 장 점막 회복, 신경 세포 성장에 필요

→ 자폐 아동에게서 결핍이 흔하게 관찰됩니다.

비타민 D

→ 신경 성장, 면역 조절, 도파민 회로 안정화

L-카르니틴 & 코엔자임Q10

→ 미토콘드리아 에너지 생산, 뇌 기능 회복

타우린, 세린, 글리신

→ 억제성 신경전달물질 보완, 감각 과민 반응 조절

프로바이오틱스 + 글루타민

→ 장-뇌 축 안정화, 장누수 회복, 독성 대사물 차단

스핑고미엘린, 콜린, 이노시톨

→ 신경세포막 형성, 언어 발달 및 감정 조절에 기여

5) 회복을 위한 3단계 전략은 어떻게 구성되나요?

1단계: 해독 경로와 항산화 회복

→ NAC, 글루타티온, 비타민 C, 셀레늄을 중심으로 중금속과 환경 독소
를 배출하고 산화스트레스에 대한 방어력을 회복시킵니다.

2단계: 신경전달물질 대사 정상화
→ B6, B12, 5-MTHF, 아연, 마그네슘, 오메가-3를 통해 세로토닌 및 도파
민의 합성-분해 대사를 안정시켜 정서적 안정과 주의력 향상을 유도
합니다.

3단계: 장-뇌 축 안정화와 에너지 대사 회복
→ 프로바이오틱스, 글루타민, 코엔자임Q10, L-카르니틴을 통해 장-뇌
독소 경로를 차단하고, 에너지 공급 시스템을 회복시켜 행동 반응성
과 인지 기능을 개선합니다.

6) 자폐는 고정된 뇌가 아니라, 회복 가능한 뇌의 반응입니다

ASD는 유전적 요인뿐 아니라, 환경, 해독 기능 저하, 산화스트레스, 영
양 결핍이 복합적으로 작용한 결과입니다. 따라서 회복은 유전자를 바꾸
는 것이 아니라, 대사를 회복시키고, 해독 기능을 강화하며, 뇌가 다시 성
장할 수 있는 조건을 만들어 주는 것으로부터 시작됩니다. 그리고 그 회
복의 열쇠는, 뇌가 요구하는 언어인 '영양소'를 제대로 공급해 주는 것입
니다.

 만성질환 뿌리째 뽑기 영양혁명

- 자폐스펙트럼 회복에 핵심적인 영양소 요약

메틸화 3종(B6, B12, 5-MTHF): 신경 대사 회복

글루타티온, NAC: 해독 및 항산화 방어

오메가-3: 전두엽 기능, 언어·감정 반응 개선

아연, 마그네슘: 억제성 신경 안정화, 감각 조절

비타민 D: 뇌 발달, 면역 균형 조절

L-카르니틴, 코엔자임Q10: 뇌 에너지 공급

프로바이오틱스, 글루타민: 장-뇌 축 회복, 독소 차단

콜린, 스핑고미엘린: 신경세포막 강화, 인지력 보완

자폐는 조절력을 잃은 상태일 뿐입니다. 회복은 가능합니다. 그리고 그 회복의 시작은, 영양소로부터입니다.

31. 다운증후군을 영양제로 뿌리째 뽑기

- 21번 염색체의 중복은 회복을 막는 벽이 아니라, 관리해야 할 조건일 뿐입니다.

1) 다운증후군(Trisomy 21)이란 무엇인가요?

다운증후군은 21번 염색체가 3개로 중복되어 발생하는 유전 질환으로, 지적 발달 지연, 근긴장 저하, 심장 및 소화기 기형, 면역 약화, 조기 노화 등의 특징을 동반합니다. 하지만 중요한 점은, 이 증후군이 '멈춰 있는 상태'가 아니라 '적응과 조율이 필요한 대사 조건'이라는 점입니다.

2) 다운증후군에서 나타나는 대사적 취약성은 어떤 것이 있나요?

SOD1 유전자 과발현 → 활성산소 과잉 생성 → 산화스트레스 증가

CBS 유전자 과발현 → 메틸화 경로 차단 → 호모시스테인 저하

신경 발달 인자 불균형 → GABA, NMDA 수용체 기능 저하

갑상선 기능 저하, 면역력 약화, 근긴장 저하

기억력, 언어, 주의력 등의 전반적인 제한

이러한 상태들은 영양소를 통해 기능적으로 조절 가능하며, 신경 대사와 성장 환경을 회복시키는 전략이 필요합니다.

3) 약물 치료의 한계는 무엇인가요?

다운증후군 자체를 치료하는 약물은 없으며, 보통 다음과 같은 보조 치료가 이루어집니다.

갑상선저하증 → 레보티록신
심장 기형 → 수술
면역 약화 및 감염 → 항생제
발달 지연 → 재활치료

이러한 치료는 기능 유지에는 도움이 되지만, 신경 대사나 유전자 발현 조절에는 기여하지 못합니다.

4) 회복 지원을 위한 핵심 영양소에는 어떤 것들이 있나요?

메틸화 지원군
: 5-MTHF, 메틸코발아민(B12), 피리독살-5-인산(B6)
→ DNA 복구, 신경전달물질 합성, 호모시스테인 균형 회복

EGCG(녹차 추출물)

→ DYRK1A 유전자 조절 → 기억력 및 신경가소성 향상

NAC/글루타티온

→ 산화스트레스 제거, SOD1 과발현 조절

아연 + 셀레늄

→ 면역세포 강화, 갑상선 기능 유지, 항산화 효소 활성

오메가-3(DHA/EPA)

→ 뇌세포막 안정화, 언어 능력 및 기억력 개선

비타민 D

→ 면역 균형 유지, 뇌 발달 보조, 염증 억제

마그네슘

→ GABA 조절, 신경 안정, 수면 질 향상

L-카르니틴 + 코엔자임Q10

→ 미토콘드리아 에너지 대사 회복, 운동 능력 및 주의력 향상

콜린 + 이노시톨

→ 세포막 구성 지원, 학습·기억력 강화

   만성질환 뿌리째 뽑기 영양혁명

타우린

→ 해독 기능 보조, 간 기능 보호, 신경 안정

프로바이오틱스 + 글루타민

→ 장-뇌 축 안정화, 장누수 개선, 흡수율 향상

5) 회복을 위한 3단계 전략은 어떻게 구성되나요?

1단계: 산화스트레스 제거 및 해독 회복

→ NAC, 글루타티온, EGCG, 비타민 C, 셀레늄을 활용하여 SOD1 유전자 과발현으로 인한 산화스트레스를 줄이고, 해독 시스템을 복원합니다.

2단계: 메틸화 회복과 신경 대사 안정화

→ B6, B12, 5-MTHF, 아연, 타우린, 마그네슘을 통해 신경전달물질 대사를 조절하고, 감정 안정 및 DNA 회복을 유도합니다.

3단계: 인지·운동·면역 기능 강화

→ 오메가3, L-카르니틴, 코엔자임Q10, 비타민 D, 콜린 등을 통해 뇌 가소성 향상, 운동 조절력 증가, 면역 체계 회복을 돕습니다.

6) 다운증후군은 '변형된 조절 시스템'일 뿐, 회복 가능한 조건입니다

염색체 자체는 바꿀 수 없지만, 그 유전자의 발현과 기능은 영양과 환경을 통해 얼마든지 조절될 수 있습니다. 다운증후군은 포기해야 하는 상태가 아니라, 지속적인 조율과 회복이 필요한 생리 조건입니다.

그 회복의 핵심은, 해독을 돕고, 대사를 조절하며, 뇌 기능을 성장시키는 영양소를 맞춤형으로 공급하는 것입니다.

• 다운증후군 회복 지원에 핵심적인 영양소 요약

메틸화 3종(B6, B12, 5-MTHF): DNA 대사, 신경전달물질 회복

EGCG: DYRK1A 조절, 인지력 향상

NAC, 글루타티온: 산화스트레스 제거, 해독 기능 강화

오메가-3, L-카르니틴, 코엔자임Q10: 뇌 에너지 회복, 운동 능력 보완

아연, 셀레늄: 면역력 향상, 갑상선 기능 유지

콜린, 이노시톨: 기억력, 세포막 안정화

비타민 D, 마그네슘: 신경 안정화, 수면 개선, 면역 보조

프로바이오틱스, 글루타민: 장 기능 회복, 흡수율 개선

다운증후군은 회복을 도와야 하는 '환경형 대사 증후군'입니다. 그리고 그 회복은, 영양에서부터 시작됩니다.

32. 신장기능 저하를 영양제로 뿌리째 뽑기

- 신장은 해독기관이자 생명 조율자입니다. 회복은 대사와 항산화에서 시작됩니다.

1) 신장기능 저하란 무엇인가요?

신장은 다음과 같은 중요한 기능을 수행하는 기관입니다.

노폐물과 독소 배출

수분과 전해질 균형 조절

산-염기 평형 유지

혈압 조절(레닌-안지오텐신계)

적혈구 생성 조절(EPO 분비)

비타민 D의 활성화

신장기능이 저하되는 만성 신장질환(CKD)은 사구체 여과율(GFR)이 감소하면서 다음과 같은 증상을 유발할 수 있습니다:

피로, 부종, 소변량 변화

야뇨, 피부 가려움, 빈혈

고혈압, 전해질 불균형(예: 고칼륨혈증)

2) 약물 치료의 기전과 한계는 무엇인가요?

ACE 억제제, ARB

→ 사구체 내압을 낮추고 단백뇨를 줄여 줍니다.

※ 혈압 조절에는 효과적이나, 신장 세포의 재생에는 기여하지 못합니다.

이뇨제, 인산결합제, 칼륨 조절제

→ 전해질 조절과 부종 완화에는 도움이 되지만, 기능 회복은 어렵습니다.

EPO, 알칼리화제(중탄산나트륨)

→ 빈혈 개선 및 산성 체질 완화에 사용되며, 보조 요법에 해당합니다.

결과적으로, 기존 약물 치료는 대부분 '유지'와 '억제' 중심이며, 신장의
재생을 유도하려면 항산화력과 미토콘드리아 대사 회복이 핵심입니다.

3) 신장기능 저하의 자연치유적 원인은 무엇인가요?

산화스트레스 증가 → 사구체 손상과 미세 염증 유발

고혈당·고혈압 → 혈관 내압 상승으로 사구체 손상 가속화

만성 염증 → 세뇨관 섬유화 진행

요독 축적 → 미토콘드리아 기능 저하

과도한 단백질 대사, 산성 식습관 → 조직 손상 유발

4) 회복에 핵심적인 영양소는 무엇인가요?

NAC(N-아세틸시스테인)

→ 글루타티온 전구체, 요독 제거, 산화 억제 작용

→ 사구체 보호에 대한 다수 연구 존재

알파리포산(ALA)

→ 강력한 항산화 효과, 혈당 안정, 미토콘드리아 보호

코엔자임Q10

→ 신장세포 에너지 대사 회복, 섬유화 억제 작용

비타민 D3

→ 레닌-안지오텐신계 조절, 면역 안정화

→ 만성 신장질환에서 매우 자주 결핍됨

오메가-3(EPA/DHA)

→ 염증 억제, 혈관 보호, 단백뇨 감소에 도움

비타민 C(저용량)

→ 항산화 작용, 혈관 안정화

※ 고용량은 산성 부하 우려가 있으므로 주의 필요

아연 + 셀레늄

→ 항산화 효소 보조, 세포막 안정화

L-카르니틴

→ 신장성 빈혈 개선, 에너지 대사 회복에 기여

프로바이오틱스(유레미크 톡신 감소 유익균)

→ 장-신장축 회복, 요독 생성 감소 효과

5) 회복을 위한 3단계 전략은 어떻게 되나요?

1단계: 항산화 방어 회복 및 독소 제거

→ NAC, 알파리포산, 오메가3, 비타민 C, 아연, 셀레늄을 활용하여 사
   구체의 산화 손상을 줄이고, 만성 염증과 섬유화 진행을 완화합니다.

2단계: 에너지 대사 및 미토콘드리아 회복

     만성질환 뿌리째 뽑기 영양혁명

→ 코엔자임Q10, L-카르니틴, 비타민 D3를 통해 신장세포의 에너지 생산 능력을 회복하고, 재생에 유리한 환경을 조성합니다.

3단계: 장-신장축 복원과 대사 해독
→ 프로바이오틱스, 저단백·저인 식이, 알칼리성 식품을 통해 요독 생성 감소, 산성 체질 개선, 신장의 부담을 경감시킵니다.

6) 신장은 정화기관이지만, 회복 조건이 필요합니다

신장 기능은 서서히 무너집니다. 그리고 회복도 서서히, 조용히, '조건'을 바꾸는 것에서 시작됩니다.

억제가 아니라 산화 억제, 억지 유지가 아니라 에너지 회복, 증상 완화가 아니라 독소 제거와 재생 환경 조성. 이것이 진짜 회복의 경로입니다. 그 회복을 설계할 수 있는 가장 안전하고 효과적인 접근은 바로 영양소입니다.

- 신장기능 저하 회복에 핵심적인 영양소 요약

NAC, 알파리포산: 항산화, 글루타티온 생성 지원

코엔자임Q10, L-카르니틴: 미토콘드리아 회복, 피로 개선

비타민 D3: 면역, 혈압, 칼슘 대사 조절

오메가-3: 염증 억제, 혈관 보호

아연, 셀레늄: 세포막 보호, 항산화 효소 작동

프로바이오틱스: 요독 감소, 장-신장 축 개선

비타민 C(저용량): 혈관 보호, 산화 억제

신장은 침묵의 장기입니다. 하지만 그 회복도, 영양을 통해 조용히 시작
될 수 있습니다.

33. 하지무력증을 영양제로 뿌리째 뽑기

- 다리가 힘 빠질 때, 몸은 이미 에너지를 보내지 못하고 있습니다.

1) 하지무력증이란?

'하지무력증'은 특별한 부상이 없는데도 다리에 지속적인 힘 빠짐, 무거움, 버티기 어려움이 나타나는 상태입니다. 계단을 오를 때, 장시간 서 있을 때, 혹은 앉았다 일어설 때 다리가 덜덜 떨리는 증상을 포함합니다. 이는 단순한 근력 부족 문제가 아니라, 신경계, 혈류, 에너지 대사, 미네랄 대사 이상이 복합적으로 얽힌 현상입니다.

2) 주요 원인

① 미토콘드리아 기능 저하 → 근육 에너지 부족
- 특히 허벅지, 종아리 등 큰 근육에서 ATP 소모량이 커 무력감이 두드러짐

② 전해질 불균형(마그네슘, 칼륨, 칼슘 부족)

- 근육 수축·이완의 전기적 신호 전달 장애

③ 빈혈 또는 철분 부족 → 산소 운반 저하

- 근육이 산소 공급 없이 쉽게 피로해짐

④ 말초 혈류 장애(혈관 탄성 저하, 하지정맥류 등)

- 혈액 공급 감소로 영양소 전달·노폐물 회수 어려움

⑤ 자율신경 이상 → 하지로의 에너지 우선 공급 차단

- 교감신경 항진 시 위기대응 모드로 손발 말단에 에너지 차단

3) 흔히 처방되는 약물과 한계

혈액순환개선제(실로스타졸 등)

→ 말초혈관 확장을 도와 일시적 순환 개선

→ 하지만 근본 원인인 미토콘드리아 기능저하나 전해질 부족은 해결하
  지 못함

진통제/근이완제(에페리손, 톨페리손 등)

→ 통증 완화, 긴장 완화는 되지만 에너지 회복은 이루어지지 않음

→ 장기 사용 시 근육 반응성 저하와 위장장애 발생 가능

4) 회복을 위한 영양소 전략

① 미토콘드리아 기능 회복 → 에너지 생산 증가

코엔자임Q10: ATP 생성 핵심. 심장·근육 기능 개선

L-카르니틴: 지방산을 에너지로 전환

알파리포산(ALA): 산화 방지 + 미토콘드리아 회복 촉진

B군 복합체: NADH, FADH 생산에 필수. 대사 회복

② 전해질 균형 회복 → 근육 신호 전달 안정화

마그네슘: 신경 자극 억제, 근육 이완 조절

칼륨·칼슘: 근육 수축 및 심장 박동 유지

※ 마그네슘과 칼륨은 흡수율을 고려하여

구연산염(citrate) or 글리시네이트(glycinate) 형태 추천

③ 혈류 개선 + 산소 전달 강화

오메가-3(EPA 중심): 혈관 염증 억제, 미세순환 개선

아르기닌, 시트룰린: 산화질소(NO) 생성 → 말초혈관 확장

철분 + 비타민 C: 산소 운반력 강화

④ 신경근 재생 및 말초신경 회복

비타민 B1(벤포티아민): 말초신경 회복, 당대사 안정

비타민 B12(메틸코발아민): 신경 재생

비타민 D: 근골격계 회복 + 염증 억제

5) 자연치유 관점에서의 핵심 포인트

하지무력감은 단순한 근육 문제가 아닙니다. 회복은 반드시 세포 수준의 에너지 공급, 자율신경 안정, 혈류 개선, 전해질 균형이라는 다층적 조건이 충족되어야 가능합니다.

6) 하지무력증 회복을 위한 영양제 요약

하루 루틴 예시(증상에 따라 조정)
아침: 코엔자임Q10 + B군 + 철분
점심: 오메가-3 + 비타민 C
저녁: 마그네슘 + L-카르니틴 + ALA
취침 전: 글리신 + 비타민 D + B12
※ 복용량은 연령, 체중, 신장 상태에 따라 전문가와 상의 필요

하지무력증은 "다리 힘 부족"이 아니라, "몸 전체 에너지 흐름의 이상"에서 비롯됩니다. 회복은 국소가 아닌 전신의 균형을 복원할 때 비로소 시작되며, 그 중심에는 세포 에너지 회복과 영양 균형이 자리 잡고 있습니다.

34. 지루성피부염·두피염·탈모를 영양제로 뿌리째 뽑기

- 머리카락은 단순한 '모발'이 아니라, 대사와 면역의 신호등입니다.

1) 지루성피부염과 두피염, 탈모는 연결되어 있습니다

지루성피부염이나 두피염은 두피의 기름 과다 분비, 각질, 가려움, 붉은 반점 등의 증상으로 나타나며, 이는 종종 탈모의 전조 증상이 되거나 탈모를 더욱 촉진시키는 원인이 되기도 합니다.

탈모는 다양한 원인이 있지만, 다음과 같은 공통된 메커니즘이 함께 작용합니다:

피지 과다 및 산화된 지방 축적

모낭 주변의 만성 염증

호르몬 대사 이상(DHT 증가)

두피 모세혈관 순환 장애 및 산소 부족

아연, 철, 비오틴 등의 미량 영양소 결핍

만성 스트레스와 자율신경의 불균형

2) 기존 치료의 기전과 한계는 무엇인가요?

케토코나졸 샴푸 및 항진균제: 말라세지아 곰팡이를 억제하여 염증을 줄이지만, 장기적으로는 두피를 건조하게 만들거나 내성이 생길 수 있습니다.

스테로이드 외용제: 강한 염증 억제 효과는 있지만, 지속 사용 시 피부 위축과 리바운드 현상을 유발할 수 있습니다.

미녹시딜, 피나스테리드: 혈류를 늘리거나 DHT를 억제하여 일시적 개선 효과는 있으나, 탈모의 근본적 회복에는 한계가 있습니다.

탈모샴푸, 외부 보조 영양제: 모발 상태 개선에 일시적으로 도움이 되지만, 내부적인 영양과 대사 회복 없이는 장기적인 효과를 보기 어렵습니다.

3) 두피 트러블과 탈모의 자연치유적 원인

활성산소와 과다 피지가 결합하여 염증성 지질막 형성
5α-환원효소 과활성 → DHT 증가 → 모낭 위축
아연, 철분, 비오틴, B군 비타민 결핍 → 모근 세포 성장 저하
두피 모세혈관 순환 저하 → 산소와 영양 공급 부족
장내 환경 불균형 → 염증 유발 물질의 유입 증가

부신 피로 및 교감신경 항진 → 모발 성장 리듬 붕괴

4) 회복을 위한 핵심 영양소는 무엇인가요?

아연: DHT 수치 조절, 피지선 안정화, 염증 억제에 중요한 역할을 하며, 두피 면역 회복에도 핵심입니다.

비오틴(비타민 B7): 케라틴 합성을 돕고, 모근 세포의 성장과 유지에 필수적인 영양소입니다.

비타민 B6, B12, 엽산: 단백질 합성, 혈류 개선, 스트레스 대응력 향상에 기여합니다.

오메가-3 지방산(EPA/DHA): 항염 작용을 통해 피지의 염증성을 줄이고, 두피 지질막의 균형을 도와줍니다.

감마리놀렌산(GLA): 피지 분비 조절 및 항염 효과, 여성 호르몬 균형 회복에 도움이 됩니다.

비타민 D: 두피 면역 체계 안정화, 모낭의 성장 인자 활성화에 필수적입니다.

철분(페리틴 기준): 모근 세포에 산소를 전달하는 데 꼭 필요하며, 특히 여성 탈모의 핵심 원인 중 하나입니다.

NAC/글루타티온: 산화된 피지를 해독하고, 모근 주변 환경을 깨끗하게 유지해 줍니다.

실리카(규소): 콜라겐 합성에 관여하며, 모발의 탄력과 결합력을 강화시켜 줍니다.

L-아르기닌: 혈관 확장 작용을 통해 두피로 가는 혈류를 개선하고, 영양 전달을 증가시킵니다.

5) 회복을 위한 3단계 전략

1단계: 두피 염증 억제와 지질막 안정화
오메가3, 감마리놀렌산, 아연, 비타민 D 등을 통해 두피의 염증 반응과 피지 과다 상태를 안정화시켜 줍니다.

2단계: 모근 재생을 위한 영양소 공급
비오틴, 철분, 실리카, B군 비타민 등을 통해 모근 세포의 성장에 필요한 영양소와 환경을 조성합니다.

3단계: 혈류 회복과 독소 제거 시스템 회복

L-아르기닌, 코엔자임Q10, NAC 등을 통해 두피의 모세혈관 순환을 회복시키고, 독소와 산화스트레스를 제거하여 건강한 모낭 환경을 만듭니다.

6) 두피와 모발은 장기적으로 조율해야 하는 '미세조직'입니다

탈모는 단순히 머리카락이 빠지는 문제가 아닙니다. 그것은 우리 몸 전체의 순환, 염증, 호르몬, 대사 상태가 무너졌다는 신호입니다.

샴푸나 외용제만으로는 회복되지 않습니다. 모발이 스스로 자라날 수 있도록, 내부 환경을 개선해 주는 것이 핵심입니다. 그 조건을 만들고 조율하는 도구가 바로 영양소입니다.

- 지루성피부염·두피염·탈모 회복에 핵심적인 영양소 요약

아연: DHT 억제, 염증 조절

비오틴: 케라틴 생성, 모근 재생

비타민 B6·B12·엽산: 단백질 대사, 혈관 생성

오메가-3·GLA: 지질막 안정, 항염 작용

비타민 D: 면역 조절, 모낭 기능 회복

철분: 산소 운반, 에너지 대사

실리카: 모발 탄성 유지, 구조 강화

NAC·글루타티온: 산화 억제, 독소 해독

L-아르기닌: 혈류 개선, 영양 공급

모발은 피부 위에서 자라는 것이 아니라, 몸속 상태가 피부를 통해 표현되는 것입니다. 회복은 '속부터' 시작되어야 합니다. 그 시작을 여는 열쇠가 바로 영양입니다.

35. 생리불순을 영양제로 뿌리째 뽑기

- 여성의 월경은 몸 전체의 균형을 비추는 리듬입니다.

1) 생리불순이란 무엇인가요?

정상적인 월경 주기는 대개 257일 정도이며 규칙적이고 예측 가능한 리듬을 가집니다. 하지만 생리불순은 다음과 같은 형태로 나타날 수 있습니다:

주기가 너무 짧거나 길어지는 경우(빈발월경, 희발월경)

3개월 이상 월경이 없는 무월경

배란 없이 일어나는 무배란성 생리

생리량이 과다하거나 매우 적은 경우

심한 생리통, 배란기 출혈 등이 동반되는 경우도 있습니다.

2) 약물 치료의 기전과 한계는 무엇인가요?

경구 피임약(호르몬 제제): 인위적으로 에스트로겐과 프로게스테론의 주기를 부여하여 주기를 조절합니다.

　→ 증상 조절에는 유용하지만, 자율적인 생리 리듬 회복에는 오히려 방
　　해가 될 수 있습니다.

　배란 유도제, 생리 유도제: 뇌하수체와 난소를 자극하여 인위적으로 생
리를 유도합니다.

　→ 장기 사용 시 난소 피로 및 기능 저하 우려가 있습니다.

　한약 및 생리 조절 보조제: 순환 개선이나 일부 증상 완화에는 도움을 줄
수 있지만, 영양소와 호르몬 대사가 회복되지 않으면 근본적인 개선은 어
렵습니다.

　즉, 대부분의 약물은 '증상 조절'에는 효과가 있지만, '몸의 리듬을 되살
리는 것'에는 한계가 있습니다.

3) 생리불순의 자연치유적 원인은 무엇인가요?

　시상하부-뇌하수체-난소 축(HPO축)의 불균형

　에스트로겐 우세 또는 프로게스테론 저하

　지속적인 스트레스 → 코르티솔 과다 → 배란 억제

　체중 과소 또는 과다 → 렙틴·인슐린 기능 이상

　비타민 B6, 마그네슘, 아연, 오메가3 등의 결핍

　　　　　　　　　　　　　만성질환 뿌리째 뽑기 영양혁명

갑상선 기능 저하, 다낭성 난소 증후군(PCOS), 인슐린 저항성

4) 생리 조절에 도움이 되는 핵심 영양소

비타민 B6(P-5-P 형태): 프로게스테론 생성에 직접 관여하며, PMS나 주기 불안정 조절에 필수적입니다. 낮은 수치일수록 황체기의 불안정성이 증가할 수 있습니다.

마그네슘: 자궁 근육의 긴장을 이완시키고 스트레스 반응을 완화하여, 코르티솔-프로게스테론 균형에 중요한 역할을 합니다.

아연: 난소 기능을 회복하고 배란을 유도하며, 면역 및 호르몬 수용체 기능을 유지하는 데 필수적입니다.

비타민 E: 자궁내막 안정화에 기여하며, 황체기를 지지하고 생리통이나 무배란성 출혈 개선에 도움을 줍니다.

오메가3(EPA/DHA): 염증성 생리통을 완화하고, HPO 축의 균형 회복을 돕습니다.

비타민 D: 난소 기능과 호르몬 수용체의 민감도를 조절하며, 낮은 수치는 무배란과 생리불순과 연관됩니다.

철분(페리틴 기준): 월경량이 많은 경우 빈혈 예방과 난소 기능 회복에 필수적인 영양소입니다.

이노시톨(MI + DCI 복합형): 인슐린 민감도를 개선하여 PCOS와 관련된 생리불순에 효과적입니다.

L-아르기닌, 코엔자임Q10: 자궁 혈류를 증가시키고 난소의 에너지 대사를 돕습니다.

5) 회복을 위한 3단계 전략

1단계: 호르몬 리듬 복원 및 스트레스 완화
→ 비타민 B6, 마그네슘, 아연, 오메가-3 등을 통해 HPO축을 안정시키고 배란 리듬을 회복시킵니다.

2단계: 난소 기능 강화 및 자궁내막 안정화
→ 비타민 E, D, 코엔자임Q10, 아르기닌을 활용하여 내막을 두껍게 유지하고 배란 기능을 재활성화합니다.

3단계: 대사 안정과 혈류 회복
→ 이노시톨, 철분, 프로바이오틱스, 아슈와간다를 통해 인슐린 대사를 조율하고 면역 및 자율신경을 안정화시킵니다.

6) 생리불순은 '리듬의 붕괴'라는 몸의 신호입니다

몸은 매달 주기로 신호를 보냅니다. "나는 지금 균형을 잃었다"고 말입니다. 이 신호를 억지로 끄는 것이 아니라, 세포의 기능을 회복시키고, 호르몬의 리듬을 되찾으며, 몸 안의 조화를 회복해 주는 것이 진정한 회복입니다. 그리고 그 회복은 약물이 아닌 '영양소'에서 시작됩니다.

- 생리불순 회복에 핵심적인 영양소 정리

비타민 B6, 마그네슘, 아연: 배란 조절, 스트레스 반응 완화

비타민 E, D: 황체기 안정, 자궁내막 건강

오메가-3: 염증 억제, HPO축 안정화

이노시톨, 철분, 아르기닌: 인슐린 조절, 혈류 개선

코엔자임Q10: 난소 에너지 대사 회복

여성의 생리는 생존이 아닌 '균형의 척도'입니다. 그 균형을 되찾는 가장 자연스럽고 근본적인 방법은, 바로 영양소입니다.

36. 월경과다를 영양제로 뿌리째 뽑기

- 과도한 출혈은 '호르몬과 혈관 조절의 실패'라는 몸의 경고입니다.

1) 월경과다란 무엇인가요?

월경과다(Menorrhagia)는 월경 기간 동안 지속적이고 과도한 출혈(80mL 이상, 7일 이상)이 나타나는 상태를 의미합니다. 대표적인 증상은 다음과 같습니다:

1~2시간마다 패드를 교체해야 할 정도의 출혈

혈전(피떡)의 배출

어지럼증, 극심한 피로

생리통, 골반의 묵직한 압박감 동반

월경량은 단순한 출혈이 아니라, 호르몬·혈관·면역·해독 시스템의 균형을 보여 주는 지표입니다.

2) 월경과다와 갑상선기능저하의 관계

갑상선기능저하증(Hypothyroidism)은 월경과다의 주요한 2차 원인 중 하나입니다. 어떻게 연결될까요?

TSH 증가 → GnRH 억제 → 배란 장애 → 프로게스테론 결핍
프로게스테론 부족 → 자궁내막이 과도하게 증식 → 출혈량 증가

TRH 증가 → 프로락틴 증가 → 배란 기능 악화

갑상선 호르몬 부족 → 간의 에스트로겐 대사 저하

결과적으로 '에스트로겐 우세' 상태가 지속되며, → 자궁내막 비후 + 혈관 불안정성이 심화됩니다.

특징적인 증상 조합: 과도한 월경 + 피로감 + 체중 증가 + 냉증 + 부종 → 갑상선기능저하에 의한 월경과다를 의심하셔야 합니다.

3) 약물 치료의 작용기전과 한계

호르몬제(피임약)
작용: 배란 억제 및 자궁내막 조절

한계: 갑상선기능저하에서 비롯된 원인에는 직접적인 효과가 없으며,
프로게스테론 보충 없이 생리를 억제하면 호르몬 축이 더 왜곡될
수 있습니다.

지혈제, 진통제
작용: 일시적인 출혈과 통증 완화
한계: 에스트로겐 우세 상태나 자궁내막 과증식 등의 근본 원인을 개선
하진 못합니다.

갑상선 호르몬제(T4)
작용: TSH 정상화 → 배란 회복 → 생리 조절
한계: T4의 T3로의 전환, 세포 수용체 감수성, 영양소 결핍 상태 등이 무
시되면 약물 효과가 제한될 수 있습니다.

4) 자연치유적 원인 정리

에스트로겐 우세 + 프로게스테론 결핍 → 자궁내막 과증식

갑상선 호르몬 부족 → 자궁 수축력 저하 + 에스트로겐 대사 저하

혈관 벽 약화, 염증 증가 → 점막 출혈 증가

비타민 K, 마그네슘, 아연, 철분 부족 → 출혈 조절력 저하

간·장 해독 기능 저하 → 에스트로겐 재흡수 증가

5) 회복을 위한 핵심 영양소

비타민 B6 + 마그네슘

→ 프로게스테론 합성 촉진, 자궁 수축력 안정, 염증 완화

비타민 E + 감마토코페롤

→ 프로스타글란딘 억제 → 출혈량 감소 + 통증 완화

비타민 K2 + 비타민 C + 바이오플라보노이드

→ 모세혈관 안정화, 점막 출혈 예방

D-이노시톨 + DIM(디인돌릴메탄)

→ 에스트로겐 대사 조절, 갑상선 기능 보조

셀레늄 + 아연 + 철분

→ 갑상선 호르몬 생성 및 전환(T4→T3) 촉진, 적혈구 회복, 면역력 향상

글루타티온/NAC/밀크씨슬

→ 간 해독 경로 강화 → 호르몬 잔여물 정리

프로바이오틱스 + 글루타민

→ 장내 estrobolome 조절 → 에스트로겐 재흡수 억제

6) 회복을 위한 3단계 전략

1단계: 호르몬 및 갑상선 대사 회복

→ 비타민 B6, 마그네슘, DIM, 이노시톨, 아연, 셀레늄 등을 통해 에스트로겐-프로게스테론 균형 회복과 갑상선 대사 활성화를 유도합니다.

2단계: 출혈 조절력과 혈관 안정화

→ 비타민 K2, C, 플라보노이드, E 등을 통해 혈관벽 재생과 자궁내막의 안정성을 도모합니다.

3단계: 간·장 해독과 철분 회복

→ NAC, 글루타티온, 프로바이오틱스, 철분 등을 통해 호르몬 해독을 강화하고, 빈혈을 예방하며 회복을 촉진합니다.

7) 월경은 몸의 '정리 시스템'입니다

월경과다는 단순히 '피가 많이 나오는' 문제가 아니라, 몸이 스스로 조절하지 못하고 있다는 신호입니다. 호르몬 리듬이 무너지고, 갑상선의 조율 능력이 떨어지며, 혈관과 자궁내막의 재생력이 저하된 상태일 수 있습니다.

회복은 '억제'가 아니라, 몸이 다시 리듬을 만들 수 있도록 도와주는 것입니다. 그리고 그 시작은 바로, 영양소가 만들어 내는 회복 환경입니다.

- 월경과다 + 갑상선기능저하 회복에 핵심적인 영양소 정리

비타민 B6, 마그네슘, DIM, 이노시톨: 호르몬 균형 회복

아연, 셀레늄, 철분: 갑상선 기능 회복, 빈혈 개선

비타민 K2, C, E, 플라보노이드: 출혈 조절, 혈관 안정화

NAC, 글루타티온, 밀크씨슬: 간 해독, 호르몬 정리

프로바이오틱스, 글루타민: 장-호르몬 축 회복

많이 나오는 것이 문제는 아닙니다. 조절하지 못하는 것이 진짜 문제입니다. 그 조절력을 되살리는 가장 뿌리 깊은 방법, 그것이 바로 '영양소'입니다.

37. 다낭성난소증후군(PCOS)을 영양제로 뿌리째 뽑기

- 생리는 끊겼지만, 회복은 가능합니다. 인슐린과 염증이 열쇠입니다.

1) 다낭성난소증후군(PCOS)이란 무엇인가요?

PCOS는 배란 장애, 남성호르몬 과잉, 그리고 난소에 다낭 구조가 나타나는 대표적인 내분비 질환입니다. 다음과 같은 증상들이 복합적으로 나타날 수 있습니다:

무배란성 생리불순 또는 무월경

여드름, 다모증, 탈모

복부비만과 체중 증가

불임, 유산 위험 증가

인슐린 저항성, 혈당의 불안정

2) 약물 치료의 기전과 한계는 무엇일까요?

① 경구 피임약은 에스트로겐과 프로게스틴을 공급하여 월경을 유도하지만, 이는 배란 기능의 회복이 아닌 단순한 증상 조절에 그칩니다.

② 메트포르민은 인슐린 저항성을 개선하는 데 사용되나, 위장장애를 유발할 수 있고 장기 복용에 부담이 따릅니다.

③ 배란 유도제는 배란을 자극하지만, 난소에 부담을 줄 수 있으며 반복 사용에 제한이 있습니다.

이처럼 약물은 주로 '호르몬을 억제하거나 자극'하는 방식에 집중되어 있으며, 근본 원인인 대사 장애나 염증 상태를 개선하지는 못합니다.

3) PCOS의 자연치유적 원인은 무엇인가요?

인슐린 저항성: 난소의 테카세포에서 안드로겐(남성호르몬)의 과잉 생산을 유도합니다.

만성 저등급 염증: 난소의 미세 환경을 파괴합니다.

에스트로겐 우세: 프로게스테론이 부족해지며 호르몬 불균형이 심화됨

니다.

렙틴 저항성과 지방간: 호르몬 신호 체계에 장애가 생깁니다.

장내 미생물 불균형: 대사 조절력이 약해지며, 전신적인 면역과 대사 환경에 악영향을 미칩니다.

4) 회복에 핵심적인 영양소는 무엇인가요?

이노시톨(MI + DCI 복합형): 인슐린 수용체의 민감도를 회복시키고, 배란을 유도하며, 생리 주기 회복과 난소 반응성 향상에 도움을 줍니다.

오메가-3(EPA/DHA): 염증을 억제하고, 인슐린 민감도와 지방간 개선에 기여합니다.

마그네슘: 인슐린 수용체 조절, 자율신경 안정화, PMS 완화에 효과적입니다.

비타민 D: 인슐린 수용체의 민감도를 높이며 배란을 유도합니다. 특히 PCOS 여성에게서 결핍이 흔합니다.

아연: 남성호르몬을 억제하고, 여드름이나 피지 과잉 증상을 완화하며

난소 기능 회복에 도움을 줍니다.

비타민 B6, B12, 엽산: 호르몬 메틸화, 감정 안정, 배란 조절에 관여합니다.

크롬: 혈당을 안정시키고 인슐린 저항성을 개선합니다.

NAC(N-아세틸시스테인): 강력한 항산화제이며, 인슐린 민감도를 개선하여 난포 성장과 배란을 촉진합니다.

프로바이오틱스 + 글루타민: 장내 균형 회복, 렙틴 저항성 개선, 염증 완화에 기여합니다.

L-카르니틴 + 코엔자임Q10: 미토콘드리아 기능 회복과 체중 관리, 난소 에너지 대사 활성화에 도움을 줍니다.

5) 회복을 위한 3단계 전략

1단계: 인슐린 저항성 개선과 체중 조절
이노시톨, 크롬, 마그네슘, 비타민 D, NAC, 오메가3를 활용해 인슐린 기능을 회복시키면, 남성호르몬 과잉을 억제하고 배란 기능이 자연스럽게 복원됩니다.

2단계: 난소 대사 회복과 호르몬 균형 조절

비타민 B6, B12, 엽산, 아연, 비타민 E, 코엔자임Q10 등을 통해 호르몬 생성, 해독, 수용체 작동의 기능을 복구합니다.

3단계: 장-뇌-호르몬 축 복원

프로바이오틱스, 글루타민, 아슈와간다, L-카르니틴을 통해 장내 염증을 억제하고 자율신경을 안정시켜 난소 스트레스를 줄입니다.

6) 다낭성난소증후군은 단순한 배란의 고장이 아니라, 대사 시스템의 경고입니다

PCOS는 단순히 생리가 멈춘 문제가 아니라, 에너지 대사, 호르몬 해독 시스템, 면역 균형이 무너졌다는 신호입니다. 배란을 억지로 유도하기보다, 배란이 자연스럽게 일어날 수 있는 환경을 만들어야 합니다. 그 환경을 조성하는 첫걸음은, 바로 '영양소'를 통한 회복 조건의 마련입니다.

- 다낭성난소증후군 회복에 핵심적인 영양소 정리

이노시톨: 인슐린 민감도 회복, 배란 조절

오메가-3, NAC: 염증 억제, 대사 회복

마그네슘, 크롬, 비타민 D: 인슐린 수용체 조절

비타민 B군, 아연: 호르몬 조율, 감정 안정

코엔자임Q10, L-카르니틴: 미토콘드리아 회복

프로바이오틱스: 장-호르몬 축 안정

생리를 다시 시작하게 만드는 것이 아니라, 몸이 스스로 생리를 선택할 수 있게 만들어 주는 것, 그 힘을 키우는 방식이 바로 영양소입니다.

38. 자궁근종·자궁내막증을 영양제로 뿌리째 뽑기

- 과도한 호르몬 자극이 만든 비정상적 성장, 해답은 '균형'에 있습니다.

1) 자궁근종과 자궁내막증이란 무엇인가요?

자궁근종은 자궁의 평활근 세포가 비정상적으로 증식하면서 형성되는 양성 종양입니다. 자궁내막증은 자궁내막 조직이 자궁 밖(예: 난소, 복막 등)에 존재하면서 주기적으로 출혈을 유발하는 질환입니다. 이 두 질환은 모두 에스트로겐 의존성 질환으로, 호르몬 대사, 염증, 그리고 해독 기능과 밀접한 연관이 있습니다.

2) 약물·수술 치료의 한계는 무엇인가요?

① 피임약, GnRH 작용제: 에스트로겐을 억제하여 증상을 줄이지만, 인위적인 조절이며 장기 복용 시 골밀도 저하 등 부작용이 우려됩니다.

② 진통제·항염제: 생리통이나 골반통을 일시적으로 완화하지만, 근본

적인 원인을 차단하지는 못합니다.

③ 자궁절제술·근종절제술: 구조적으로는 제거가 가능하나, 재발 가능성이 있으며, 원인을 회복하지 못한 채 구조만 제거하는 데 그칩니다.

결국 진정한 회복은, 과도한 에스트로겐 자극을 줄이고, 몸이 스스로 자궁의 상태를 조절할 수 있는 환경을 회복하는 데서 시작되어야 합니다.

3) 자궁근종·자궁내막증의 자연치유적 원인에는 무엇이 있을까요?

에스트로겐 우세(Estrogen Dominance): 상대적으로 프로게스테론이 부족해지며 세포의 과성장을 유발합니다.

간 해독 기능 저하: 체내에서 에스트로겐이 적절히 제거되지 못하고 축적됩니다.

장내 미생물(에스트로볼롬) 불균형: 장에서 재흡수되는 에스트로겐의 양이 증가합니다.

만성 염증: 조직 성장과 면역 감시 기능에 악영향을 미칩니다.

혈당 불안정, 비만, 인슐린 저항성: 체내에서의 내인성 에스트로겐 생성이 증가하게 됩니다.

4) 회복을 위한 핵심 영양소에는 어떤 것들이 있을까요?

인돌-3-카비놀(I3C), 디인돌릴메탄(DIM): 에스트로겐이 해독되는 경로를 2-OH로 유도하여 우세 상태를 조절하고, 근종 크기 감소에 도움이 됩니다.

NAC(N-아세틸시스테인): 글루타티온 생성을 촉진하고 간 해독 경로를 강화합니다. 자궁내막증 통증을 완화하는 연구 결과도 있습니다.

오메가-3(EPA/DHA): 염증성 사이토카인을 억제하고 세포 성장 자극을 완화합니다.

비타민 B6, B12, 엽산: 에스트로겐의 메틸화 해독을 도와 호르몬 균형을 유지합니다.

비타민 D: 자궁내막 세포의 과도한 증식을 억제하며, 면역 조절과 항염 작용을 합니다.

마그네슘: 자궁의 수축을 조절하고 근육 경련을 완화하며, 스트레스로 인한 에스트로겐 과잉 분비를 억제합니다.

아연 + 셀레늄: 면역을 조절하고 항산화 작용을 통해 조직 회복에 기여
합니다.

프로바이오틱스 + 글루타민: 장내 미생물 균형을 회복하고 에스트로겐
재흡수를 차단하여 해독을 보조합니다.

L-카르니틴 + 코엔자임Q10: 세포의 에너지를 회복시키고 염증 조직의
재생을 돕습니다.

5) 회복을 위한 3단계 전략은 다음과 같습니다

1단계: 에스트로겐 우세 상태의 개선
DIM, I3C, 비타민 B군, NAC을 활용하여 호르몬 해독 경로를 회복하고,
근종 및 내막증 세포의 과성장을 억제합니다.

2단계: 염증 조절과 면역 회복
오메가-3, 비타민 D, 아연, 셀레늄을 통해 골반 내 염증을 완화하고, 면
역 감시 기능을 회복합니다.

3단계: 장-간 축 회복과 재발 억제
프로바이오틱스, 글루타민, 마그네슘을 활용하여 장 내 에스트로겐 재
흡수를 차단하고 간 해독 경로를 강화합니다.

6) 자궁을 자극하는 호르몬보다, 자궁을 조절하는 기능이 중요합니다

자궁근종과 자궁내막증은 단지 호르몬 과잉의 결과가 아니라, 몸이 더 이상 내부 균형을 유지하지 못하고 있다는 신호입니다.

회복은 단순히 자궁을 억제하는 것이 아니라, 자궁을 자극하는 환경(호르몬, 염증, 독소)을 바꾸고, 몸이 다시 스스로 조절할 수 있는 능력을 되찾도록 도와주는 것입니다. 그리고 그 첫걸음은, 영양소를 통해 내 몸의 대사 환경을 바로잡는 것입니다.

- 자궁근종·자궁내막증 회복에 핵심적인 영양소 정리

DIM, I3C, 비타민 B6/B12/엽산: 에스트로겐 해독

NAC, 글루타티온: 간 해독, 통증 완화

오메가-3, 비타민 D: 염증 억제, 면역 회복

마그네슘, 아연, 셀레늄: 자궁 수축 조절, 항산화 보호

프로바이오틱스, 글루타민: 장내 균형 회복, 재흡수 차단

코엔자임Q10, L-카르니틴: 세포 에너지 회복

자궁이 과잉 반응하고 있는 것이 아니라, 몸이 스스로 조절할 수 없을 만큼 약해졌다는 신호일 수 있습니다. 회복은 내부 환경을 바꾸는 것에서 시작됩니다.

39. 불임증을 영양제로 뿌리째 뽑기

- 생식력은 생존력이 회복될 때 함께 깨어납니다.

1) 불임증이란 무엇인가요?

불임(불임증, infertility)은 12개월 이상 정상적인 성생활을 지속했음에도 불구하고 임신이 되지 않는 상태를 말합니다. 여성과 남성 모두 원인이 될 수 있지만, 이 글에서는 여성의 호르몬과 생식기능 회복에 중점을 둔 자연치유적 전략을 다루고자 합니다.

2) 불임의 자연치유적 원인은 다음과 같습니다

배란장애(다낭성난소증후군, 에스트로겐 우세, 황체기 결함 등)

자궁내막이식증, 만성 염증

갑상선기능저하증 → 배란 억제, 프로락틴 증가

부신피로 → 코르티솔 우세 → LH/FSH 분비 억제

산화스트레스 및 미토콘드리아 기능 저하 → 난소 노화, 난자질 저하

영양소 결핍(B6, 아연, 셀레늄, 비타민 D, E 등)

장내 미생물 불균형 → 호르몬 대사 이상

3) 약물 치료의 작용기전과 한계는 무엇인가요?

① 배란 유도제(클로미펜, 레트로졸 등)

기전: FSH 분비를 자극하여 난포 성장을 유도합니다.

한계: 자궁내막이 얇아지고, 배란은 유도되어도 착상 조건이 부족하며,
호르몬 균형이나 난소 환경은 개선되지 않습니다.

② 인공수정 및 시험관 시술(IVF)

기전: 난자와 정자를 체외에서 수정한 후 착상을 시도합니다.

한계: 비용과 심리적 스트레스, 호르몬 자극 부담이 크고, 난자의 질이
낮을 경우 성공률도 낮아집니다.

③ 호르몬 보충요법(프로게스틴, GnRH 등)

기전: 인위적으로 호르몬을 조절합니다.

한계: 생리주기가 왜곡되며, 부작용이 있을 수 있고, 자연적인 임신력 회
복에는 제한이 있습니다.

즉, 약물은 배란을 '강제로 유도'할 수는 있지만, 건강한 생식력을 '회복'
시키는 데에는 한계가 있습니다. 생식력은 억지의 결과가 아닌 균형의 결

　　　　　　　　　　　　　　　만성질환 뿌리째 뽑기 영양혁명

과입니다.

4) 회복을 위한 핵심 영양소에는 무엇이 있을까요?

비타민 B6 + 마그네슘: 황체기를 안정화시키고, 프로게스테론 분비를 증가시켜 PMS 증상을 개선합니다.

비타민 D3: FSH/LH 조절, 난소 수용체의 민감도를 높여 착상 성공률을 향상시킵니다.

비타민 E + 셀레늄: 자궁내막의 수용력을 강화하고, 항산화 작용을 통해 유산 예방에 도움을 줍니다.

아연 + 구리 + 철분: 배란에 필요한 효소 활동, 생리주기 조절, 난자의 질 향상에 기여합니다.

코엔자임Q10 + L-카르니틴: 미토콘드리아 에너지를 회복시켜 난자 노화를 지연시키고 착상력을 높입니다.

D-이노시톨 + 인오시톨: 인슐린 감수성을 개선하여 배란을 유도하며, 특히 PCOS에 효과적입니다.

DIM + 밀크씨슬: 간의 에스트로겐 대사를 촉진하여 에스트로겐 우세를 개선합니다.

프로바이오틱스 + 글루타민: 장내 estrobolome을 정상화하여 호르몬 균형을 회복합니다.

비타민 C + 바이오플라보노이드: 혈관을 강화하고 자궁 혈류를 개선하며 염증을 억제합니다.

5) 회복을 위한 3단계 전략은 다음과 같습니다.

1단계: 호르몬 균형과 배란 회복
비타민 B6, 마그네슘, 이노시톨, 비타민 D, 아연을 통해 에스트로겐-프로게스테론의 균형을 회복하고 건강한 배란 환경을 조성합니다.

2단계: 난소 에너지와 산화스트레스 회복
코엔자임Q10, 셀레늄, 비타민 E, L-카르니틴을 활용하여 난자의 질을 향상시키고, 미토콘드리아를 활성화하며, 착상 조건을 개선합니다.

3단계: 간·장 해독과 자궁 환경 정비
DIM, 글루타티온, 밀크씨슬, 프로바이오틱스를 통해 호르몬 과잉 제거, 장-호르몬 축 회복, 염증 억제를 이끌어 냅니다.

6) 임신은 '타이밍'이 아니라 '조건'입니다.

몸이 '생존 모드'가 아닌 '번식 모드'로 전환될 때, 생식력은 자연스럽게 회복됩니다. 약물은 타이밍을 맞출 수는 있지만, 몸이 준비된 상태를 만들어 주지는 못합니다. 회복은 생명력을 다시 틔우는 과정이며, 그 열쇠는 '영양소'와 '대사 회복'에 있습니다.

- 불임증 회복에 핵심적인 영양소 정리

비타민 B6, 마그네슘, 이노시톨, DIM: 호르몬 균형, 배란 회복

비타민 D3, E, 셀레늄, 아연: 착상력 향상, 항산화, 면역 조절

코엔자임Q10, L-카르니틴: 난소 에너지 회복

글루타티온, 밀크씨슬, 프로바이오틱스: 해독, 장-호르몬 축 복원

비타민 C, 바이오플라보노이드: 자궁 혈류 개선, 항염 작용

임신은 생명력의 결정판입니다. 그 생명력은 억지가 아닌 회복에서 피어납니다. 그리고 그 회복은 영양소에서 시작됩니다.

40. 갱년기장애를 영양제로 뿌리째 뽑기

- 여성의 전환기, 호르몬은 줄지만 회복력은 높일 수 있습니다.

1) 갱년기란 무엇인가요?

갱년기는 난소 기능이 저하되면서 에스트로겐과 프로게스테론의 분비가 감소하는 시기로, 일반적으로 45세에서 55세 사이, 폐경 전후에 나타나는 자연스러운 생리적 변화입니다. 이 시기에는 다음과 같은 증상들이 흔하게 나타날 수 있습니다:

안면홍조, 발한, 불면증

무기력, 우울감, 집중력 저하

피부 및 질 건조, 성욕 감소

두근거림, 불안, 체중 증가

골밀도 감소, 관절통

2) 일반적인 치료의 한계는 무엇인가요?

① 호르몬 대체요법(HRT)

부족한 에스트로겐과 프로게스테론을 외부에서 공급하는 방식으로, 단기적으로는 증상 개선에 효과적입니다. 그러나 유방암 및 심혈관계 질환의 위험 증가로 인해 장기 복용에는 제한이 따릅니다.

② 수면제, 항우울제, 항불안제

자율신경계 증상을 완화하는 데 도움은 줄 수 있으나, 근본적인 대사 회복에는 직접적인 영향을 주지 않습니다.

③ 식물성 에스트로겐(이소플라본 등)

일부 증상 개선에는 효과가 있지만, 작용이 미약하거나 호르몬 불균형이 심한 경우효과가 제한적일 수 있습니다.

결국 회복의 핵심은 호르몬을 보충하는 것이 아니라, 호르몬을 수용하고 활용할 수 있는 몸의 기능을 회복하는 데 있습니다.

3) 갱년기장애의 자연치유적 원인은 무엇인가요?

에스트로겐 저하: 시상하부 및 자율신경계의 조절력이 저하됩니다.

부신 스트레스 과부하: 코르티솔이 과도하게 분비되어 다른 호르몬 대사를 방해합니다.

에스트로겐 수용체 민감도 저하: 호르몬이 있어도 효과적으로 작용하지 못합니다.

비타민·미네랄 결핍: 뇌신경 및 자율신경 기능이 저하됩니다.

항산화력 저하: 혈관 과민, 열감, 염증 반응이 증가합니다.

수면 부족과 미토콘드리아 기능 저하: 피로감과 우울감이 심화됩니다.

4) 회복을 위한 핵심 영양소는 무엇인가요?

이소플라본(대두 추출물): 식물성 에스트로겐으로 수용체를 자극하여 안면홍조 완화에 도움을 주며, 장내 미생물 상태에 따라 활성도가 달라질 수 있습니다.

비타민 B6, B12, 엽산: 에스트로겐 대사를 돕고, 기분 조절 및 신경 안정에 기여합니다.

비타민 E: 안면홍조 완화, 혈관 안정, 항산화 보호 작용을 합니다.

오메가-3(EPA/DHA): 염증 억제, 혈관 안정, 기분 안정에 효과적입니다.

비타민 D: 면역 및 신경 기능을 조절하고, 골밀도 유지를 도와줍니다.

마그네슘: 자율신경을 안정시키고, 수면 질 개선 및 근육 이완에 기여합니다.

아연 + 셀레늄: 호르몬 수용체 기능을 유지하고 산화스트레스를 방어합니다.

L-카르니틴 + 코엔자임Q10: 미토콘드리아 기능을 회복시키며 피로와 두근거림 완화에 도움을 줍니다.

감마리놀렌산(GLA): 피부와 점막의 보습을 돕고 염증성 통증을 완화합니다.

테아닌, 아슈와간다: 스트레스를 조절하고 부신을 보호하며 수면을 보조합니다.

5) 회복을 위한 3단계 전략은 다음과 같습니다

1단계: 호르몬 수용력 회복과 수용체 민감도 강화

이소플라본, 비타민 E, 아연, 오메가-3 등을 통해 에스트로겐이 효과적으로 작용할 수 있는 수용 환경을 조성합니다.

2단계: 자율신경 안정화와 수면 회복

마그네슘, 비타민 B6, 아슈와간다, 테아닌 등을 활용하여 혈관 반응성과 긴장을 완화하고 불면 및 불안 증상을 개선합니다.

3단계: 에너지 대사 회복과 항산화 방어

L-카르니틴, 코엔자임Q10, 비타민 D·E·C, 셀레늄 등을 통해 미토콘드리아 기능을 회복하고, 혈관과 신경을 보호하며 회복력을 높입니다.

6) 갱년기는 '쇠퇴'가 아니라 '전환'입니다

여성의 몸은 생식에 집중하던 에너지를 이제는 생존과 재생, 그리고 정신적 성숙의 단계로 전환해 나아가고 있습니다. 이 전환을 부드럽게 넘기기 위해서는, 몸이 스스로 리듬을 조절할 수 있도록 대사를 회복하는 것이 무엇보다 중요합니다. 그리고 그 회복을 가능하게 하는 열쇠가 바로 영양소입니다.

- 갱년기장애 회복에 핵심적인 영양소 정리

이소플라본, 비타민 E: 에스트로겐 작용 보조, 혈관 안정

 만성질환 뿌리째 뽑기 영양혁명

비타민 B군, 마그네슘: 신경 안정, 감정 조절

오메가3, 감마리놀렌산: 염증 억제, 피부 및 통증 완화

비타민 D, 셀레늄, 아연: 면역 조절, 수용체 기능 회복

코엔자임Q10, L-카르니틴: 미토콘드리아 회복, 피로 개선

테아닌, 아슈와간다: 부신 보호, 수면 질 개선

중단되는 것은 호르몬이지만, 회복되는 것은 생명력입니다. 그 생명력의 언어는 '영양'입니다.

41. 요실금을 영양제로 뿌리째 뽑기

- 조절이 무너진 배출 시스템, 회복의 시작은 근육과 신경입니다.

1) 요실금이란 무엇인가요?

요실금은 자신의 의지와는 관계없이 소변이 새어 나오는 상태를 말합니다. 특히 출산 이후나 폐경기 이후의 여성에게 흔하게 나타나며, 다음과 같은 유형으로 구분됩니다:

복압성 요실금: 기침이나 운동 등으로 복압이 높아질 때 소변이 새는 경우

절박성 요실금: 갑작스럽고 강한 요의가 들며 참지 못하고 소변이 나오는 경우

혼합성 요실금: 위 두 가지 증상이 함께 나타나는 경우

2) 일반적인 치료법과 그 한계는 무엇인가요?

① 케겔 운동 / 전기 자극 치료

골반저근을 강화하는 방법으로, 일정 부분 효과는 있지만 지속성과 근본적인 대사 회복에는 한계가 있습니다.

② 항콜린제, 베타3 작용제

방광 근육의 과도한 수축을 억제해 요의를 조절합니다. 그러나 구강건조, 변비, 졸림 등 부작용이 동반될 수 있습니다.

③ 수술적 치료(TVT 수술 등)

요도를 지지하는 구조를 강화해 주는 수술로, 구조적 개선은 가능하지만 재발 가능성이 있으며, 원인을 근본적으로 해결하지는 못합니다.

따라서 단순히 증상을 억제하기보다는, 근육과 신경, 점막이 스스로 회복할 수 있는 조건을 마련하는 것이 중요합니다.

3) 요실금의 자연치유적 원인은 무엇인가요?

골반저 근육 약화: 요도를 지지하는 힘이 약해집니다. 에스트로겐 저하: 점막이 위축되고 방광 신경의 민감성이 높아집니다.

비타민 D 결핍: 근육의 수축력이 떨어집니다.

항산화력 저하: 신경 지배력과 회복력이 저하됩니다.

자율신경 불균형: 방광의 과민 반응이 증가합니다.

체중 증가 및 당대사 장애: 복부 압력이 상승하여 요실금을 유발합니다.

4) 회복을 위한 핵심 영양소는 무엇인가요?

비타민 D3: 골격근의 수축력을 강화하고 골반저근 회복을 돕습니다. 또한 에스트로겐 수용체의 민감도를 조절하는 데도 기여합니다.

마그네슘: 방광근의 과수축을 억제하고 자율신경을 안정시켜, 수면 중 야뇨나 긴박뇨 증상 개선에 도움이 됩니다.

비타민 B6, B12, 엽산: 신경전달물질 합성을 도와 골반신경 기능을 회복시킵니다.

콜라겐 + 비타민 C: 요도와 방광 점막의 탄력을 회복시키고, 결합조직의 재생을 촉진합니다.

아연 + 셀레늄: 면역 기능과 항산화 작용을 통해 조직 회복을 보조합니다.

감마리놀렌산(GLA): 점막의 보습을 도와 염증을 줄이고 신경을 안정화하는 데 도움을 줍니다.

　　　　　　　　만성질환 뿌리째 뽑기 영양혁명

L-카르니틴 + 코엔자임Q10: 근육과 신경의 에너지 대사를 높여 수축력과 회복력을 향상시킵니다.

이소플라본: 식물성 에스트로겐으로 질과 요도 점막의 안정화에 기여합니다.

프로바이오틱스: 질과 요로의 방어력을 높여 감염성 요실금을 예방합니다.

5) 회복을 위한 3단계 전략은 다음과 같습니다.

1단계: 골반저 근육과 신경 기능 회복
비타민 D, B6·B12, 마그네슘, L-카르니틴, 코엔자임Q10 등을 활용하여 근육의 수축력과 신경 반응성을 회복하고, 기본적인 조절 기능을 복원합니다.

2단계: 점막과 방광 민감성 조절
이소플라본, GLA, 콜라겐, 비타민 C, 아연 등을 통해 요도 및 질 점막의 보습력과 감각 안정화를 유도합니다.

3단계: 자율신경과 대사 회복
마그네슘, 코엔자임Q10, 테아닌, 프로바이오틱스를 통해 교감·부교감신경의 균형을 회복하고 긴박뇨나 야뇨 증상을 완화합니다.

6) 요실금은 약해진 기능의 신호입니다, 억제보다 회복이 먼저입니다

요실금은 단순한 '노화 현상'이 아닙니다. 지지력, 점막 보습력, 신경 민감성, 대사 균형이 무너졌다는 경고입니다. 회복은 단순한 증상 억제가 아니라, 몸이 스스로 조절할 수 있는 기능을 되살리는 것에서 시작됩니다. 그리고 그 기능 회복의 열쇠는 영양소입니다.

- 요실금 회복에 핵심적인 영양소 정리

비타민 D3, 마그네슘, B6·B12: 골반저 근육과 신경 회복

콜라겐, 비타민 C, GLA: 점막 보습 및 재생

이소플라본: 식물성 에스트로겐으로 점막 안정

코엔자임Q10, L-카르니틴: 에너지 회복, 수축력 개선

프로바이오틱스: 감염 예방, 질 방어막 회복

요실금은 참아 내야 할 증상이 아니라, 회복시킬 수 있는 기능의 문제입니다. 그 회복은 조절력을 되살리는 '영양소'에서 시작됩니다.

42. 질건조증·여성 호르몬 저하를 영양제로 뿌리째 뽑기

- 여성의 몸은 '호르몬의 리듬'으로 회복되며, 그 리듬은 영양이 만듭니다.

1) 질건조증은 단순한 '노화 현상'이 아닙니다

질건조증은 다음과 같은 증상으로 나타납니다:

질 내부의 건조함, 가려움, 따가움

성교통, 질염의 반복, 잦은 소변

성욕 감퇴, 자존감 저하, 우울감

이러한 증상은 대부분 폐경 이후 또는 지속적인 스트레스, 영양 결핍 등으로 인해 에스트로겐이 저하되면서 나타나며, 이는 질 점막의 위축, 혈류 감소, 자율신경 조절력 저하와 밀접하게 연결되어 있습니다.

2) 약물·호르몬 대체요법(HRT)의 작용기전과 한계

① 질 에스트로겐 크림 또는 좌약

국소적으로 점막에 작용하여 일시적으로 두께와 윤활 상태를 개선할 수 있으나, 대사 회복이나 근본 원인 개선에는 접근하지 못합니다.

② 전신 호르몬 대체요법(에스트로겐 + 프로게스틴)

폐경기 증상 완화 및 골밀도 유지에 효과적일 수 있으나, 유방암이나 혈전증 등의 부작용 우려로 장기 복용에 제한이 따릅니다.

③ 질 윤활제·보습제

일시적인 불편감 완화에는 도움이 되나, 원인 자체를 해결하지는 못합니다.

결국, 다양한 증상 완화 방법은 있지만 몸의 자연 조절력을 회복시키는 근본적인 접근은 '영양'에서부터 시작되어야 합니다.

3) 질건조증과 여성호르몬 저하의 자연치유적 원인

에스트로겐 분비 감소: 질 점막 위축, 혈류 저하, 산도 변화

지방산 부족: 점막 유연성과 보습력 감소

산화스트레스 증가: 점막 손상 및 염증 유발

에스트로볼롬(에스트로겐 순환 미생물군) 붕괴: 장내 미생물 불균형

자율신경계 긴장 우세: 혈관 수축으로 인한 혈류 저하

비타민·미네랄 결핍: 호르몬 합성과 해독 대사 저하

4) 회복을 위한 핵심 영양소

오메가-3(EPA/DHA): 점막 보습, 염증 억제, 호르몬 수용체 민감도 증가

감마리놀렌산(GLA): 점막 지질 전구체, 항염 및 보습 효과

비타민 E(토코트리에놀): 강력한 항산화 작용, 점막세포 보호, 성기능 개선

비타민 D: 질 점막의 면역력 강화, 염증 조절, 에스트로겐 수용체 활성화

아연 + 셀레늄: 호르몬 수용체 기능 유지 및 점막 회복에 기여

마그네슘: 자율신경 안정화, 혈류 개선, 부신 기능 보조

비타민 B6, B12, 엽산: 에스트로겐의 해독과 감정 조절, 점막 재생력 향상

프로바이오틱스: 장내 에스트로겐 대사를 돕고 질내 유익균 균형을 회복

L-아르기닌: 질 혈류 증가, 산화질소(NO) 생성으로 혈관 이완 유도

콜라겐 + 히알루론산: 점막 보습력과 조직 유연성 증가에 도움

5) 회복을 위한 3단계 전략

1단계: 점막 보습력과 구조 회복

오메가-3, GLA, 비타민 E, 콜라겐을 활용하여 질 점막의 두께, 보습력, 유연성을 회복하는 것이 우선입니다.

2단계: 호르몬 대사 회복과 산화 방어

비타민 D, 비타민 B6·B12·엽산, 셀레늄, NAC 등을 통해 호르몬 수용체 기능을 강화하고, 해독 및 항산화 시스템을 회복합니다.

3단계: 혈류 개선과 자율신경 안정화

마그네슘, 아르기닌, 아슈와간다, 비타민 C 등을 활용하여 혈류 순환을 개선하고 자율신경을 안정화시켜 점막의 회복을 촉진합니다.

6) 여성의 리듬은 다시 회복될 수 있습니다. 그리고 그 리듬의 연료는 '영양'입니다

질건조증은 단지 여성호르몬이 부족해서 생기는 문제가 아니라, 호르몬을 생성하고 조절하며 수용하는 몸의 능력 전체가 약해졌다는 신호입니다.

회복이란 단순히 윤활을 돕는 것이 아니라, 점막을 재생시키고, 뇌-난소-부신 축을 안정시키며, 자율신경, 혈류, 대사를 함께 회복시키는 과정입니다. 그리고 그 회복의 가장 자연스러운 도구는 바로 영양소입니다.

- 질건조증·여성호르몬 저하 회복에 핵심적인 영양소 정리

오메가-3, GLA: 점막 보습, 항염, 유연성

비타민 E: 점막 보호, 항산화 작용

비타민 D, 아연, 셀레늄: 수용체 활성화, 면역 조절

비타민 B군: 호르몬 해독, 점막 재생, 기분 조절

콜라겐, 히알루론산: 점막 회복, 조직 탄력 향상

마그네슘, 아르기닌: 혈류 개선, 자율신경 안정화

프로바이오틱스: 장·질 내 미생물 균형 조절, 에스트로겐 대사 회복

여성의 생명력은 '영양'이 만들어 주며, 질의 건강은 그 영양 상태를 가장 먼저 알려 주는 신호입니다.

43. 피부노화를 영양제로 뿌리째 뽑기

- 피부는 거울입니다. 내면의 건강을 반영합니다.

1) 피부노화란 무엇인가요?

피부노화는 크게 내인성 노화(세포의 노화, 유전자 변화)와 외인성 노화
(자외선, 공해, 생활습관 등)에 의해 발생합니다.

대표적인 피부 노화의 징후로는 다음과 같습니다:

피부 건조, 탄력 저하

주름, 처짐, 색소침착

윤기 감소, 각질 증가, 혈색 저하

2) 외부 치료의 한계는 무엇인가요?

보습제, 미백제, 기능성 화장품 등은 일시적인 개선에는 도움이 될 수 있

지만, 콜라겐 재생, 색소 대사 회복, 항산화 방어력 강화에는 분명한 한계가 있습니다.

진정한 피부 회복은 단순히 표피가 아닌, 피부 세포, 혈관, 미토콘드리아, 자율신경, 염증 환경까지 회복되어야 가능합니다.

3) 피부노화의 자연치유적 원인은 다음과 같습니다

산화스트레스: 콜라겐 분해를 촉진하고 염증성 색소침착을 유발합니다.

당화(Glycation): 콜라겐의 구조를 변형시키고 주름을 증가시킵니다.

콜라겐 합성 저하: 비타민 C, 단백질, 실리카(규소) 등이 부족하면 합성이 떨어집니다.

혈류 감소: 산소와 영양 공급이 부족해지며 안색이 탁해집니다.

자외선 + 염증: 색소침착, 탄력 저하를 심화시킵니다.

장-피부 축 이상: 독소 배출 경로가 막히며 트러블이 증가합니다.

4) 피부 회복에 핵심적인 영양소는 다음과 같습니다

비타민 C: 콜라겐 합성의 필수 요소로 색소침착 개선과 항산화 방어력 강화에 도움을 줍니다.

비타민 E(감마 토코페롤): 지질막의 산화를 방지하고 자외선으로부터 피부를 보호합니다.

글루타티온/NAC: 멜라닌 대사를 조절하고 해독력을 높여, 미백과 노폐물 제거에 기여합니다.

콜라겐 펩타이드 + 실리카(규소): 진피층을 강화하고 탄력과 주름 방지에 도움을 줍니다.

히알루론산: 수분 유지 능력을 높이고 보습력을 회복시킵니다.

코엔자임Q10: 세포 에너지를 재생시키며 자외선 손상을 회복합니다.

비오틴(B7), 아연, 셀레늄: 표피 재생과 상처 치유를 돕고 항염 보호막을 유지합니다.

폴리페놀(녹차, 석류, 커큐민 등): 피부 염증을 억제하고 멜라닌 생성을 조절합니다.

오메가-3(EPA/DHA): 피지 분비 균형, 염증 조절, 장-피부 축 회복에 기여합니다.

5) 회복을 위한 3단계 전략은 다음과 같습니다

1단계: 항산화 방어막 회복

비타민 C, E, NAC, 글루타티온, 셀레늄 등을 활용하여 콜라겐 분해를 억제하고, 색소침착과 자외선 손상을 복원합니다.

2단계: 피부 구조 재건과 수분 회복

콜라겐 펩타이드, 실리카, 히알루론산, 아연을 활용하여 진피층을 복원하고 보습력을 강화, 주름 생성을 예방합니다.

3단계: 염증 억제와 장-피부 축 정비

오메가-3, 폴리페놀, 프로바이오틱스를 통해 피부 염증을 완화하고 트러블을 예방하며, 안색을 개선합니다.

6) 피부는 단순한 장기가 아닙니다.

몸의 안과 밖을 잇는 생리학적 경계입니다. 피부노화는 단지 나이가 들어서가 아니라, 산화, 당화, 염증, 해독력 저하, 스트레스의 누적으로 인해 발생합니다.

회복은 크림이 아니라, 피부 세포가 다시 살아날 수 있는 조건을 만드는 것에서 시작됩니다. 그리고 그 회복의 열쇠는 바로 영양소입니다.

- 피부노화 예방과 회복에 핵심적인 영양소 정리

비타민 C, E, 글루타티온: 항산화 작용, 색소 개선, 콜라겐 보호

콜라겐 펩타이드 + 실리카: 탄력 회복, 주름 방지

히알루론산: 수분 유지, 보습 강화

비오틴, 아연, 셀레늄: 피부 재생, 염증 완화

코엔자임Q10: 세포 에너지 회복

오메가-3, 폴리페놀: 염증 조절, 장-피부 축 안정화

피부는 외면이 아니라, 내면의 상태가 드러나는 경계선입니다. 그 경계를 회복시키는 힘은 바로 '영양'입니다.

44. 기미·주근깨·색소침착을 영양제로 뿌리째 뽑기

- 피부색은 멜라닌의 문제가 아니라, 대사의 신호입니다.

1) 기미·주근깨·색소침착이란 무엇인가요?

기미, 주근깨, 색소침착은 모두 멜라닌 색소가 과도하게 침착되거나 분포 이상이 생기면서 나타나는 표피 또는 진피 내 색소 과다 상태를 의미합니다.

기미(멜라스마): 주로 볼, 이마, 입 주변에 좌우 대칭형으로 갈색 반점이 나타납니다.

주근깨(주사): 유전적 성향과 자외선 노출에 의해 악화됩니다.

후천성 색소침착: 염증, 상처, 여드름 자국 등 피부 손상 후 발생하는 경우입니다.

2) 외부 미백 치료의 한계는 무엇인가요?

① 국소 미백 크림(하이드로퀴논, 알부틴 등)

멜라닌 생성 효소(타이로시나아제)를 억제하지만, 장기 사용 시 피부 자극이나 색소반응 반동이 나타날 수 있습니다.

② 레이저 치료

색소를 일시적으로 제거할 수 있으나, 재발 위험이 높고 염증 후 색소침착(P.I.H.)이 생길 수 있습니다.

따라서 진정한 회복은 멜라닌이 과다 생성되는 내부 대사 환경을 바꾸는 것에서 시작되어야 합니다.

3) 색소침착의 자연치유적 원인은 무엇인가요?

자외선 노출 → 활성산소 생성 → 멜라닌 과잉 자극

간 해독 기능 저하 → 멜라닌 대사 지연

호르몬 불균형(에스트로겐 증가, 프로게스테론 감소) → 기미 유발

피부 염증 후 색소 반응 → 피부 회복력 저하

항산화력 부족 → 멜라닌 조절 실패

장누수와 독소 축적 → 면역 과민 반응 증가

4) 색소침착 개선에 핵심적인 영양소는 무엇인가요?

글루타티온/NAC: 멜라닌 합성을 차단하고 간 해독을 돕습니다.

비타민 C: 타이로시나아제를 억제하고 멜라닌을 환원시켜 피부 재생을 촉진합니다.

비타민 E(감마토코페롤): 지질막을 보호하고 자외선 손상을 억제합니다.

아연 + 셀레늄: 멜라닌 조절 효소를 돕고 피부 회복과 항산화 방어를 지원합니다.

L-시스틴: 글루타티온 전구체로 피부 투명도와 미백을 높이는 데 기여합니다.

폴리페놀(피크노제놀, 녹차, 석류 등): 멜라닌 생성을 억제하고 자외선으로 인한 손상을 줄입니다.

비타민 B3(나이아신아마이드): 멜라닌 이동을 차단하고 피부 장벽을 강화합니다.

알파리포산(ALA): 피부산화를 억제하고 혈당을 안정시켜 당화로 인한 색소 침착을 예방합니다.

5) 회복을 위한 3단계 전략은 다음과 같습니다

1단계: 멜라닌 과생성 차단과 미백 유도

글루타티온, NAC, 비타민 C, L-시스틴, 비타민 B3를 활용하여 색소의 과생성을 억제하고 이미 침착된 색소를 환원합니다.

2단계: 항산화 및 항염 환경 조성

비타민 E, 아연, 셀레늄, 폴리페놀, 알파리포산 등을 통해 피부 방어력을 강화하고 색소의 재침착을 예방합니다.

3단계: 해독, 호르몬, 장 기능 조절

프로바이오틱스, 밀크씨슬, DIM, 비타민 B군을 활용하여 간 해독을 회복하고 에스트로겐 대사를 정상화, 염증 유발 요인을 차단합니다.

6) 피부 색소는 외부의 흔적이 아니라, 내부 균형의 반영입니다

색소는 단순한 '피부색'이 아니라, 몸이 자극과 독소를 어떻게 처리했는지에 대한 기록입니다. 회복은 단순히 색을 덮는 것이 아니라, 색이 생겨나는 환경을 바꾸는 것, 즉, 항산화, 해독, 호르몬 균형, 염증 조절을 통한 회복이어야 합니다. 그리고 그 열쇠는 바로 영양소입니다.

- 기미·주근깨·색소침착 회복에 핵심적인 영양소 정리

글루타티온/NAC/L-시스틴: 멜라닌 생성 억제, 해독 기능 강화

비타민 C/B3/E: 색소 환원, 이동 차단, 항산화 작용

아연/셀레늄/알파리포산(ALA): 항산화 효소 보조, 산화 억제

폴리페놀(피크노제놀, 석류 등): 염증 완화, 자외선 차단 보조

DIM, 밀크씨슬: 에스트로겐 대사 조절, 간 기능 회복

기미는 내 몸이 균형을 잃었다는 신호입니다. 회복은 겉이 아니라, 내부로부터 시작됩니다. 그리고 그 내부를 다시 채우는 힘은 '영양소'입니다.

45. 여드름·지루성피부염을 영양제로 뿌리째 뽑기

- 피부 트러블은 표면의 문제가 아니라, 내부 대사의 경고입니다.

1) 여드름과 지루성피부염이란 무엇인가요?

여드름(Acne vulgaris)은 피지선의 과다 활성화, 모낭 내 각질 축적, 염증성 박테리아(P. acnes) 증식으로 발생합니다.

지루성피부염(Seborrheic dermatitis)은 피지 과다와 말라세지아균 증식으로 인해 홍반, 각질, 염증을 유발하는 질환입니다.

두 질환 모두 호르몬, 장내 환경, 면역, 영양소 불균형과 깊은 관련이 있습니다.

2) 약물 치료의 기전과 한계는 무엇인가요?

① 항생제, 여드름 연고(벤조일퍼옥사이드, 레티노이드 등)

P. acnes를 억제하고 각질을 제거하는 데 효과적이나, 장기 사용 시 내성이나 피부 자극이 발생할 수 있습니다.

② 스테로이드, 항진균제(케토코나졸 등)

염증과 말라세지아균을 억제하지만, 재발률이 높아 장기적 해결책이 되기 어렵습니다.

③ 피임약, 항안드로겐제

여성 여드름 조절에 사용되지만, 호르몬 대사를 억제하고 부작용의 위험이 존재합니다.

피부 회복의 핵심은 단순 억제가 아닌, 내부 대사 환경을 조절하는 것입니다. 피지선, 면역계, 장-피부 축을 함께 조율해야 합니다.

3) 여드름·지루성피부염의 자연치유적 원인은 무엇인가요?

안드로겐 과다 또는 감수성 증가: 피지선의 과활성화 유발

인슐린 저항성: IGF-1 증가로 피지 분비 촉진

장내 미생물 불균형: 염증성 대사물질 증가

항산화력 저하: 활성산소 증가로 염증 악화

비오틴·아연·비타민 A·D 결핍: 피부 장벽 약화

유전적 요인 및 스트레스: 자율신경 불균형 및 재발성 악화

4) 피부 회복에 핵심적인 영양소는 무엇인가요?

아연: 피지 조절, 항염 작용, P. acnes 억제

비타민 A(베타카로틴 포함): 각질 정상화, 피지 분비 조절, 면역 강화, 피부 재생 촉진

비타민 D: 면역 조절, 말라세지아 억제(지루성피부염 환자에게 낮은 수치가 흔함)

비오틴(B7): 피부 장벽 회복과 피지선 안정화

비타민 B5(판토텐산): 피지 분비 조절 및 여드름 개선 보고

오메가3(EPA/DHA): 염증 억제, 피지 조절, 지루성 피부에도 긍정적 효과

프로바이오틱스 + 글루타민: 장-피부 축 복원 및 염증성 독소 차단

NAC/글루타티온: 피부 해독 및 산화스트레스 감소, 모낭 염증 조절

셀레늄 + 비타민 E: 항산화막 강화 및 피지 산화 방지

5) 회복을 위한 3단계 전략은 다음과 같습니다

1단계: 피지 조절과 염증 억제

아연, 비타민 A, 오메가3, 비타민 B5를 활용하여 피지 분비를 조절하고 염증을 신속히 완화합니다.

2단계: 피부 장벽과 항산화력 회복

비오틴, 비타민 E, 글루타티온, 셀레늄을 통해 피부 보호막을 복원하여 외부 자극에 강한 피부를 만듭니다.

3단계: 장-피부 축 조절과 재발 방지

프로바이오틱스, 글루타민, NAC를 활용하여 면역 반응과 염증을 안정시키고 근본적인 재발을 차단합니다.

6) 피부는 내부 해독·염증·면역 시스템을 반영하는 거울입니다

여드름과 지루성피부염은 단순히 "기름이 많다"거나 "균이 많다"는 문제가 아닙니다. 호르몬, 장, 면역, 항산화 대사가 동시에 무너졌을 때, 피부는 이를 가장 먼저 반영하는 경고등이 됩니다.

회복은 단순한 억제가 아니라, 내부 시스템을 조율하는 것이며, 그 조율의 열쇠는 영양소를 통한 대사 회복입니다.

- 여드름·지루성피부염 회복에 핵심적인 영양소 정리

아연, 비타민 A, B5, 비오틴: 피지 조절 및 피부 재생

오메가-3, 비타민 D: 염증 억제, 면역 안정화

글루타티온, NAC, 셀레늄: 해독, 항산화 보호

프로바이오틱스, 글루타민: 장-피부 축 안정화

피부는 내부가 보내는 편지입니다. 그 편지에 귀 기울이고, 영양으로 답할 때 진정한 회복이 시작됩니다.

46. 아토피·만성 습진을 영양제로 뿌리째 뽑기

- 피부는 장과 면역의 거울입니다. 회복은 내부에서 시작됩니다.

1) 아토피·만성 습진이란 무엇인가요?

아토피 피부염은 만성적이고 재발이 잦은 염증성 피부질환으로, 가려움, 진물, 태선화(피부가 두꺼워지는 현상) 등을 특징으로 합니다.

만성 습진은 반복적인 자극이나 알레르기 반응으로 인해 피부가 염증과 건조, 진물 상태를 지속적으로 보이는 경우를 말합니다.

이 두 질환은 모두 면역 과민 반응, 피부장벽 기능 저하, 염증 대사 이상과 깊이 연관되어 있으며, 특히 장-피부 축의 불균형, 영양소 결핍, 자율신경계 불균형과 밀접한 관련이 있습니다.

2) 약물 치료의 한계는 무엇인가요?

① 스테로이드제(외용/경구)

작용기전: 면역세포에서 나오는 염증성 사이토카인(IL-1, IL-6, TNF-α

등)을 억제합니다. T세포의 기능을 저하시켜 염증 반응을 차단합니다. 히스타민 반응을 줄이고 가려움을 완화합니다.

한계점: 피부의 재생력과 방어력 자체가 약화됩니다. 장기 사용 시 피부 위축, 모세혈관 확장, 피부 얇아짐, 리바운드 현상이 나타날 수 있습니다.

② 항히스타민제

작용기전: 히스타민 수용체(H1R)를 차단하여 가려움, 발적, 부종을 완화합니다.

한계점: 면역 반응의 근본 원인에는 작용하지 않으며 졸림, 집중력 저하 등의 부작용이 나타날 수 있습니다.

③ 면역억제제(타크로리무스, 사이클로스포린 등)

작용기전: T세포 내 칼시뉴린을 억제하여 IL-2 생성을 줄입니다. 면역세포의 염증 반응을 전반적으로 억제합니다.

한계점: 장기간 사용 시 전신 면역 저하, 감염 위험 증가, 피부암 발생 가능성 등의 우려가 있습니다.

④ 보습제·세라마이드 크림

작용기전: 피부에 보호막을 형성하여 외부 자극을 막고 수분 손실을 방지합니다.

한계점: 피부 내부 재생과 대사 회복에는 관여하지 않으며, 피부 스스로 장벽 기능을 회복하도록 돕지는 못합니다.

• 자연치유적 대안의 중요성

기존의 치료는 대부분 '면역 억제' 또는 '자극 완화'에 머무릅니다. 하지만 피부가 스스로 회복하기 위해서는, 세포 재생력, 장내 환경, 면역 균형, 자율신경 대사 등 내부 조건이 회복되어야 합니다. 그리고 그 시작은 영양소 기반의 기능 회복 전략에서 출발해야 합니다.

3) 아토피·습진의 자연치유적 원인은 다음과 같습니다

장누수 및 장내 미생물 불균형: 항원 유출로 인해 면역 과민 반응 유발

필수지방산 결핍(오메가-3, GLA): 피부 지질막 손상 및 건조 유발

비타민 D 결핍: 면역 조절 능력 저하

항산화력 부족: 활성산소와 염증성 사이토카인 지속

스트레스: 코르티솔 고갈 → 자율신경계 과흥분

아연·셀레늄·비타민 A 결핍: 세포 재생력 저하 및 상처 회복 지연

4) 회복을 위한 핵심 영양소는 다음과 같습니다

오메가-3(EPA/DHA): 염증성 사이토카인(TNF-α, IL-6 등) 억제, 피부 장벽 회복

감마리놀렌산(GLA): PGE1 생성 촉진 → 항염 및 보습 지질 강화

비타민 D3: Treg세포 활성화 → 면역 과민 반응 조절 및 피부 재생

비타민 A(레티놀, 베타카로틴): 상피세포 분화 촉진, 점막 회복, 면역 조율

아연 + 셀레늄: 항산화 효소(SOD, GPx)의 보조인자로 피부 회복과 항염 작용에 필수

글루타티온/NAC: 해독 및 활성산소 제거 → 피부 염증 감소

비타민 C, E: 항산화 보호막 형성, 피부 재생력 촉진

프로바이오틱스 + 글루타민: 장-면역 축 복원, 장누수 억제, 알레르기 반응 완화

콜라겐 + 히알루론산: 진피층 회복, 보습력 향상, 탄력 유지

5) 회복을 위한 3단계 전략은 다음과 같습니다

1단계: 피부장벽 회복과 염증 진정
오메가-3, GLA, 비타민 A·E, 아연을 활용하여 피부의 지질막을 회복시

키고, 염증 반응을 억제하며 재생을 촉진합니다.

2단계: 항산화 및 면역 균형 복원

비타민 D, C, 글루타티온, 셀레늄 등을 통해 면역세포의 균형을 조절하고, 활성산소로 인한 손상을 차단합니다.

3단계: 장-피부 축 정비와 재발 차단

프로바이오틱스, 글루타민, 비타민 B군 등을 통해 장내 독소 유출을 줄이고, 면역계를 안정화시켜 알레르기 반응을 예방합니다.

6) 아토피는 억제해야 할 대상이 아니라, 균형을 회복해야 할 대상입니다

피부는 단순한 외부 장기가 아니라, 몸의 해독 시스템, 면역 반응, 자율신경의 상태, 장내 균형이 가장 먼저 드러나는 생리학적 경계선입니다.

회복은 피부 표면을 덮는 것이 아니라, 내부 환경을 조율하는 것에서부터 시작됩니다. 그리고 그 조율은 영양소의 힘으로 가능해집니다.

- 아토피·만성 습진 회복에 핵심적인 영양소 정리

오메가3, GLA: 피부 지질막 회복, 염증 억제

비타민 D, A, E, C: 면역 조절, 피부 재생

아연, 셀레늄: 항산화 효소 보조, 회복력 향상

글루타티온, NAC: 해독, 염증 억제

프로바이오틱스, 글루타민: 장-피부 축 회복, 면역 안정

콜라겐, 히알루론산: 보습력 강화, 탄력 회복

피부는 가장 먼저 반응하고, 가장 늦게 회복됩니다. 그러나 꾸준한 영양 관리가 지속된다면, 피부 역시 다시 웃을 수 있습니다.

47. 셀룰라이트를 영양제로 뿌리째 뽑기

- 살이 문제가 아니라, 순환과 대사가 막혀 있는 것입니다.

1) 셀룰라이트란 무엇인가요?

셀룰라이트는 피부 표면이 울퉁불퉁하게 변하는 현상으로, 피하지방세포가 커지고 섬유화되면서, 그 사이 림프와 혈액의 순환이 정체되고 독소가 축적된 상태를 말합니다. 주로 허벅지, 엉덩이, 복부에 잘 생기며, 마른 체형의 분들에게도 발생할 수 있습니다. 에스트로겐, 스트레스, 좌식생활, 잘못된 식습관 등 다양한 요인이 복합적으로 작용합니다.

2) 시중 치료법의 한계는 무엇인가요?

① 마사지, 고주파, 셀룰라이트 크림 등

기전: 일시적인 혈류 증가와 수분 감소를 유도합니다.

한계: 피하지방 대사에는 직접적인 영향을 주지 않으며, 반복 시 오히려 피부 탄력 저하나 모세혈관 약화가 우려됩니다.

② 지방분해주사(Lipodissolve), 지방흡입술

기전: 지방세포를 국소적으로 파괴합니다.

한계: 일시적인 볼륨 감소는 가능하나, 염증 반응이나 림프·해독 기능 개선에는 기여하지 않습니다. 경우에 따라 체중은 줄었음에도 셀룰라이트가 더 도드라져 보이는 현상도 생길 수 있습니다.

셀룰라이트는 단순히 지방의 문제가 아니라, "정체된 순환과 대사의 문제"입니다.

3) 셀룰라이트의 자연치유적 원인은 다음과 같습니다

말초혈류 및 림프 흐름 저하 → 산소 공급 부족, 대사산물 축적

에스트로겐 우세 → 피하지방세포 증식 및 부종 유발

지방세포의 만성 염증 → 섬유화되어 조직이 단단하게 고착

콜라겐 구조 손상 → 피부 표면이 울퉁불퉁하게 유지됨

간·림프·장 해독 기능 저하 → 독소 축적 및 부종 악화

항산화력 및 미네랄 결핍 → 회복력 저하, 피부 탄력 손실

4) 회복을 위한 핵심 영양소는 무엇인가요?

비타민 C + 콜라겐 펩타이드: 콜라겐 합성을 도와 피부 구조를 강화하

며, 울퉁불퉁한 피부 개선에 기여합니다.

비타민 E + 아스타잔틴: 지방세포의 산화를 억제하고 피부 탄력을 유지하며, 염증을 줄입니다.

L-카르니틴 + 코엔자임Q10: 지방산을 베타산화시켜 에너지원으로 전환하며, 지방 연소와 세포 에너지 회복을 돕습니다.

비타민 B6 + 마그네슘: 림프 순환을 도와 부종을 줄이고, 수분 정체 및 피로 개선에 효과적입니다.

커큐민 + 쿼르세틴: 지방세포의 염증을 억제하고 섬유화를 예방합니다.

오메가3(EPA): 염증 조절과 지방세포 대사 민감도 개선에 도움을 줍니다.

NAC + 글루타티온 + 셀레늄: 간 해독력을 높이고 지방 대사 부산물을 제거하며 림프 정체 해소를 돕습니다.

브로멜라인 + 판크레아틴(소화효소 복합체): 섬유화된 조직을 분해하고 혈액 및 림프 순환을 돕습니다.

5) 회복을 위한 3단계 전략은 다음과 같습니다

1단계: 지방세포 대사 활성화 및 염증 억제

L-카르니틴, 코엔자임Q10, 오메가-3, 커큐민 등을 통해 지방을 연소하고 지방세포의 염증을 차단합니다.

2단계: 림프 순환과 해독 촉진

NAC, 글루타티온, 브로멜라인, 비타민 B6, 마그네슘 등을 활용하여 정체된 순환을 개선하고 부종을 해소, 전신 대사를 회복시킵니다.

3단계: 콜라겐 재생 및 피부 탄력 회복

비타민 C, E, 콜라겐 펩타이드, 아스타잔틴을 통해 피부결을 복원하고 피부 탄력을 강화합니다.

6) 셀룰라이트는 지방이 아니라, 순환이 막힌 결과입니다

마른 체형에도 나타나며, 다이어트를 해도 쉽게 사라지지 않고, 운동만으로도 해결되지 않는 이유는, 이 문제가 단순한 지방의 문제가 아닌 '해독과 순환의 정체'이기 때문입니다.

억지로 제거하려 하기보다, 흐름을 회복시켜야 합니다. 그리고 그 흐름을 부드럽게 다시 살려 주는 열쇠는 바로 영양소입니다.

- 셀룰라이트 회복에 핵심적인 영양소 정리

L-카르니틴, 코엔자임Q10, 오메가-3: 지방 대사 촉진, 세포 에너지 회복

비타민 C, 콜라겐 펩타이드, 비타민 E, 아스타잔틴: 피부 구조 복원, 탄력 향상

NAC, 글루타티온, 브로멜라인: 해독 강화, 림프 정체 개선

커큐민, 쿼르세틴, 비타민 B6, 마그네슘: 염증 완화, 부종 제거

셀룰라이트는 억지로 없애는 것이 아니라, 흐름을 되살려야 하는 '대사의 신호'입니다. 그 회복은 언제나, 영양에서부터 시작됩니다.

48. 하지정맥류·냉증 혈액순환 장애를 영양제로 뿌리째 뽑기

- 혈류는 생명의 흐름입니다. 그 흐름을 다시 되살리는 힘은 영양에 있습니다.

1) 혈액순환 장애란 무엇인가요?

혈액순환 장애는 산소와 영양소가 말초조직까지 충분히 전달되지 못하고, 노폐물이 적절히 배출되지 못하는 상태를 말합니다.

대표적인 증상은 다음과 같습니다:

하지정맥류: 정맥 판막 기능이 약해져 정맥 내 혈류가 정체되고, 이로 인해 부종, 통증, 혈관 돌출이 발생합니다.

손발 냉증: 모세혈관 수축과 말초순환 저하로 인해 체온 유지가 어려워집니다.

그 외에도 피로감, 무기력, 저림, 상처 회복 지연 등이 동반될 수 있습니다.

2) 약물 및 수술 치료의 기전과 한계는 무엇인가요?

① 혈관 확장제, 순환 개선제(실로스타졸, 트렌탈 등)

작용기전: 혈관 평활근을 이완시켜 일시적으로 혈류량을 증가시킵니다.

한계: 일시적인 효과에 그치며, 혈관벽 회복, 염증 조절, 산화 손상 회복
에는 미미한 영향을 줍니다.

② 정맥 강화제(디오스민 등)

작용기전: 정맥벽 수축력을 강화하여 혈류 정체를 예방합니다.

한계: 혈관 탄성 손실이나 염증 원인에 대한 직접적인 회복 효과는 제한
적입니다.

③ 수술/레이저 시술(고주파, 정맥 절제 등)

작용기전: 늘어난 정맥을 물리적으로 제거합니다.

한계: 일시적인 미용적 개선은 가능하지만, 혈관 기능 자체의 회복에는
기여하지 못합니다.

혈액순환 장애는 단지 혈관이 막힌 것이 아니라, 혈관이 손상되고 회복
환경이 무너진 결과입니다.

3) 자연치유적 원인은 무엇인가요?

정맥벽 탄성 저하 + 판막 기능 약화 → 하지 혈류 정체

산화스트레스 → 혈관 내피세포 손상 → 염증 반응 유도

콜라겐 부족 → 혈관 벽이 약해지고 정맥 돌출 발생

자율신경계 불균형 + 말초혈관 수축 → 냉증, 저림

순환 장애 → 미토콘드리아 기능 저하 → 만성 피로 악화

4) 회복을 위한 핵심 영양소는 다음과 같습니다

비타민 C + 콜라겐 펩타이드: 혈관 내피세포를 재생하고 콜라겐 기반 탄력을 회복시켜 정맥벽을 강화합니다.

루틴, 퀘르세틴, 디오스민: 모세혈관의 투과성을 줄이고 정맥 수축력을 높여 하지정맥류와 부종을 완화합니다.

오메가-3(EPA/DHA): 혈액 점도를 낮추고 염증을 억제하며 혈관 확장에 기여합니다.

비타민 E(감마토코페롤): 지질의 산화를 막고 혈관 벽을 보호합니다.

L-아르기닌 + 시트룰린: 산화질소(NO)를 생성해 혈관을 이완시키고 혈

류를 증가시킵니다.

코엔자임Q10 + L-카르니틴: 세포 내 ATP 생성을 도와 피로를 회복시키고 말초순환을 개선합니다.

아연 + 셀레늄: 항산화 효소의 보조인자로 작용해 혈관 내피를 보호합니다.

비타민 D3: 혈관 염증을 줄이고 자율신경을 안정화합니다.

은행잎 추출물(Ginkgo biloba): 미세혈류 순환을 증가시키며 냉증 완화에 도움을 줍니다.

5) 회복을 위한 3단계 전략은 다음과 같습니다

1단계: 혈관벽 재생과 탄성 회복
비타민 C, 콜라겐, 디오스민, 루틴을 통해 정맥벽과 모세혈관의 구조를 재생하고 정체와 부종을 예방합니다.

2단계: 혈류 활성화 및 점도 조절
L-아르기닌, 오메가-3, 은행잎 추출물, 비타민 E를 통해 혈류를 원활하게 하고 산소·영양 공급을 향상시킵니다.

3단계: 항산화 및 에너지 대사 개선

코엔자임Q10, 셀레늄, L-카르니틴을 활용하여 혈관 내피의 손상을 회복하고 조직의 피로를 개선합니다.

6) 혈류는 생명의 흐름이며, 회복은 다시 흐르게 만드는 일입니다

하지정맥류나 손발 냉증은 단지 혈관이 막힌 것이 아닙니다. 그보다 더 근본적인 문제는 혈관의 탄성이 떨어지고, 세포가 에너지를 잃어버린 상태라는 점입니다.

수술은 제거이며, 약물은 유지일 수 있습니다. 그러나 진정한 회복은, 혈관이 스스로 회복할 수 있는 환경을 만들어 주는 것입니다. 그리고 그 회복은 약이 아닌, '영양소'가 제공하는 조건에서 시작됩니다.

- 하지정맥류·냉증 등 혈액순환 장애 회복에 핵심적인 영양소 정리

콜라겐 + 비타민 C: 혈관벽 탄력 회복

루틴, 디오스민, 퀘르세틴: 정맥벽 수축력 향상, 부종 완화

오메가-3, 비타민 E: 혈류 개선, 항산화

L-아르기닌, 시트룰린: NO 생성 촉진, 혈관 이완

코엔자임Q10, L-카르니틴: 에너지 대사 회복

은행잎 추출물, 비타민 D, 셀레늄: 말초순환 개선, 염증 억제

피가 도는 것이 생명이며, 피가 흐르지 않으면 생명은 멈춥니다. 그 흐름을 다시 깨우는 힘은, 바로 '영양소'에 있습니다.

49. 근육 경련·쥐나는 증상을 영양제로 뿌리째 뽑기

- 신호가 흐르지 않거나, 에너지가 떨어지면 근육은 움켜쥡니다.

1) 근육 경련이란 무엇인가요?

근육 경련은 의지와 무관하게 갑작스럽게 발생하는 불수의적인 강한 수축 현상입니다. 흔히 '쥐가 났다'는 표현처럼 극심한 통증을 동반하며, 주로 종아리, 발바닥, 손가락, 복부 등에서 자주 나타납니다.

2) 주요 원인은 무엇인가요?

마그네슘, 칼륨, 칼슘 등 전해질 불균형

수분 부족과 나트륨 저하(특히 운동 후나 고온 환경에서)

ATP 부족 → 근수축 해제 실패

자율신경 항진 → 말초신경 과흥분

혈액순환 장애 → 근육에 산소 공급 부족

약물 부작용(이뇨제, 스타틴계 약물 등)

3) 약물 치료의 작용기전과 한계는 무엇인가요?

① 근이완제(바클로펜 등)

작용기전: 중추성 억제 작용을 통해 운동신경의 활동을 낮춥니다.

한계: 졸림이나 의존성 부작용이 있을 수 있으며,

전해질 불균형이나 에너지 부족에는 효과가 없습니다.

② 진통제, 항경련제(가바펜틴 등)

작용기전: 신경 전달을 억제하여 통증을 완화합니다.

한계: 뿌리 원인인 세포 대사 회복에는 직접적으로 작용하지 못합니다.

4) 근육 경련의 자연치유적 원인은 무엇인가요?

마그네슘 부족 → 칼슘 통로 조절 실패로 과수축 유발

칼륨 부족 → 신경재분극 지연으로 신경 흥분 지속

칼슘 부족 → 근수축-이완 사이클 장애

ATP 고갈 → 근수축 해제 실패로 지속성 경련 발생

말초혈류 감소 → 산소 및 전해질 전달 저하

5) 회복을 위한 핵심 영양소는 무엇인가요?

마그네슘(글리시네이트, 말레이트 등 흡수율 높은 형태): 근수축 조절, 신경 안정화, 칼슘 통로 억제

칼륨: 세포막 전위 유지, 근육 재분극 촉진

칼슘 + 비타민 D3: 근수축 개시와 이완 조절, 비타민 D 결핍 시 칼슘 흡수 저하 방지

코엔자임Q10 + L-카르니틴: ATP 생성 촉진, 근수축 해제 에너지 공급, 심장근 경련 예방

비타민 B1, B6: 신경 전달 복원, 말초 감각 이상 완화

오메가-3, 은행잎 추출물: 혈류 개선, 말초순환 안정화

전해질 밸런스 보조제(나트륨, 마그네슘, 칼륨 포함): 땀 배출 후 보충하여 운동 중 경련 예방

6) 회복을 위한 3단계 전략은 다음과 같습니다

1단계: 전해질 균형 회복

마그네슘, 칼륨, 칼슘, 나트륨의 균형을 맞추어 근육과 신경의 흥분성을 조절하고, 경련을 예방합니다.

2단계: 에너지 대사 강화

코엔자임Q10, L-카르니틴, 비타민 B1을 활용하여 ATP 생산을 회복하고, 근수축-이완 주기를 정상화합니다.

3단계: 말초혈류 및 신경 안정화

은행잎 추출물, 오메가-3, 마그네슘을 활용하여 산소 공급을 개선하고 자율신경을 안정화시켜 야간 경련 등의 증상을 완화합니다.

7) 경련은 에너지와 미네랄이 고갈되었다는 신호입니다

몸은 에너지가 부족하면 움켜쥡니다. 미네랄이 사라지면 신경 신호가 왜곡되고, ATP가 고갈되면 근육은 풀리지 못합니다. 약물은 신호를 잠시 끊을 수 있을 뿐, 회복은 신호를 정리하고, 에너지를 다시 공급하는 것이어야 합니다. 그 회복은 영양소로 가능합니다.

- 근육 경련·쥐나는 증상 회복에 핵심적인 영양소 정리

마그네슘, 칼륨, 칼슘: 근수축-이완 조절의 핵심 전해질

코엔자임Q10, L-카르니틴: ATP 회복, 근육 대사 촉진

비타민 D3, B1, B6: 미네랄 흡수 및 신경 전달 조율

오메가-3, 은행잎 추출물: 혈류 개선, 순환 안정화

근육은 단순한 움직임이 아니라, 세포 전체의 균형이 드러나는 현장입니다. '쥐'는 몸이 '고갈되었다'고 알려주는 신호입니다. 그 신호에 응답하는 방법은, 바로 '영양'입니다.

50. 손발 저림을 영양제로 뿌리째 뽑기

- 저림은 '혈이 막힌 것'이 아니라 '신경이 지친 것'입니다.

1) 손발 저림이란 무엇인가요?

손발 저림은 단순한 감각 이상이 아니라, 말초신경의 대사, 혈류, 전해질 신호 체계에 이상이 생겼다는 신호입니다.

대표적인 원인은 다음과 같습니다:

당뇨병성 신경병증

디스크 압박, 척추신경 이상

영양 결핍(특히 비타민 B군, 마그네슘, 칼슘)

혈액순환 장애(버거병, 말초혈관질환 등)

손목터널증후군, 좌골신경통 등 이처럼 원인은 다양하며, 근본적인 신경 회복이 핵심입니다.

2) 약물 치료의 작용기전과 한계는 무엇인가요?

① 진통제·신경안정제(프레가발린, 가바펜틴 등)

작용기전: 신경의 흥분을 억제하여 통증과 저림감을 완화합니다.

한계점: 신경의 구조적 회복에는 관여하지 않으며, 졸림이나 집중력 저하 등의 부작용이 나타날 수 있습니다.

② 혈액순환 개선제(실로스타졸, 알프로스타딜 등)

작용기전: 말초혈관을 확장시켜 일시적으로 혈류를 증가시킵니다.

한계점: 혈류 증가만으로는 손상된 신경세포의 회복이 어렵습니다.

③ 항산화제(알파리포산 등)

작용기전: 신경의 산화 손상을 줄여 당뇨성 신경병증 예방에 도움을 줍니다.

한계점: 보조요법에 불과하며, 다각적 접근 없이는 증상 지속 가능성이 큽니다.

3) 손발 저림의 자연치유적 원인은 무엇인가요?

비타민 B1, B6, B12 결핍 → 신경전달 장애

당뇨병 및 고혈당 → 말초신경 손상

산화스트레스 → 미엘린 손상

혈액순환 장애 → 신경세포에 산소·영양 공급 부족

마그네슘·칼슘 불균형 → 전기 신호 전달 오류

만성 염증 및 미세혈관 손상 → 신경 피로, 지속적 저림

4) 회복을 위한 핵심 영양소는 무엇인가요?

비타민 B1(벤포티아민): 포도당 대사 활성화 → 신경 에너지 공급

비타민 B6(피리독살-5-포스페이트): 신경전달물질 합성, 신경 기능 유지

타민 B12(메틸코발라민): 미엘린 재생 및 말초신경 회복에 필수

마그네슘: 신경 자극 전달 안정화, 근육 경련 완화

알파리포산(ALA): 항산화 작용, 당뇨성 신경 손상 억제

코엔자임Q10: 세포 에너지 생산 촉진, 미세순환 개선

L-카르니틴/아세틸-L-카르니틴: 신경 에너지 대사 회복, 당뇨신경병증 개선

비타민 D: 통증 인식 조절, 면역 안정

오메가-3: 염증 조절, 혈관 탄성 향상

은행잎 추출물(Ginkgo biloba): 말초순환 개선, 뇌신경 혈류 증가

5) 회복을 위한 3단계 전략은 다음과 같습니다

1단계: 신경 대사 회복과 미엘린 재건

비타민 B1, B6, B12, ALA, B군 복합영양소를 통해 신경세포의 에너지 대사 → 신호 전달력 → 보호막(미엘린) 재생을 유도합니다.

2단계: 혈류 및 산소 공급 최적화

오메가-3, 은행잎 추출물, 마그네슘, 코엔자임Q10을 활용하여 말초순환을 개선하고 신경 말단에 산소와 영양 공급을 강화합니다.

3단계: 항산화 및 신경 안정화

글루타티온, ALA, L-카르니틴, 비타민 D 등을 통해 산화스트레스를 제거하고 염증을 억제하여 신경의 과민 반응을 완화합니다.

6) 저림은 '신경이 지쳤다'는 몸의 언어입니다

저림은 단순한 통증보다 더 조용하지만, 신경 에너지가 고갈되었을 때

가장 먼저 나타나는 경고입니다. 이는 단순히 혈류가 막힌 것이 아니라, 신경이 손상되었고, 회복할 힘을 잃었다는 신호입니다.

회복은 약으로 억제하는 것이 아니라, 신경이 스스로 회복할 수 있는 조건을 만들어 주는 것에서 시작됩니다. 그리고 그 조건은 바로 영양소입니다.

- 손발 저림 회복에 핵심적인 영양소 정리

비타민 B1, B6, B12: 신경전달, 미엘린 재생

마그네슘, 칼슘: 전해질 균형 → 신경 흥분 조절

ALA, 글루타티온, 코엔자임Q10: 항산화 및 에너지 회복

L-카르니틴, 아세틸-L-카르니틴: 신경 대사 촉진

오메가-3, 은행잎 추출물, 비타민 D: 말초순환 개선, 염증 완화

저림은 '혈이 막힌 것'이 아니라, '신경이 지쳤다'는 신호입니다. 그 신호에 응답하는 가장 근본적인 방법은 바로 '영양'입니다.

51. 과민성대장증후군을 영양제로 뿌리째 뽑기

- 기능이 무너진 장은, 억제가 아닌 회복이 필요합니다.

1) 과민성대장증후군이란 무엇인가요?

과민성대장증후군(IBS)은 기질적 이상 없이 반복되는 복통, 복부 팽만, 설사 또는 변비(혹은 두 가지가 교대되는 혼합형) 등의 증상이 나타나는 기능성 장 장애입니다.

증상 유형은 다음과 같습니다:

설사형(IBS-D)
변비형(IBS-C)
혼합형(IBS-M)

식사 직후 증상이 악화되거나, 스트레스와 밀접한 연관을 보이는 경우가 많으며 피부 트러블, 호흡기 불편, 만성 피로 등 전신 증상을 동반하기도 합니다.

2) 약물 치료의 작용기전과 한계는 무엇인가요?

① 진경제(메베베린, 부틸스코폴라민 등)

작용기전: 장의 평활근을 이완시켜 경련성 통증을 완화합니다.

한계: 일시적인 증상 조절에 그치며, 장 운동성과 긴장 조절 능력의 회복
에는 도움이 되지 않습니다.

② 지사제/완하제

작용기전: 설사형 또는 변비형에 맞게 배변을 조절합니다.

한계: 염증, 장신경계 이상, 미생물 불균형 같은 근본 원인을 해결하지는
못합니다.

③ 항우울제/항불안제

작용기전: 장-뇌 축을 안정시키고 통증 민감도를 낮춥니다.

한계: 장기 복용 시 감정 둔화나 중추신경계 부작용이 우려됩니다.

약물은 증상을 일시적으로 줄여줄 수는 있지만, 장이 왜 과민해졌는지
를 회복시켜 주지는 못합니다. 회복은 장내 균형과 자율신경 조절력을 되
찾는 데서 시작됩니다.

3) 과민성대장증후군의 자연치유적 원인은 무엇인가요?

장내 미생물 불균형(SIBO 포함)

장 점막 손상 및 장누수 증후군(Leaky Gut)

염증성 사이토카인 증가 → 장 신경민감도 상승

자율신경계 과항진(특히 교감신경 우세)

히스타민 과다 반응, 글루텐·유당 등의 음식 과민 반응

세로토닌 대사 이상(장의 90% 이상에서 세로토닌 생성됨)

4) 회복을 위한 핵심 영양소는 다음과 같습니다

L-글루타민: 장 점막 재생, 장누수 회복, 염증 반응 억제

프로바이오틱스(개인에 맞는 균주): 장내 미생물 균형 회복, 가스·복부 팽만 개선

프리바이오틱스(FOS, GOS 등): 유익균 성장 촉진, 장 연동운동 개선

마그네슘 + 비타민 B6: 자율신경 안정화, 장 긴장 완화

비타민 D3: 면역 균형 회복, 염증 억제, 장 점막 수용체 기능 지원

커큐민 + 쿼르세틴: 항염, 히스타민 과다 반응 억제

트립토판 + B6 + 5-HTP: 장 세로토닌 대사 회복 → 운동성과 통증 민감도 조절

아연 + 비타민 A + 비오틴: 장 점막 면역 회복, 소화흡수력 향상

소화효소(판크레아틴, 브로멜라인): 음식물 분해 보조 → 과민 반응 완화

5) 회복을 위한 3단계 전략은 다음과 같습니다

1단계: 장 점막 회복과 염증 조절
L-글루타민, 아연, 커큐민, 비타민 A를 통해 장누수 상태를 개선하고, 과민 면역 반응을 차단합니다.

2단계: 미생물 균형과 소화력 강화
프로바이오틱스, 프리바이오틱스, 소화효소를 활용하여 SIBO 억제, 가스 생성 감소, 정상적인 장 연동운동 회복을 돕습니다.

3단계: 장-뇌 축 안정화 및 자율신경 조율
마그네슘, 비타민 B6, 5-HTP, 비타민 D3로 스트레스 반응을 조절하고, 복통·불안감·과민성 통증을 완화합니다.

6) 장은 감정, 면역, 에너지의 중심입니다

과민성대장증후군은 단순히 음식이나 위생의 문제가 아닙니다. 지나치게 예민해진 몸과 마음의 상태를 장이 대신 표현하고 있는 것입니다.

회복은 그 예민함을 억누르는 것이 아니라, 몸이 다시 스스로 균형을 조절할 수 있도록 회복시켜 주는 것입니다. 그 회복의 출발점은 바로 영양소입니다.

- 과민성대장증후군 회복에 핵심적인 영양소 정리

L-글루타민, 아연, 비타민 A: 장 점막 회복

프로바이오틱스, 프리바이오틱스, 소화효소: 장내 환경 재정비

마그네슘, B6, 5-HTP, 비타민 D: 신경 안정, 장-뇌 축 회복

커큐민, 퀘르세틴: 항염, 히스타민 반응 억제

장은 이렇게 말합니다. "나는 단지 음식만이 아니라, 당신의 감정과 피로까지도 소화하고 있었습니다." 이제, 그 장을 진정으로 회복시킬 시간입니다. 영양으로

52. 절박뇨·빈뇨를 영양제로 뿌리째 뽑기

- 참지 못하는 게 문제가 아니라, 조절할 힘이 약해진 것입니다.

1) 절박뇨·빈뇨란 무엇인가요?

절박뇨는 갑작스럽고 강한 소변 마려움으로 인해 참지 못하고 급하게 소변을 보게 되는 증상이며, 빈뇨는 하루 8회 이상 자주 소변을 보는 상태를 말합니다.

이러한 증상은 다음과 같은 질환과 관련이 있습니다:

과민성 방광(Overactive Bladder, OAB)

방광염, 간질성 방광염

요도염, 전립선염(남성)

자율신경 불균형, 부신 스트레스

노화, 출산 후 골반저근 약화

2) 약물 치료의 작용기전과 한계는 무엇인가요?

① 항콜린제(옥시부티닌, 톨테로딘 등)

작용기전: 방광근의 과도한 수축을 억제하여 절박뇨 완화

한계점: 구강건조, 변비, 졸림 등의 부작용이 흔하며,

장기 복용 시 효과 감소 및 자율신경 부작용 우려가 있습니다.

② 베타-3 작용제(미라베그론 등)

작용기전: 방광 평활근 이완 → 저장 용량 증가

한계점: 심박수 증가, 고혈압 등 순환계 부작용 가능

③ 항생제/소염제

용도: 감염성 요로 질환에 사용

한계점: 반복 사용 시 장내 미생물 교란, 재발률 증가

약물은 방광을 억제할 수는 있어도, 방광이 스스로 조절력을 회복하도록 도와주지는 못합니다. 회복은 '비워 내는 기능'이 아니라, '참고 저장할 수 있는 능력'의 회복에서 시작됩니다.

3) 절박뇨·빈뇨의 자연치유적 원인은 무엇인가요?

자율신경 불균형 → 부교감-교감신경 간 조절력 저하

   만성질환 뿌리째 뽑기 영양혁명

골반저근 약화 → 방광 수축력과 요도 조임근 조절 실패

마그네슘 부족 → 방광 근육 과수축 및 신경 과민

에스트로겐 저하(여성) → 점막 위축, 요로 민감성 증가

비타민 D 결핍 → 방광 근육 기능 및 신경 전달력 저하

염증 및 산화스트레스 → 방광 내벽의 과민성 유발

장내 미생물 불균형 → 방광염/요도 자극 재발

4) 회복을 위한 핵심 영양소는 무엇인가요?

마그네슘(글리시네이트, 말레이트) → 방광근 이완, 과수축 억제, 자율 신경 안정화

비타민 D3 → 방광 수용체 기능 강화, 면역 및 염증 조절

비타민 B6, B12, 엽산 → 신경전달 조절, 골반신경 안정, 방광 감각 조율

감마리놀렌산(GLA) → 점막 보습 및 신경 염증 진정, 여성의 질·요도 건강 보조

L-카르니틴 + 코엔자임Q10 → 방광근 에너지 회복, 수축력 정상화

콜라겐 + 비타민 C → 요도 점막 및 결합조직 탄력 회복, 지지력 개선

테아닌, 아슈와간다 → 부신 안정, 스트레스성 배뇨 자극 완화

프로바이오틱스 + 글루타민 → 장내 미생물 균형 회복 → 감염성 배뇨 자극 감소

은행잎 추출물(Ginkgo biloba) → 미세혈류 개선, 방광 내벽 산소공급 향상

5) 회복을 위한 3단계 전략

1단계: 방광근 안정화 및 자율신경 회복
마그네슘, 비타민 B6, 아슈와간다를 통해 → 근육 과수축 조절 + 배뇨 자극의 신경 전달 정상화

2단계: 점막 및 지지 구조 회복
감마리놀렌산, 콜라겐, 비타민 C, D로 → 요도·방광 점막의 보호력, 수용력, 지지력 회복

3단계: 염증 억제 및 재발 방지
글루타민, 프로바이오틱스, 코Q10, 셀레늄 등을 통해 → 방광염 소인 억제 + 산화스트레스 제거 + 기능 유지

6) 결론: 참지 못하는 방광은, 조절력을 잃은 몸의 신호입니다

절박뇨와 빈뇨는 단순한 저장 실패가 아니라, 근육, 신경, 점막, 자율신경, 면역 균형이 동시에 흔들렸다는 경고입니다. 억제는 방광을 조용히 만들 수는 있어도, 회복은 방광이 다시 스스로 리듬을 조율할 수 있도록 만드는 것입니다. 그 회복의 조건은 '영양소'로 가능해집니다.

- 절박뇨·빈뇨 회복에 핵심적인 영양소 정리

마그네슘, 비타민 B6, 아슈와간다: 방광 근육 안정화, 신경 전달 조절

감마리놀렌산, 비타민 D, 콜라겐: 점막 보습, 지지력 강화

L-카르니틴, 코Q10: 방광 에너지 회복, 수축력 향상

프로바이오틱스, 글루타민, 은행잎: 장내균형 회복, 혈류 개선, 재발 억제

방광은 억제할 대상이 아니라, 회복할 수 있도록 조건을 만들어 줘야 할 '기능 기관'입니다. 그 조건을 만드는 것은 바로, 영양소입니다.

53. 전립선비대증을 영양제로 뿌리째 뽑기

- 남성호르몬이 문제일까요? 해답은 '대사와 균형'입니다.

1) 전립선비대증(BPH)이란 무엇인가요?

전립선비대증은 남성의 전립선이 비정상적으로 커지면서 요도를 압박하여 다양한 배뇨 불편을 유발하는 질환입니다. 주로 중장년 이후에 발생하며, 다음과 같은 증상이 흔하게 나타납니다:

소변 줄기 약화, 잔뇨감

야간뇨, 빈뇨, 절박뇨

배뇨 후 개운하지 않은 느낌

성기능 저하가 동반되는 경우도 있습니다.

2) 약물 치료의 작용기전과 그 한계는 무엇인가요?

① 알파차단제(예: 탐술로신)

작용기전: 전립선 평활근을 이완시켜 요도 압력을 줄여 줍니다.

한계점: 증상 완화에는 효과가 있으나, 전립선의 비대 자체를 억제하지는 못합니다.

② 5α-환원효소 억제제(피나스테리드, 두타스테리드 등)

작용기전: 테스토스테론이 디하이드로테스토스테론(DHT)으로 전환되는 것을 억제하여 전립선 성장을 막습니다.

한계점: 장기 복용 시 성기능 저하, 우울감 등의 부작용이 보고되고 있습니다.

즉, 약물은 단기적인 증상 완화에는 도움이 되지만, 전립선 비대를 유발하는 내적 환경의 문제를 회복시켜 주지는 못합니다.

3) 전립선비대증의 자연치유적 원인은 무엇인가요?

DHT 과잉 생성 또는 테스토스테론 대사 불균형

만성 염증 → 조직 과성장 자극

에스트로겐 상대적 우세 → 남성호르몬 조절 기능 저하

산화스트레스 → 전립선 세포 손상

혈류 감소, 림프 정체 → 조직 부종

아연, 셀레늄, 비타민 D 부족 → 전립선 기능 약화

4) 전립선 회복을 돕는 핵심 영양소는 무엇인가요?

쏘팔메토(Saw Palmetto):

→ 5α-환원효소를 억제하여 DHT 생성을 줄여 줍니다.

→ 알파차단제와 유사한 작용으로 배뇨 불편을 완화합니다.

아연:

→ DHT 과잉 억제, 전립선 세포 보호, 면역 및 항염 작용 강화

비타민 D3:

→ 항염 및 항증식 작용, 테스토스테론 대사 조절, 전립선 수용체 조절

셀레늄:

→ 항산화 효소(SOD, GPx 등) 활성화 → 세포 손상 예방

라이코펜(토마토 추출물):

→ 강력한 항산화 작용으로 산화스트레스를 억제합니다.

비타민 E(감마-토코페롤 중심):

→ 염증성 사이토카인 억제, 조직 손상 방지

NAC/글루타티온:

→ 해독 작용 강화, 활성산소 억제 → 전립선 내 염증 개선

호박씨 추출물:

→ DHT 억제, 배뇨 개선, 알파차단 효과 보조

피톨렌(Pygeum africanum):

→ 전립선 크기 감소, 야간뇨 개선에 도움

루틴, 퀘르세틴:

→ 항염 작용, 혈류 개선, 조직 부종 완화

5) 회복을 위한 3단계 전략은 다음과 같습니다

1단계: 호르몬 대사 정상화 및 DHT 억제

쏘팔메토, 아연, 비타민 D3, 피톨렌, 호박씨 추출물을 통해 → DHT의 과잉 생성을 조절하고 전립선 자극을 줄입니다.

2단계: 염증 및 산화스트레스 제거

라이코펜, 셀레늄, NAC, 퀘르세틴 등을 활용하여 → 염증성 사이토카인 활동을 억제하고 조직 과성장을 방지합니다.

3단계: 혈류 회복 및 기능 개선

비타민 E, 루틴, L-아르기닌, 코엔자임Q10 등을 통해 → 전립선 내 혈류를 개선하고 조직 부종을 줄여 배뇨 기능을 회복합니다.

6) 전립선비대는 '호르몬 과다'가 아니라 '균형의 붕괴'에서 시작됩니다

테스토스테론 자체가 문제인 것이 아니라, 그 대사 경로가 비정상적으로 전환되고, 해독 기능과 염증 조절이 실패한 환경이 전립선을 비대하게 만든 것입니다.

회복은 억제가 아니라, 몸이 스스로 호르몬을 조절하고 염증을 해소할 수 있는 능력을 회복하는 것입니다. 그리고 그 회복의 핵심은 바로 영양소입니다.

- 전립선비대증 회복에 핵심적인 영양소 정리

쏘팔메토, 아연, 피톨렌: DHT 억제, 전립선 크기 조절

비타민 D3, E, 셀레늄: 항염 작용, 세포 보호

라이코펜, NAC: 산화 억제, 해독 지원

호박씨 추출물, 쿼르세틴: 배뇨 기능 회복, 염증 완화

L-아르기닌, 코엔자임Q10: 혈류 개선, 에너지 대사 회복

전립선은 단순한 '호르몬 장기'가 아닙니다. 그것은 '균형의 장기'이며, 그 균형을 되찾는 것이 진정한 회복의 시작입니다. 그 회복을 가능하게 하는 열쇠는 바로, '영양소'입니다.

54. 통풍을 영양제로 뿌리째 뽑기

- 요산이 쌓인 것이 아니라, 배출할 힘이 부족한 것입니다.

1) 통풍이란 무엇인가요?

통풍(Gout)은 혈중 요산(Uric acid) 농도가 높아지면서, 요산이 관절이나 조직에 결정 형태로 침착되어 염증을 유발하는 대사성 질환입니다.

대표적인 증상은 다음과 같습니다:
엄지발가락 관절의 급성 통증, 부종, 발적

만성화될 경우, 관절 파괴, 통풍결절(토푸스), 신장 기능 저하로 진행할 수 있습니다.

2) 약물 치료의 작용기전과 한계는 무엇인가요?

① 요산 생성 억제제(알로퓨리놀, 페북소스타트 등)

작용기전: 잔틴 산화효소를 억제하여 퓨린이 요산으로 전환되는 것을
차단합니다.

한계점: 초기 복용 시 통풍 발작이 유발될 수 있으며, 간 기능 이상, 발진
등의 부작용이 보고될 수 있습니다.

② 요산 배출 촉진제(프로베네시드 등)

작용기전: 신장에서 요산의 재흡수를 억제하여 요산 배출을 촉진합니다.

한계점: 신장에 부담을 줄 수 있으며, 결석 위험이 존재합니다. 또한 당
뇨병, 고지혈증 등 동반질환이 있을 경우 사용이 제한될 수 있습
니다.

③ 콜히친 및 NSAIDs(비스테로이드성 소염진통제)

작용기전: 면역세포의 염증 반응을 차단하여 급성 통증을 완화합니다.

한계점: 급성 통증 조절에는 효과적이나, 요산 대사 문제 자체에는 관여
하지 않습니다.

요약하자면, 약물은 요산 수치를 낮출 수는 있지만, 왜 요산이 과잉되고
배출되지 못하는지를 해결하지는 못합니다.

3) 통풍의 자연치유적 원인은 무엇인가요?

요산 생성 과잉: 고퓨린 식품, 과당, 알코올 과다 섭취

요산 배출 저하: 신장 기능 저하, 인슐린 저항성

비만, 지방간: 요산 분해 효소 억제

산화스트레스: 요산 결정 침착 촉진

비타민·미네랄 결핍: 대사 효율 저하, 염증 악화

4) 회복을 위한 핵심 영양소는 무엇인가요?

비타민 C: 요산을 수용성으로 전환시켜 신장 배출을 촉진합니다. 항산화 및 염증 유전자 억제에도 효과적입니다.

비타민 B1, B2, B6, 엽산: 퓨린 대사 효소의 보조 역할을 하여 요산 생성을 균형 있게 유지합니다.

마그네슘 + 칼륨: 체액의 pH를 안정시켜 요산 결정 형성을 억제합니다.

알파리포산(ALA): 인슐린 저항성 개선 및 강력한 항산화 작용으로 요산 배출을 촉진합니다.

NAC + 글루타티온 + 셀레늄: 간 해독 경로를 강화하여 요산 대사 부산물을 제거합니다.

오메가-3(EPA/DHA): 관절 염증을 억제하고, 급성기의 통증을 완화합니다.

셀러리시드 추출물: 전통적으로 요산 배출 촉진과 관절 진정 작용에 사용되어 왔습니다.

브로멜라인, 커큐민, 쿼르세틴: 항염증, 부종 완화, 조직 손상 억제에 도움을 줍니다.

5) 회복을 위한 3단계 전략은 다음과 같습니다

1단계: 요산 생성 균형화 및 배출 촉진
비타민 C, B군, 알파리포산, 마그네슘, 셀러리시드를 활용하여
요산 생성을 억제하고 배출력을 높입니다.

2단계: 염증 억제 및 통증 완화
오메가3, 커큐민, 브로멜라인, NAC 등을 통해 요산 결정으로 인한 급성 관절염을 진정시킵니다.

3단계: 간·신장 해독과 요산 재흡수 차단
글루타티온, 셀레늄, 프로바이오틱스를 활용하여 퓨린 및 요산 대사 부산물을 제거하고, 재발을 방지합니다.

만성질환 뿌리째 뽑기 영양혁명

6) 통풍은 단순히 음식 문제나 유전 때문만은 아닙니다

통풍은 몸이 요산을 배출하고 대사할 수 있는 여력이 없을 만큼 피로하고, 염증에 시달리고 있다는 경고 신호입니다.

약물은 급한 불을 끄는 것에 불과합니다. 진정한 회복은 '타지 않는 몸'을 만드는 것이며, 그 회복은 바로 영양소에서 시작됩니다.

- 통풍 회복에 핵심적인 영양소 정리

비타민 C, B군, 마그네슘: 요산 생성 조절 및 배출 보조

알파리포산, NAC, 글루타티온: 해독 강화, 인슐린 저항성 개선

셀러리시드, 커큐민, 브로멜라인: 통증 및 염증 완화

오메가-3, 셀레늄: 면역 조절 및 관절 보호

요산은 단순히 제거해야 할 쓰레기가 아니라, 몸의 정화 능력이 떨어졌음을 알려 주는 메시지입니다. 그 정화를 다시 시작하게 하는 열쇠는 바로 '영양'입니다.

55. 변비를 영양제로 뿌리째 뽑기

- 밀어내는 것이 아니라, 흐르게 하는 조건을 만드는 것입니다.

1) 변비란 무엇인가요?

변비(Constipation)는 배변 횟수가 주 3회 이하이거나, 배변 시 힘이 들거나, 딱딱한 대변, 잔변감이 느껴지는 상태를 의미합니다.

변비의 유형은 다음과 같이 나눌 수 있습니다:

이완성 변비: 장운동 저하로 인한 변비

경련성 변비: 장 근육의 과긴장으로 인한 변비

직장 배출 지연형: 직장 반사 약화로 인한 변비

2차성 변비: 약물 복용, 호르몬 이상, 신경계 질환 등이 원인이 되는 변비

2) 약물 치료의 작용기전과 한계는 무엇인가요?

① 자극성 완하제(센나, 비사코딜 등)

작용기전: 장신경을 자극하여 연동운동을 촉진합니다.

한계점: 장신경에 대한 의존성이 생겨 습관성 변비로 악화될 수 있습니다.

② 삼투성 완하제(락툴로오스, PEG 등)

작용기전: 장내 수분을 유지하여 대변을 연화시킵니다.

한계점: 복부 팽만을 유발할 수 있으며, 장내 미생물 이상 증식(SIBO) 위험이 있습니다.

③ 섬유질 보충제(차전자피, 메틸셀룰로오스 등)

작용기전: 대변 부피를 늘려 장을 자극합니다.

한계점: 수분 섭취가 부족할 경우 오히려 변비를 악화시킬 수 있으며, 장 점막에 손상이 있을 때는 통증을 유발할 가능성도 존재합니다.

약물은 일시적으로 대변을 비워 줄 수는 있지만, 장은 배출을 반복할수록 스스로 기능을 회복하지 못합니다. 진정한 회복의 핵심은 '내부의 흐름'을 되살리는 데에 있습니다.

3) 변비의 자연치유적 원인은 무엇인가요?

마그네슘 부족: 장 연동운동 저하

장 점막 손상: 장 감각이 무뎌짐

장내 미생물 불균형: 가스 생성 및 염증 유발

수분 부족 + 섬유질 불균형: 배변 조건 악화

저활동성 갑상선, 스트레스: 배변 반사 둔화

장-뇌 축 불균형: 배변 리듬 상실

4) 회복을 위한 핵심 영양소는 무엇인가요?

마그네슘(구연산염, 글리시네이트 등)

→ 장 연동운동 촉진, 신경 자극 회복 특히 이완성 변비에 효과적입니다.

비타민 C + 비타민 B5

→ 장 내 환경 개선, 연동운동 조절, 부신 기능 회복, 배변 리듬 정상화

프로바이오틱스 + 프리바이오틱스

→ 장내 미생물 균형 회복, 대변 부피 증가, 염증 조절

L-글루타민 + 아연 + 비타민 A

→ 장 점막 재생, 장누수 개선, 직장 반사 민감성 회복

소화효소(브로멜라인, 판크레아틴 등)

→ 음식 분해를 도와 발효·가스 생성을 억제, 장 부담 완화

D-이노시톨 + 비타민 D3

→ 장-신경-호르몬 축 안정화, 배변 리듬 조율

5) 회복을 위한 3단계 전략은 다음과 같습니다

1단계: 장 연동운동 회복

마그네슘, 비타민 C, B5를 활용하여 근육 수축-이완 사이클을 정상화하고, 기본적인 배변 자극을 복원합니다.

2단계: 장 점막 및 미생물 환경 회복

L-글루타민, 아연, 프로바이오틱스를 통해 장 점막을 재생시키고, 장 반사의 민감성을 회복합니다.

3단계: 장-뇌 축 리듬 조율

D-이노시톨, 비타민 D, 테아닌 등을 통해 스트레스를 완화하고, 자율신경계 균형을 회복하여 배변 리듬을 조율합니다.

6) 변비는 '내보내지 못한 것'이 아니라, '내보낼 수 없게 된' 장의 말입니다

장은 스스로 움직일 수 있어야 합니다. 억지로 짜내는 것은 회복이 아니라, 반복적인 자극일 뿐입니다. 배변은 조건의 결과입니다. 그 조건은 다시 회복될 수 있으며, 그 시작은 약이 아닌 영양소로부터 가능합니다.

• 변비 회복에 핵심적인 영양소 정리

마그네슘, 비타민 C, B5: 장운동 회복, 신경 자극 복원

프로바이오틱스, 프리바이오틱스, 소화효소: 장내 환경 개선

글루타민, 아연, 비타민 A: 장 점막 재생, 장 반사 민감성 회복

D-이노시톨, 비타민 D: 장-뇌 축 회복, 스트레스 완화

변비는 단순한 장의 침묵이 아니라, 몸 전체 대사 흐름의 정체를 의미합니다. 그 흐름을 다시 깨우는 열쇠는 바로 '영양소를 통한 회복'입니다.

56. 비만을 영양제로 뿌리째 뽑기

- 살을 줄이는 것이 아니라, 대사를 회복시키는 것입니다.

1) 비만이란 무엇인가요?

비만은 단순히 체지방이 많은 상태가 아니라, 에너지 대사가 비효율적으로 이루어지고, 지방이 저장된 상태에서 빠져나오지 못하는 '고장 난 대사 시스템'입니다.

특히 복부비만은 심혈관질환, 당뇨, 고지혈증 등 다양한 대사 질환의 위험을 높이며, 지방조직 자체가 내분비기관처럼 작용하여 염증을 유발하고 렙틴 저항성, 인슐린 저항성을 초래하게 됩니다. 칼로리만 줄이는 단기 다이어트는 요요현상, 피로감, 탈모, 호르몬 불균형 등을 남길 수 있습니다. 진정한 회복은 지방이 빠지는 조건을 만드는 일입니다.

2) 약물 치료의 기전과 한계는 무엇인가요?

① 식욕억제제(로카세린, 펜터민 등)

작용기전: 세로토닌 수용체를 자극하여 식욕을 억제합니다.

한계점: 졸림, 불면, 의존성, 심혈관 부작용 우려가 있으며, 근본적인 대사 회복 없이 체중만 감량할 경우 요요현상이 발생하기 쉽습니다.

② 지방흡수 억제제(오르리스타트)

작용기전: 소장에서 지방 분해 효소 작용을 억제하여 흡수를 방해합니다.

한계점: 설사, 복부 불편감, 지용성 비타민 흡수 저하 등의 부작용이 있습니다.

③ 인슐린 민감도 개선제(메트포르민)

작용기전: 간에서 포도당 생산을 억제하고, 인슐린 감수성을 높입니다.

한계점: 위장장애, B12 결핍 등의 부작용이 있으며, 생활습관 변화 없이 복용만으로는 장기 효과가 미미할 수 있습니다.

약물은 뇌를 속이거나, 장을 차단하거나, 대사를 억제하는 방식입니다. 그러나 회복은 세포가 다시 에너지를 잘 쓰고, 지방을 잘 태울 수 있게 만드는 것입니다.

3) 비만의 자연치유적 원인은 무엇인가요?

인슐린 저항성 → 지방 분해 억제 + 저장 촉진

렙틴 저항성 → 포만감 전달 실패 → 만성 과식

미토콘드리아 기능 저하 → 에너지 부족 → 지방 저장

지방세포 염증 → 대사 혼란, 호르몬 조절 장애

수면 부족, 스트레스 → 코르티솔 상승 → 복부지방 증가

비타민 B군, 마그네슘, 단백질 부족 → 느려진 대사

핵심은 태우는 영양소와 태워지는 영양소의 균형이 깨진 식단입니다.

4) 회복을 위한 핵심 영양소는 무엇인가요?

마그네슘 + 크롬 + 알파리포산(ALA)

→ 인슐린 감수성 향상, 혈당 안정 → 지방 분해 능력 회복

비타민 B군(B1, B2, B6, B12)

→ 에너지 대사 보조 → ATP 생산 촉진, 피로 회복

코엔자임Q10 + L-카르니틴

→ 미토콘드리아 지방산 연소 촉진 → 내장지방 분해

오메가-3(EPA/DHA)

→ 염증 억제, 렙틴 수용체 민감도 향상

비타민 D3 + 아연 + 셀레늄

→ 갑상선·호르몬 대사 조절 → 기초대사량 유지

EGCG(녹차추출물), 커큐민, CLA
→ 지방 분해 유도, 염증 감소, 내장지방 조절

식이섬유 + 프로바이오틱스
→ 포만감 증가, 장내 염증 억제 → 장-대사 축 회복

5) 회복을 위한 3단계 전략은 무엇인가요?

1단계: 인슐린·렙틴 저항성 개선
마그네슘, 크롬, 알파리포산, 오메가3, EGCG 등을 통해 대사 센서(인슐린·렙틴)의 감수성 회복 → 식욕 조절 + 지방 분해 유도

2단계: 미토콘드리아 대사력 회복
코엔자임Q10, L-카르니틴, B군, 비타민 D 등을 활용하여 세포 에너지 회복 → 복부지방의 연소 활성화

3단계: 장내 환경 정비 및 스트레스 조절
프로바이오틱스, 식이섬유, 테아닌, 커큐민 등을 통해 호르몬 안정화 + 지방세포 염증 억제 → 요요 없는 대사 체계 회복

6) 비만은 '살'이 아니라 '기능'의 문제입니다

지방이 쌓이는 것은 대사 조건이 지방 저장을 선택한 결과입니다. 억제는 뇌와 위장을 속이지만, 회복은 세포와 호르몬, 감각 시스템을 다시 정상으로 돌리는 일입니다. 살을 줄이는 것이 아니라, 지방이 빠질 수 있는 몸을 만드는 것, 그 회복의 조건은 영양소가 제공합니다.

• 비만 회복에 핵심적인 영양소 정리

마그네슘, ALA, 크롬, 오메가-3: 인슐린·렙틴 저항성 개선

코엔자임Q10, 카르니틴, 비타민 B군: 지방 연소, 에너지 회복

비타민 D, 아연, 셀레늄: 갑상선·호르몬 대사 최적화

EGCG, 커큐민, CLA: 지방 분해 유도, 염증 완화

프로바이오틱스, 식이섬유: 장-대사축 회복, 포만감 조절

지방을 태우는 것은 단순히 운동이 아니라, 그 지방이 잘 타는 몸을 만드는 것입니다. 그 몸은 영양으로 회복됩니다.

57. 역류성 식도염을 영양제로 뿌리째 뽑기

- 위산을 억제하는 게 아니라, 소화를 회복하는 것이 핵심입니다.

1) 역류성 식도염이란 무엇인가요?

역류성 식도염(GERD)은 위의 내용물이 식도로 역류하여 식도 점막에 염증과 손상을 유발하는 질환입니다. 대표적인 증상은 속쓰림(가슴쓰림), 목 이물감, 만성기침, 쉰 목소리 등입니다.

악화 요인에는 고지방식, 과식, 탄산음료, 커피, 알코올, 스트레스, 비만 등이 있으며, 원인은 단순한 '위산 과다'가 아니라 위산 역류를 막는 식도 괄약근의 기능 저하입니다.

2) 약물 치료의 기전과 한계는 무엇인가요?

① 제산제(PPI: 에소메프라졸, 오메프라졸 등)

작용기전: 위산을 만드는 H^+/K^+ ATP 펌프를 억제하여 위산 생성을 차단
합니다.

한계: 장기 복용 시 칼슘·마그네슘·비타민 B12 결핍, 장내 세균 불균형
및 소화기 감염, 소화력 저하와 SIBO(소장세균과증식) 위험이 증
가합니다.

② 위장운동 촉진제(메토클로프라미드, 돔페리돈 등)
작용기전: 위 배출을 촉진하여 위 내용물의 체류 시간을 줄입니다.
한계: 식도 괄약근 기능 회복에는 직접적으로 작용하지 않으며, 근본적
인 위산 조절이나 소화력 회복에는 기여하지 않습니다.

위산을 줄인다고 식도염이 낫는 것이 아니라, 위산이 위에 잘 머물도록
소화 시스템 전체를 회복해야 합니다.

3) 역류성 식도염의 자연치유적 원인은 무엇인가요?

하부 식도 괄약근(LES) 이완 → 위산 역류
저위산(HCl 부족) → 소화 지연 + 위 배출 지연
위내 압력 증가 → 과식, 탄산음료, 복부비만
장내 미생물 불균형(SIBO) → 가스 팽만 → 위 압박
위 점막 손상 및 염증 → 식도 재생력 저하
자율신경 불균형 → 괄약근 기능 저하

4) 회복을 위한 핵심 영양소는 무엇인가요?

베타인 HCl + 펩신

→ 저위산 보완 → 단백질 소화 촉진 → 위 배출 속도 정상화

L-글루타민 + 아연 카르노신 + 비타민 A

→ 식도·위 점막 재생 촉진, 염증 완화, 상피세포 회복

DGL 감초 추출물(Deglycyrrhizinated Licorice)

→ 점막 보호막 형성, 위산 자극 저항력 증가,

마그네슘 + 비타민 B6

→ 식도 괄약근 안정 → 자율신경계 이완

프로바이오틱스 + 프리바이오틱스

→ 장내 미생물 균형 회복 → 가스 팽만 억제

브로멜라인 + 파파인(소화효소)

→ 식후 소화 촉진 → 위 체류 시간 단축

비타민 C(저산성 타입)

→ 위염 예방, 헬리코박터 억제 → 항산화 보호

5) 회복을 위한 3단계 전략은 무엇인가요?

1단계: 점막 보호 + 염증 억제

DGL 감초, 글루타민, 아연 카르노신, 비타민 A를 활용하여 식도와 위의 상피세포 재생 → 위산으로부터의 자극 완화

2단계: 위산 조절과 소화력 회복

베타인 HCl, 브로멜라인, 비타민 C, 마그네슘 등을 통해 위산 균형 회복 → 소화 속도 개선 → 역류 감소

3단계: 장내 압력 완화 + 식도 괄약근 기능 회복

프로바이오틱스, 프리바이오틱스, B6로 복부 팽만 해소 + 식도 괄약근 안정화

6) 결론: 위산은 억제 대상이 아니라, 회복 대상입니다

위산은 소화에 필수적인 요소입니다. 문제는 '위산이 많아서'가 아니라, '제자리에 머물지 못하고 위에서 식도로 넘어왔기 때문'입니다.

회복은 단순 억제가 아닌, 소화를 잘 시키고, 위-식도 접합부가 잘 닫히며, 위 안의 압력이 정상이 되는 조건을 만드는 것입니다. 이 회복의 핵심은 '영양소'입니다.

- 역류성 식도염 회복에 핵심적인 영양소 정리

DGL 감초, 글루타민, 아연, 비타민 A: 식도·위 점막 보호, 재생

베타인 HCl, 브로멜라인: 위산 균형, 소화 촉진

마그네슘, 비타민 B6: 괄약근 기능 유지, 신경 안정

프로바이오틱스, 프리바이오틱스: 장내 압력 조절, 팽만 억제

비타민 C: 항염, H. pylori 억제

식도염은 위산이 많아서가 아니라, 그 위산이 '머물 곳을 벗어났기 때문'입니다. 그 흐름을 바로잡고, 소화의 리듬을 회복하는 힘은 '영양'에서 시작됩니다.

58. 편도선염을 영양제로 뿌리째 뽑기

- 억제가 아닌, 회복과 정화의 면역력으로 해결합니다.

1) 편도선염이란 무엇인가요?

편도선염(tonsillitis)은 면역기관인 편도(tonsil)에 염증이 발생한 상태로, 주로 바이러스 또는 세균(특히 연쇄상구균)에 의한 감염으로 나타납니다.

대표 증상으로는 인후통, 고열, 삼킴 곤란, 편도 부종과 발적, 편도에 백태 형성 등이 있습니다. 반복될 경우 만성 편도염으로 진행되며, 면역력 저하, 만성 피로, 피부질환, 관절염 등의 전신 문제와 연결되기도 합니다.

2) 약물 치료의 작용기전과 한계는 무엇인가요?

① 항생제(페니실린, 아목시실린 등)

기전: 세균의 세포벽을 파괴하거나 단백질 합성을 억제하여 살균합니다.

한계: 바이러스성 편도염에는 효과 없음, 장내 미생물 교란 → 면역력 저

하, 재발을 막기 위한 면역 회복에는 작용하지 않음

② 해열진통제(NSAIDs)

기전: 염증성 사이토카인 억제를 통해 통증과 발열을 완화합니다.

한계: 증상은 줄일 수 있으나 회복 속도를 높이거나 감염 자체를 제거하지는 못합니다.

③ 스테로이드(중증 염증 시)

기전: 강력한 면역 억제를 통해 염증 반응을 빠르게 낮춥니다.

한계: 면역 자체를 억제하므로 감염이 지속되거나 만성 재발의 원인이 될 수 있습니다.

약물은 싸움 중인 군대에 무기만 쥐어주는 역할을 합니다. 진짜 회복은 면역군 자체를 회복시키는 것, 즉 방어선을 복원하는 일입니다.

3) 편도염의 자연치유적 원인은 무엇인가요?

감염원에 대한 면역 과민 반응 또는 저항력 저하

비타민 D 결핍 → T세포·NK세포 기능 저하

항산화 방어력 저하 → 편도 조직 손상 + 염증 증폭

림프 정체(특히 경부 림프) → 독소·노폐물 배출 장애

장-면역축 교란 → 반복적인 감염 소인

4) 회복에 핵심적인 영양소는 무엇인가요?

비타민 C(에스터형 또는 리포좀형)

→ 급성기 면역세포 활성화, 조직 회복 촉진, 염증 완화

비타민 D3 + K2

→ T세포·NK세포 조절, 바이러스 방어력 회복

아연 + 셀레늄

→ 면역 효소 활성화, 감염 저항력 향상, 점막 회복

NAC(N-아세틸시스테인)

→ 점액 용해, 글루타티온 생성 촉진, 가래 완화

글루타티온 + 알파리포산(ALA)

→ 조직 산화 손상 회복, 전신 항산화 방어 강화

쿼르세틴 + 커큐민

→ 염증성 사이토카인 억제(TNF-α, IL-1β 등), 만성화 예방

프로바이오틱스 + 비타민 A

→ 장-면역 축 안정화, 편도 점막 강화, 재발 방지

5) 회복을 위한 3단계 전략은 무엇인가요?

1단계: 급성 염증 조절과 점막 회복

비타민 C, 아연, NAC, 쿼르세틴을 통해

→ 염증 반응 완화, 점막 보호, 면역세포 활성화

2단계: 항산화 방어력과 림프 해독 회복

글루타티온, ALA, 셀레늄으로

→ 산화스트레스 제거, 편도 회복력 강화

3단계: 면역력 재정비와 재발 방지

비타민 D3, 비타민 A, 프로바이오틱스로

→ 장-면역 연계 강화, 반복 감염 예방

6) 편도염은 단순한 감기가 아니라, 면역이 '지쳐 있다는 신호'입니다

급성기 약물은 불편함을 줄여 줄 수 있습니다. 그러나 지속적으로 반복
된다면, 면역계 전반의 피로와 기능 저하를 의심해야 합니다.

회복은 증상 억제가 아니라, 면역 시스템의 회복과 해독의 흐름을 다시
세우는 일입니다. 그 회복의 출발점은 영양소입니다.

  만성질환 뿌리째 뽑기 영양혁명

- 편도염 회복에 핵심적인 영양소 정리

비타민 C, 아연, NAC: 염증 완화, 면역세포 활성

비타민 D3, 셀레늄: 바이러스 저항력, 면역 조절

글루타티온, ALA: 항산화 보호, 조직 회복

프로바이오틱스, 비타민 A: 장 면역 조절, 재발 방지

면역은 단순히 강한 것이 아니라, 균형을 이루고 제자리를 지킬 수 있을 때 가장 강력합니다. 편도는 그 경계선입니다. 그 경계를 회복하는 길은 '영양'에서 시작됩니다.

59. 기관지확장증과 만성기관지염을 영양제로
뿌리째 뽑기

- 숨이 찬 것이 아니라, 염증이 멈추지 않는 것입니다.

1) 기관지확장증과 만성기관지염이란?

기관지확장증은 기관지 벽이 만성적인 염증으로 인해 비가역적으로 확장되며, 점액이 고여 감염과 기침이 반복되는 상태입니다. 만성기관지염은 1년에 두 번 이상, 3개월 이상 지속되는 기침과 가래가 특징이며, COPD(만성폐쇄성폐질환)의 일종입니다.

주요 증상: 지속적인 기침과 끈적한 가래, 숨참, 흉부 압박감

반복적인 호흡기 감염, 피로감, 호흡 시 잡음, 공통적인 병태생리, 점액 정체, 섬모 손상, 만성 염증 → 기관지 벽 약화 → 폐포 환기 저하

2) 약물 치료의 작용기전과 한계

① 점액용해제(NAC, 엠브록솔 등)

기전: 점액을 묽게 하여 배출 촉진

한계: 점액 분해는 가능하나, 염증 회복이나 면역 증진 작용은 없음

② 항생제(급성 악화 시)

기전: 세균 감염 억제

한계: 내성 위험, 장내 미생물 파괴, 재발 예방에는 미약

③ 흡입형 스테로이드/기관지확장제

기전: 염증 억제 및 기도 확장

한계: 근본적인 점막 회복에는 관여하지 않음

약물은 '기도를 벌려 줄 수는 있지만', 그 기도가 다시 회복되도록 돕지는 못합니다. 회복은 점막 재생 + 염증 조절 + 면역 복원에서 시작되어야 합니다.

3) 자연치유적 원인

기도 점막의 만성 손상 + 점액 분비 과잉

산화스트레스 증가 → 섬모 기능 상실

반복적인 감염 → 면역력 고갈

림프 정체 + 해독 기능 저하 → 독소 축적

항산화력 및 재생 아미노산 결핍 → 회복 지연

4) 회복을 위한 핵심 영양소

NAC(N-아세틸시스테인)

→ 점액 용해, 글루타티온 생성 촉진 → 가래 제거 + 조직 보호

글루타티온 + 알파리포산(ALA) + 음이온 환경

→ 강력한 항산화 → 염증성 사이토카인 억제 → 섬모 세포 보호

비타민 C, E, 셀레늄

→ 면역 세포 지원 + 감염 방어력 강화 → 조직 회복 가속

비타민 A + 아연

→ 점막 세포 재생 → 섬모 기능 정상화 → 상피 면역력 증강

프로바이오틱스 + 비타민 D3

→ 장-폐 축 회복 → 감염 재발 방지, 전신 면역 조절

커큐민 + 쿼르세틴

→ 염증 유전자 억제(NF-kB) → 기도 내 염증 감소

브로멜라인 + 루틴

→ 점액 분해 보조 + 모세혈관 투과성 조절 → 부종 감소

L-글루타민 + 글리신

→ 손상된 점막 세포 복구 + 면역세포 에너지 공급

5) 회복을 위한 3단계 전략

1단계: 점액 제거 및 염증 진정

NAC, 브로멜라인, 커큐민, 음이온으로

→ 기도 내 점액 제거 + 기도 내압 완화 + 염증 사이토카인 감소

2단계: 점막 재생 및 항산화 회복

글루타티온, 비타민 A, C, E, 아연, 셀레늄으로

→ 손상된 기관지 상피 회복 + 섬모 기능 재활성화

3단계: 면역력 복원 및 감염 재발 차단

프로바이오틱스, 비타민 D3, 쿼르세틴으로

→ 장-폐 연계 면역 회복 + 재감염 예방

6) 숨이 찬 게 아니라, 회복할 여력이 부족한 상태입니다

기관지는 단순히 공기가 지나가는 통로가 아니라, 몸속 면역과 외부 자극이 맞닿는 가장 민감한 경계선입니다. 염증은 그 경계가 무너졌다는 신

호이고, 회복은 그 경계를 다시 세우는 과정입니다. 그 회복은 약이 아닌
'영양소'로 시작됩니다.

- 기관지확장증·만성기관지염 회복에 핵심적인 영양소 정리

NAC, 글루타티온, 브로멜라인, 음이온: 점액 용해 + 기도 해독

비타민 A, C, E, 셀레늄, 아연: 점막 재생 + 면역 강화

커큐민, 쿼르세틴: 염증 유전자 억제 + 재발 차단

프로바이오틱스, 비타민 D3: 장-폐 면역 축 회복 + 감염 저항력 강화

숨이 트이는 건 기도를 벌려서가 아니라, 그 기도가 스스로 회복할 수 있
는 힘을 되찾았기 때문입니다. 그 힘을 되찾게 하는 것, 그것이 바로 '영양
소의 회복력'입니다.

 만성질환 뿌리째 뽑기 영양혁명

60. 수족냉증을 영양제로 뿌리째 뽑기

- 몸이 차가운 것이 아니라, 따뜻할 힘이 없는 것입니다.

1) 수족냉증이란?

수족냉증(손발 냉증)은 기온이나 계절과 상관없이 손과 발이 항상 차가운 상태를 말합니다. 이는 단순한 말초 혈류 문제를 넘어, 체온 조절 기능, 혈액순환, 호르몬, 에너지 대사의 종합적 문제와 관련이 있습니다.

주요 증상: 사지 말단의 지속적인 차가움, 저림, 감각 둔화, 피부 창백, 여름에도 에어컨에 민감, 생리 불순, 만성 피로, 집중력 저하 동반 가능

2) 수족냉증의 자연치유적 원인

말초혈관 수축: 교감신경 항진 → 혈관 평활근 긴장 지속

갑상선 기능 저하: 열 생성 부족 → 중심 체온 유지 실패

빈혈/철분 결핍: 말단 산소 운반력 저하

미토콘드리아 기능 저하: 말단 ATP 생성 감소

호르몬 불균형: 특히 에스트로겐 과다 → 혈관 수축성 강화

마그네슘·B군 결핍: 혈관 이완·신경전달 균형 깨짐

혈액 점도 상승: 염증, 탈수, 고지혈증

3) 기존 치료의 한계

핫팩, 찜질 등 외용 요법: 일시적 따뜻함은 가능하지만, 혈관·대사 기능 회복은 어려움

한방 요법(뜸, 쑥찜): 혈류 촉진에는 유효하나, 내적 에너지 회복 없이는 효과 지속 어려움

자율신경 조절 약물: 교감 억제에는 도움이 되나, 전신 순환·미토콘드리아 기능 회복에는 한계

수족냉증은 "혈이 안 도는 병"이 아니라, 몸이 에너지를 만들고 보낼 힘이 부족한 상태입니다. 억지로 따뜻하게 하는 것이 아니라, 따뜻해질 수 있는 조건을 회복해야 합니다.

4) 회복을 위한 핵심 영양소

마그네슘 + 비타민 B6 + 타우린

→ 혈관 평활근 이완 + 말초 혈류 개선

→ 자율신경 안정화

철분(헴철) + 비타민 B12 + 엽산

→ 산소 운반력 강화 → 말단 세포 대사력 향상

→ 빈혈성 냉증에 매우 효과적

비타민 D3 + 아연 + 셀레늄

→ 갑상선 기능 보조 + 호르몬 균형 회복

→ 기초대사율 증가, 체온조절력 회복

코엔자임Q10 + L-카르니틴

→ 미토콘드리아 활성화 → 말단 ATP 생성 회복

→ 에너지 공급력 상승

오메가-3(EPA/DHA)

→ 혈액 점도 낮춤 + 염증성 혈관 수축 억제

→ 말초순환 안정화

비타민 E + C

→ 모세혈관 항산화막 강화 → 말단 조직 산화스트레스 억제

→ 혈관 탄성 유지

L-아르기닌 + 시트룰린

→ NO(산화질소) 생성 촉진 → 혈관 확장 유도

5) 회복을 위한 3단계 전략

1단계: 혈관 확장 + 산소 운반력 회복

→ 마그네슘, B6, 아르기닌, 철분, B12

→ 말초혈류를 흐르게 하고, 산소를 도달시키는 기반 마련

2단계: 에너지 생성력 회복

→ 카르니틴, 코Q10, 비타민 C, 셀레늄

→ 말초세포 ATP 회복 → 근본적인 온기 생성

3단계: 자율신경 안정 + 호르몬 조율

→ 비타민 D, 타우린, 아연, 오메가3

→ 갑상선·부신 조율 + 혈류 유지력 강화

6) 수족냉증은 말초의 문제가 아니라, 전신 대사의 문제입니다

손발이 차가운 것은 단지 혈관이 닫힌 것이 아닙니다. 그보다 에너지를
만들 여력도, 운반할 여력도 없어진 몸의 경고입니다.

　　　　　　　　　　　　　　만성질환 뿌리째 뽑기 영양혁명

따뜻함은 밖에서 씌우는 것이 아니라, 안에서 만들어질 수 있어야 지속됩니다. 그 회복의 열쇠는, 약이 아닌 '영양소'입니다.

- 수족냉증 회복에 핵심적인 영양소 정리

마그네슘, B6, 타우린: 자율신경 안정, 혈관 이완

철분, B12, 엽산: 산소 운반력 회복

코Q10, L-카르니틴, 비타민 C: ATP 생성, 말초 대사 활성화

비타민 D, 아연, 셀레늄: 갑상선 기능 보조, 대사 조율

오메가-3, 아르기닌: 염증 완화 + 혈관 확장

손과 발이 따뜻해진다는 것은, 몸 전체의 대사가 회복되었다는 가장 확실한 징표입니다. 그 회복은 바로 영양으로부터 시작됩니다.

61. 저체중을 영양제로 뿌리째 뽑기

- 살이 안 찌는 게 아니라, 흡수되지 못하고 사라지는 것입니다.

1) 저체중이란?

저체중(underweight)은 보통 체질량지수(BMI)가 18.5 이하일 때를 말하지만, 단순한 수치보다는 근육량, 대사력, 회복력이 더 중요한 지표가 됩니다. 특히 다음과 같은 증상들이 동반될 경우 자연치유적 점검이 필요합니다.

주요 증상: 체중 증가의 어려움, 피로, 저혈압, 추위 민감, 생리불순, 탈모, 소화불량, 잦은 감기, 면역 저하

2) 저체중의 자연치유적 원인

흡수 장애: 장누수, SIBO, 소화효소 부족 → 먹은 것이 흡수되지 않음
미토콘드리아 에너지 누수: 대사가 축적이 아닌 '소모' 방향으로 흐름

갑상선 기능 항진 또는 스트레스성 과항진

교감신경 항진: 식욕 억제 + 열량 소비 증가

성호르몬(BMI 유지 호르몬) 저하: 근육량 유지 실패

단백질·지방 대사 능력 저하

장내 미생물 불균형: 흡수 방해 + 염증 유발

3) 기존 대증요법의 한계

고칼로리 간식 중심 식단: 혈당 불안정 + 내장지방 증가 위험

단백질 보충제 남용: 흡수력이 약한 상태에선 위장 부담만 증가

항우울제 처방: 자율신경 조절에는 효과 있으나 대사 자체 회복은 어려움

저체중은 "덜 먹어서"가 아니라, 먹은 것을 내 몸이 흡수하고 축적하지 못하는 상태입니다.

4) 회복을 위한 핵심 영양소

L-글루타민 + 아연 + 비타민 A
→ 장 점막 재생, 장누수 회복, 흡수력 개선

소화효소(브로멜라인, 판크레아틴)

→ 단백질·지방 분해 보조 → 위·췌장 기능 보완

비타민 B군(B1, B2, B6, B12, 엽산)
→ ATP 생성 촉진 → 기초 대사 회복

마그네슘 + 코엔자임Q10 + L-카르니틴
→ 미토콘드리아 활성화 → 근육 생성 보조

오메가-3(EPA/DHA)
→ 염증 억제, 호르몬 균형, 근육 회복 지원

비타민 D3 + 아연 + 셀레늄
→ 갑상선 안정화, 면역 조절, 단백질 동화 작용 촉진

단백질 보충용 아미노산(BCAA, 글리신, 알라닌)
→ 근육 합성 원료 + 신경 대사 보호

프로바이오틱스 + 프리바이오틱스
→ 장내 미생물 균형 회복 → 흡수력·면역력 개선

5) 회복을 위한 3단계 전략

1단계: 흡수력 회복과 위장 기능 강화

→ 글루타민, 소화효소, 프로바이오틱스

→ 먹은 음식이 '제대로 내 몸의 일부가 될 수 있는' 장 환경 조성

2단계: 에너지 대사 회복과 근육 합성 자극

→ B군, 마그네슘, 코Q10, 카르니틴, 아미노산

→ 에너지 손실 상태에서 저장 가능 상태로 대사 전환

3단계: 호르몬·자율신경 안정화

→ 비타민 D, 오메가3, 아연, 셀레늄

→ 스트레스성 고대사 안정화 + 근육 합성 유도

6) 결론: 저체중은 단순히 먹는 문제만이 아닙니다

흡수력과 대사력의 저하, 교감신경의 과잉 긴장, 호르몬과 장 기능의 불균형이 겹쳐 먹어도 살이 붙지 않고, 오히려 몸이 더 피로해지는 상태입니다. 억지로 먹는 것이 아니라, 흡수하고 저장할 수 있는 기능을 회복하는 것, 그 회복의 열쇠는 바로 '영양소'입니다.

- 저체중 회복에 핵심적인 영양소 정리

글루타민, 아연, 비타민 A: 장 점막 회복, 흡수력 증진

소화효소, 프로바이오틱스: 소화기능 + 장내 환경 개선

비타민 B군, 마그네슘, 코Q10, 카르니틴: 에너지 대사 회복

BCAA, 오메가3, 비타민 D, 아연: 근육·호르몬 회복

몸이 가벼운 것이 아니라, 회복력이 빠져나가고 있다는 신호일 수 있습니다. 그 회복은 영양으로부터 가능합니다.